専門医が教えてくれる！

無理なく血糖値を下げる！

実践編

200％の裏ワザ

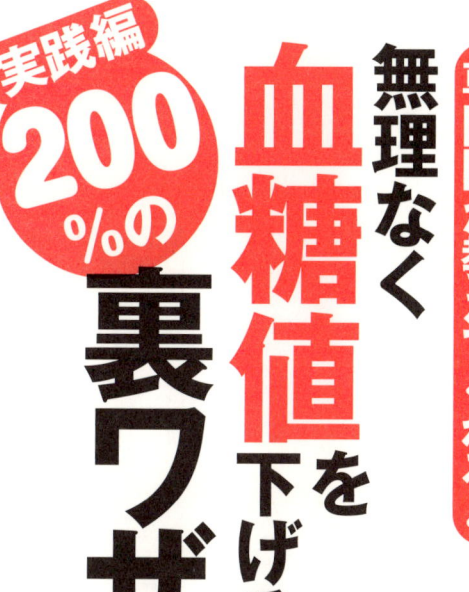

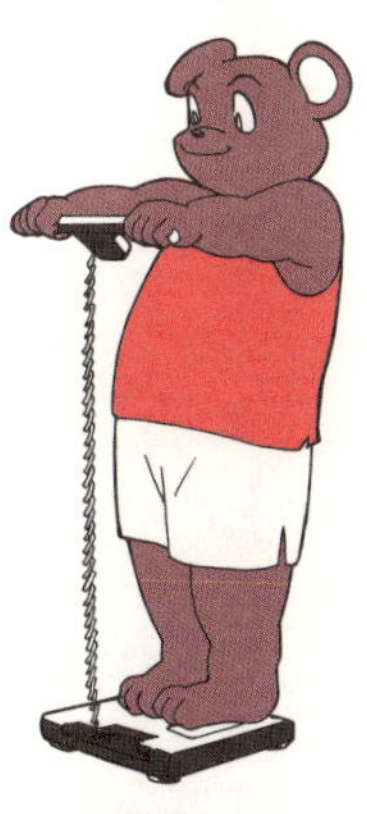

医学博士
板倉弘重 著

日東書院

はじめに

糖尿病は、現代の日本で最も危惧される生活習慣病のひとつです。

厚生労働省の統計によると、平成25年の糖尿病患者数は約950万人、糖尿病予備軍の人も含めると約2050万人もの人が高血糖のリスクを抱えているとされています。

この数字はここ10~20年で急激に増え続けており、今や成人の6人に1人が糖尿病の危険にさらされています。日本人は欧米人に比べると高血糖になりやすい体質でもあり、糖尿病や高血糖は日本人の「国民病」ともいえるのです。

糖尿病が増え続ける理由は、はっきりとした自覚症状がない点にあります。年に一度の健康診断で「血糖値が高いから気をつけましょう」と指摘されても、特に体に異常がないからと放置してしまい、そして長年の蓄積の結果、すい臓が疲弊し、ついに耐えきれなくなったある日突然、発症するのです。

ですから、血糖値が高いと気づいたならば、早期に血糖コントロールに取り組むことがとても重要となります。高血糖は、食生活や運動不足など、毎日の生活を見直し、改善するだけで、実に簡単に健康な状態に戻すことができるのですから。

しかし、食事を制限して、苦手な運動をして…と想像するだけでゲンナリする人も多いでしょう。どうせ三日坊主に終わるさ、と最初から投げだしている人もいることでしょう。

本書は、そういう人でも無理なくできる「裏ワザ」の指南書としてまとめました。

ここに取り上げた血糖コントロールの方法は、誰でも続けられる簡単なものばかりです。「なんだ、そんなことでいいのか。これならできる！」と、あなたのイメージは変わるはずです。

もちろん、すべてに取り組む必要はありません。毎日のちょっとした心がけの蓄積が成果となります。今日からでも、すぐに取り組んでみてください。

２０１４年6月　板倉弘重

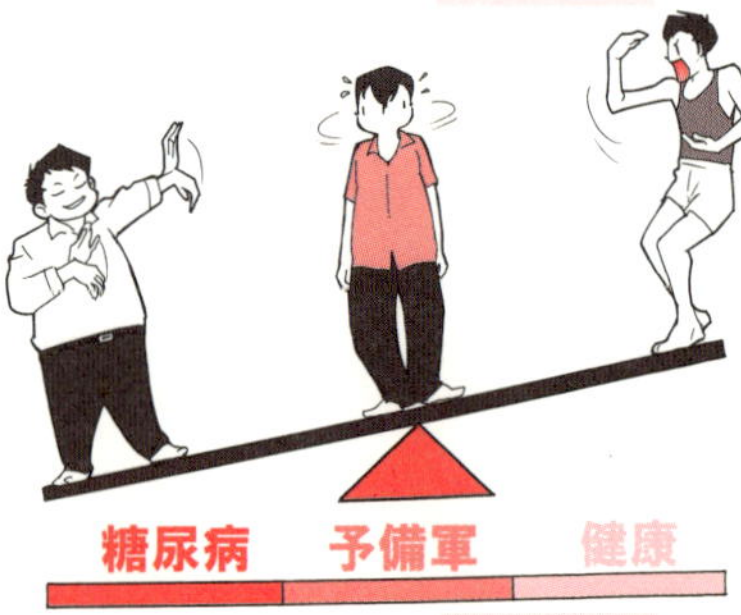
糖尿病
予備軍
健康

第2章 食事療法で血糖値を下げる 51

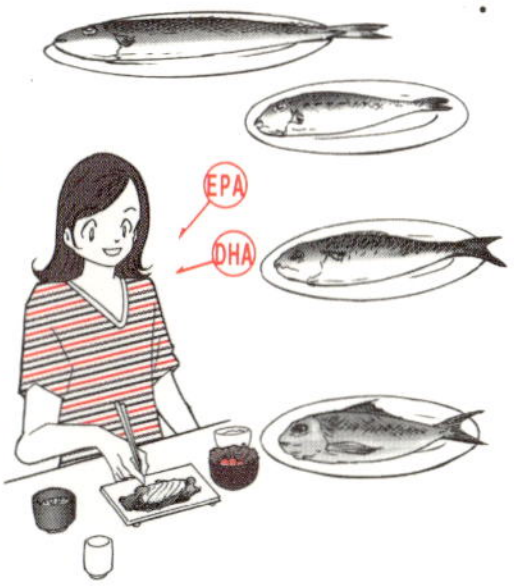
EPA
DHA

第3章 糖尿病に効果的な運動・ストレッチ　131

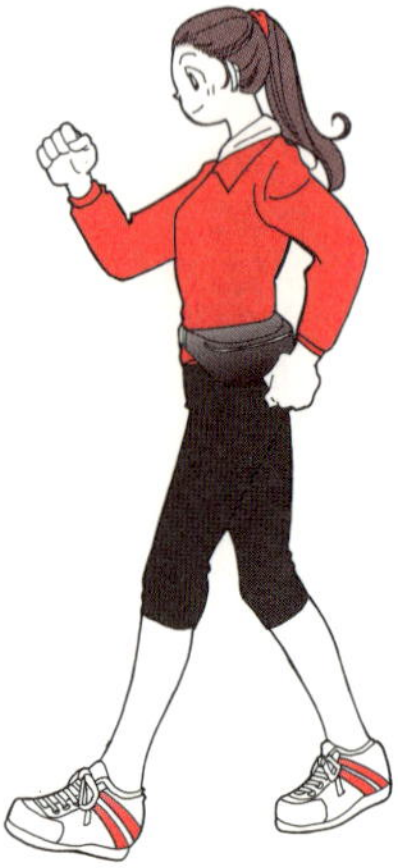

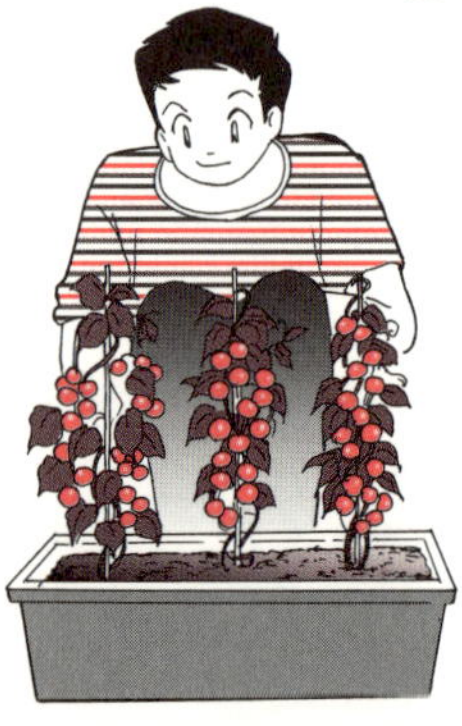

第1章

糖尿病の基礎知識

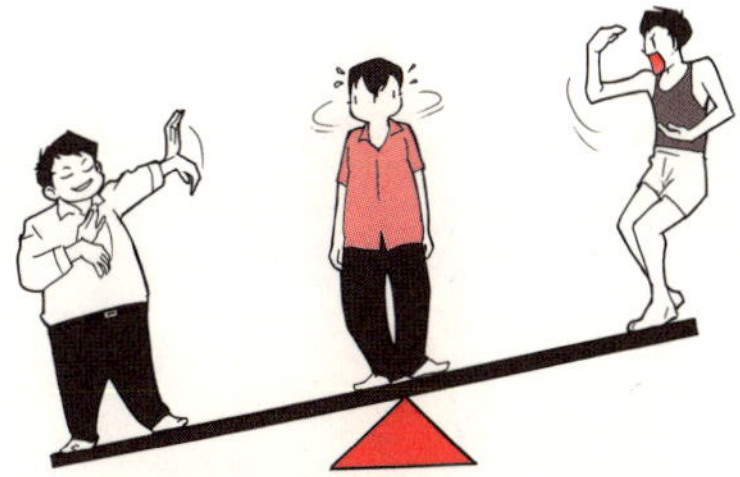

人間の体は血液中の糖分を自然にコントロールしている

Q そもそも血糖値ってなんですか？

A

人間が活動するためのエネルギーは毎日の食事でとる炭水化物、脂質、たんぱく質の3大栄養素から作られています。このうち炭水化物は胃液で消化され、腸の消化酵素によってさらにブドウ糖まで分解されます。ブドウ糖は小腸の壁から吸収されて、肝臓を経て血液中に入ります。この血液中のブドウ糖の量が「血糖値」です。

ブドウ糖はエネルギーの源です。血液に乗って全身へ運ばれ、運動をしたり、脳で物事を考えたり、臓器を働かせたりすることに消費されます。

食事をして血液中の糖分が多くなるとブドウ糖は筋肉や肝臓の細胞に取り込まれ、グリコーゲンとして貯蔵されます。逆に足りなくなると肝臓から血液中に流れ出て全身へ供給されます。このように人間の体は自然にブドウ糖の量（血糖値）をコントロールするようにできています。

●糖代謝の仕組み

インスリンが
ブドウ糖を脳や筋肉に
送り込みます。

炭水化物
（穀物、イモ類、果物など）を
食べる

↓

唾液、すい液、腸液で
消化され、
ブドウ糖に変わる

↓

ブドウ糖は
小腸から吸収され、
肝臓に送られる

↓

ブドウ糖は、
血液に乗って
全身をめぐり、各組織、
筋肉でエネルギーになる。
このとき、インスリンが
ブドウ糖を組織細胞に
取り込む役目を果たす

↓

余分なブドウ糖は、
グリコーゲンとして肝臓に蓄えられたり、
脂肪として脂肪細胞に貯蔵される

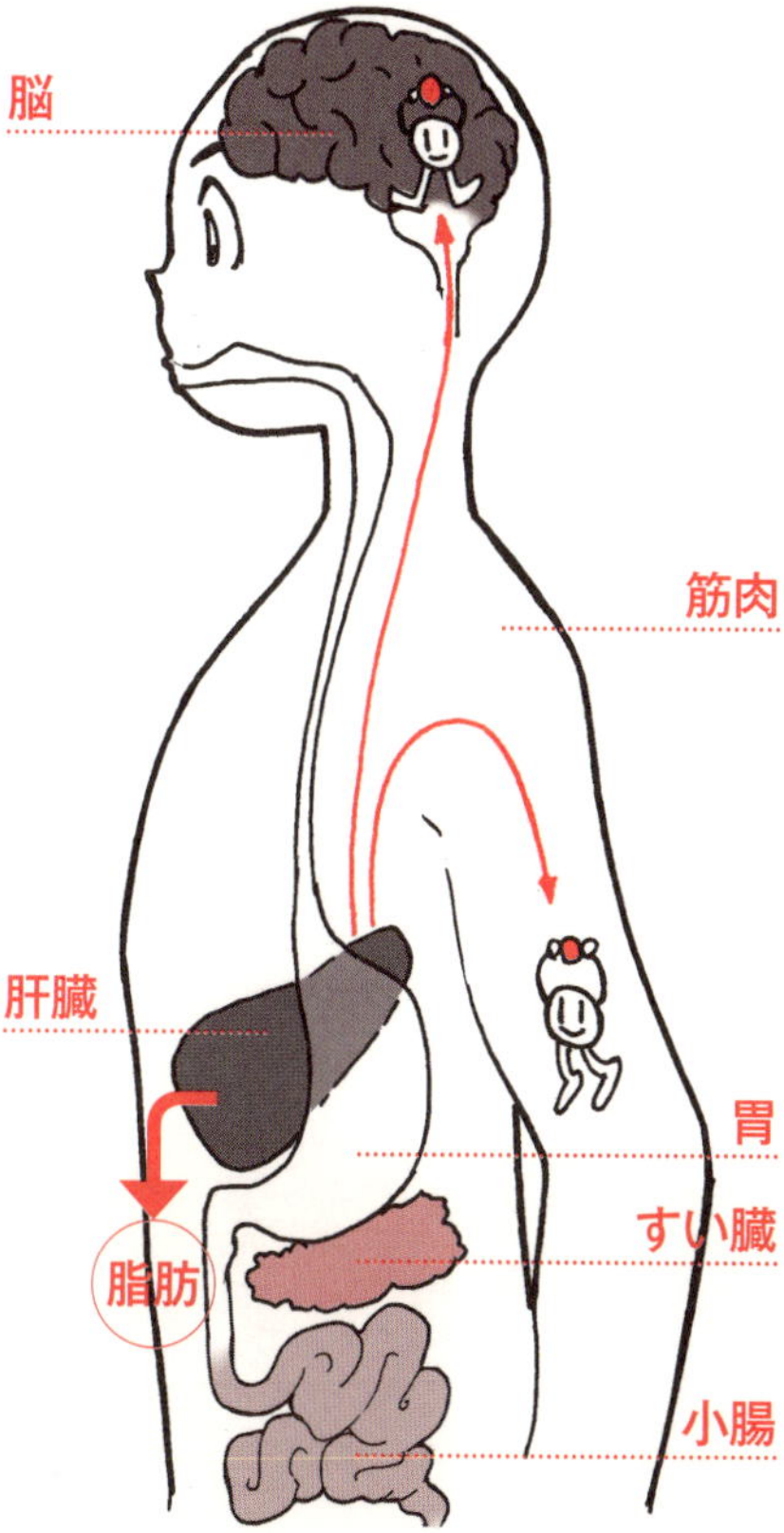

参考資料：日本糖尿病学会編「糖尿病の手びき」（改訂新版・2004年，南江堂）

生活習慣によるインスリン作用不全が高血糖を引き起こす

Q 「血糖値が高い」とはどういう状態？

A

炭水化物から分解されたブドウ糖のうち、すぐ活動に使われるものは血液に乗って体中に供給され、燃焼してエネルギーを産生します。余分なものはグリコーゲンや脂肪として肝臓や筋肉の細胞に蓄えられます。ここでブドウ糖を細胞に運搬する役目を担っているのが、すい臓から分泌される「インスリン」というホルモンです。

もしもインスリンが十分に働かなければどうなるでしょう。余分なブドウ糖が血液中にあふれてしまうことになりますね。これが「血糖値が高い」という状態です。

インスリンの作用不全は、遺伝的要素を除けば、ほとんどが生活習慣によるものです。過食、偏食、運動不足、肥満、ストレスなどが重なってすい臓が疲弊し、インスリンの分泌が減少したり、肥満のためにインスリンの効き目が悪くなったりします。こうして発症する糖尿病を「2型糖尿病」といい、日本人の糖尿病患者の95%以上がこの型に属します。

●インスリン作用不全と糖尿病発症のメカニズム

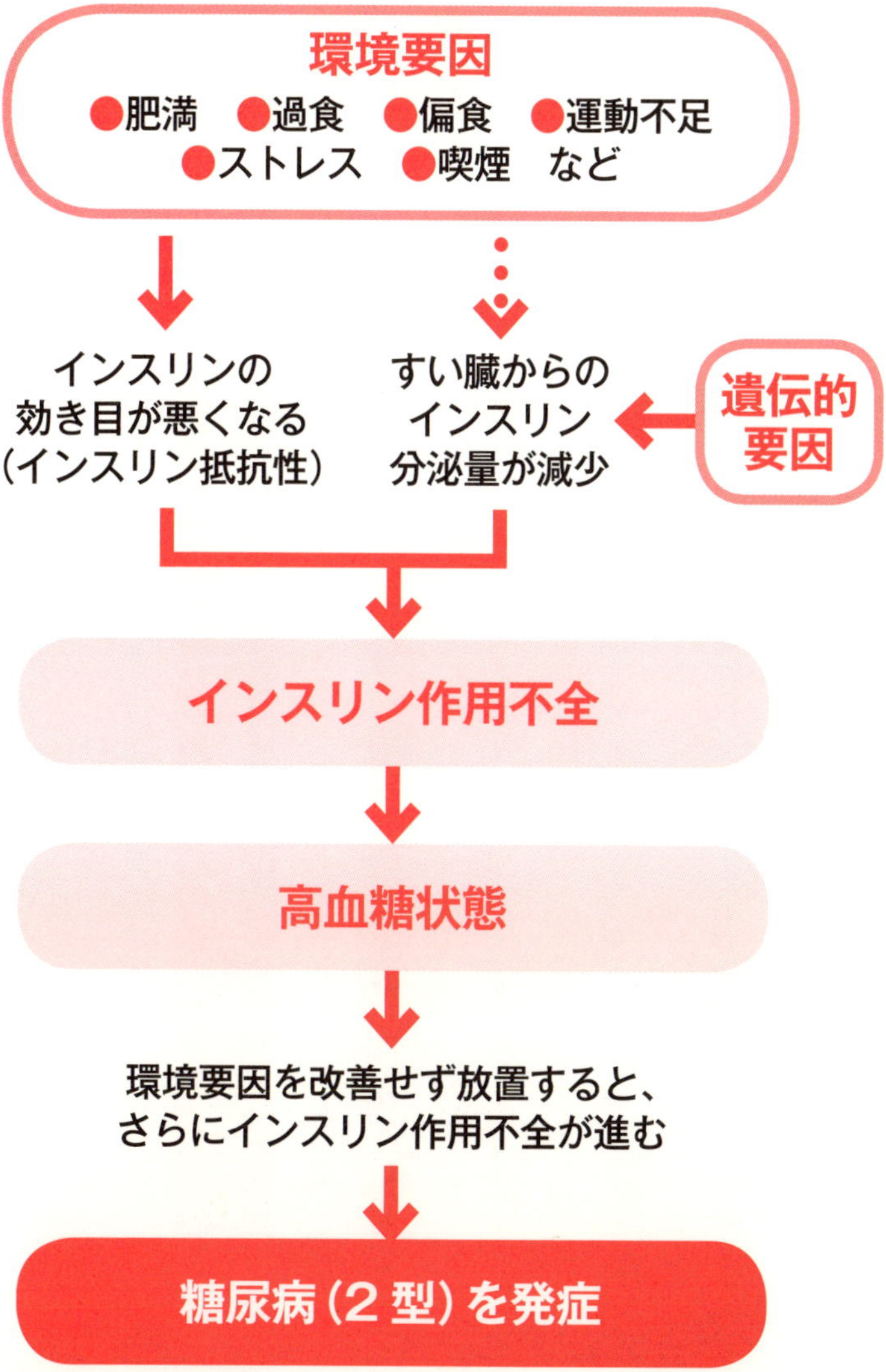

糖尿病か予備軍か命運を分ける基準値

Q 定期健診で「血糖値が高め」と言われました。糖尿病でしょうか？

A

糖尿病の診断は3種類に分かれます。「健康」、「糖尿病」、そして「境界型」です。境界型というのは、血糖値は高めだけれど糖尿病には至っていない人、いわゆる糖尿病予備軍にあたります。近年どんどん増えているのは、この予備軍の人たちです。

一般的な定期健診で検査するのは「空腹時血糖値」です。これは前夜から10時間以上食事をとらず、翌日の朝に採血して測った血糖値のことです。この値が70～110mg／dl未満なら「健康」、110～126mg／dl未満は「境界型か糖尿病」、126mg／dl以上なら残念ながら「糖尿病」と分類されます。

この数値は問答無用です。値が126mg／dlを超えたならば、「前日に食べ過ぎたから」などという理由は関係ありません。あなたは糖尿病患者と診断されます。そして110～126mg／dl未満の人は、18ページの「ブドウ糖負荷試験」を受けることになります。

● 糖尿病の検査①
空腹時血糖検査の判定基準

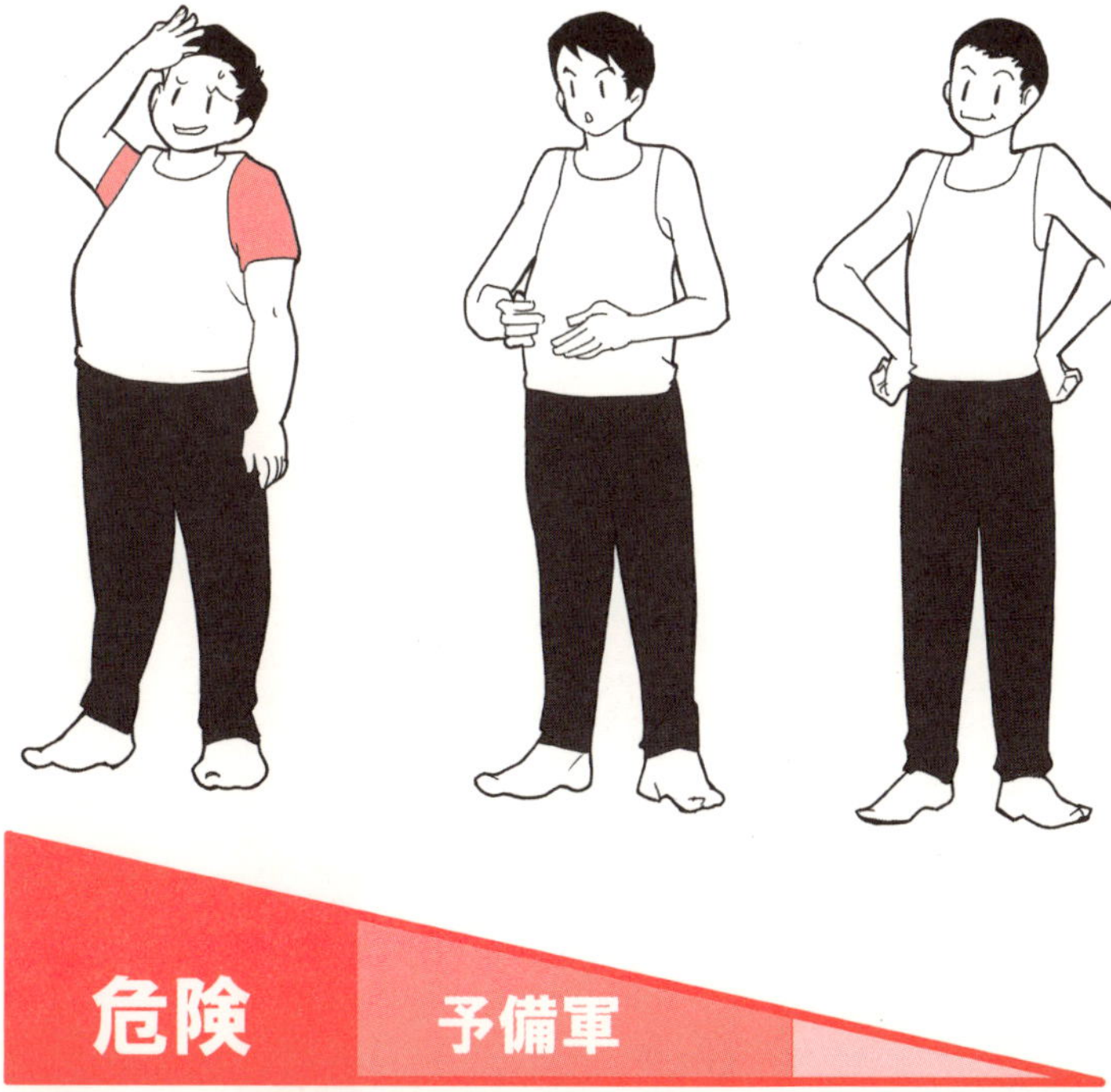

(mg/dl)

健康（正常値）	▶ 70 ～ 110 未満
境界型か糖尿病	▶ 110 ～ 126 未満
糖尿病	▶ 126 以上

健康と判定される値であっても、空腹時血糖値が 100 以上あると境界型の可能性もありますので安心しきってはいけません。そのためメタボ健診では空腹時血糖値が 100 以上をメタボと判定しています。

食後の血糖値の高さもチェックが必要

Q ブドウ糖負荷試験では何が分かる？

A

「ブドウ糖負荷試験」は、空腹時血糖検査で「境界型または糖尿病」に分類された人が、診断を確定するために受けます。

まず空腹時にブドウ糖75gを溶かした甘いサイダーを飲み、30分ごとに120分後までの血糖値を測ります。つまり体を食後と同じ状態にして、血糖値とインスリン作用を検査します。「OGTT2時間値」などと表記されることもあるので覚えておきましょう。

この検査で糖尿病と診断されるのは、空腹時（0分後）の血糖値が126㎎／dl以上、もしくは120分後が200㎎／dl以上の場合です。正常型は0分後110㎎／dl未満、120分後140㎎／dl未満、それ以外は境界型に分類されます。

この他、通常の食事をした2時間後に血糖値を測定する「随時血糖値」が200㎎／dl以上の場合も糖尿病と診断されます。

●糖尿病の検査②
ブドウ糖負荷試験の判定基準

経過時間	0分後	120分後	判定
正常型	110 mg／dl 未満	140 mg／dl 未満	両者を満たすと正常型
糖尿病型	126 mg／dl 以上	200 mg／dl 以上	どちらかを満たすと糖尿病型
境界型	糖尿病型にも正常型にも属さない		

●糖尿病・予備軍の判定基準

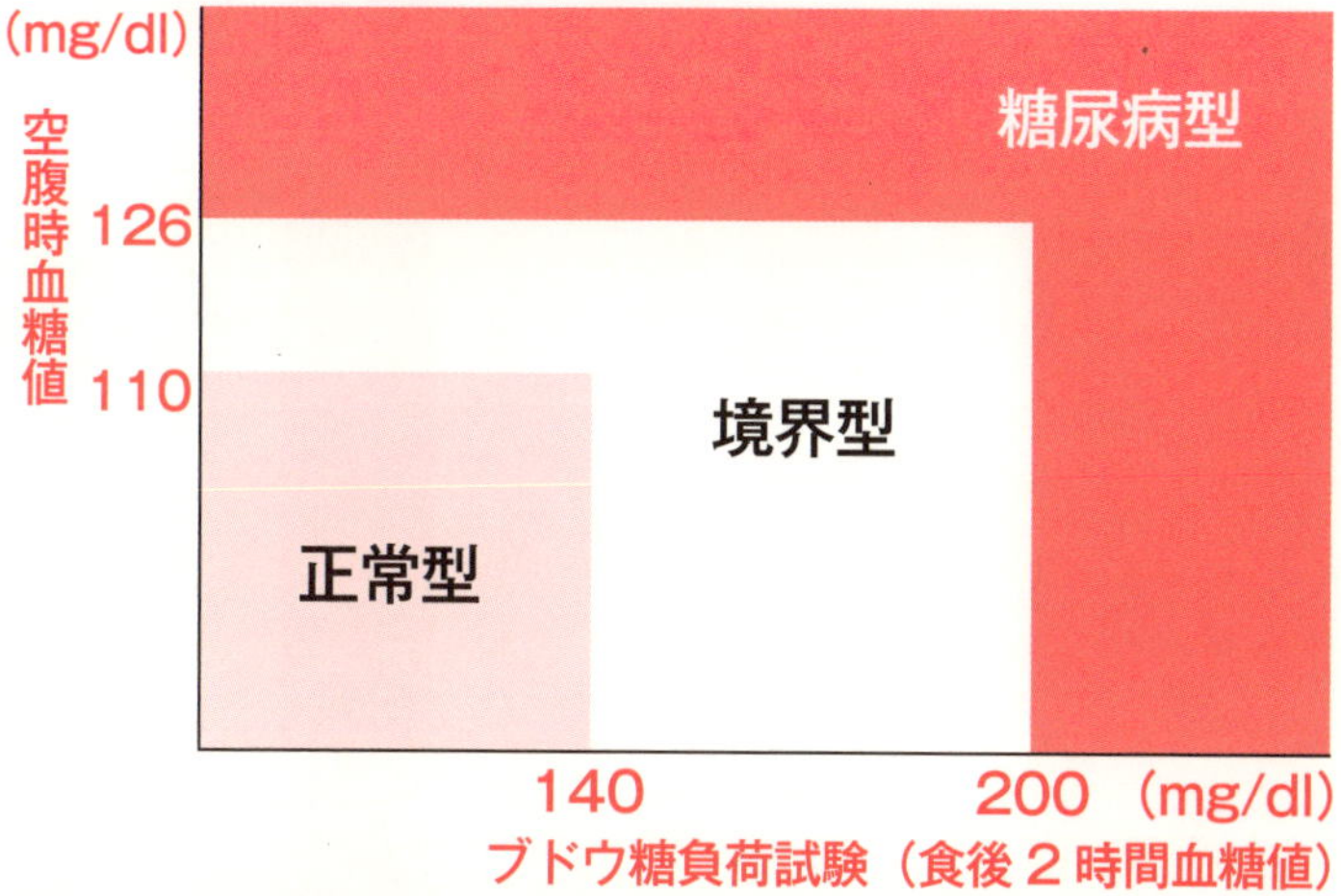

参考資料：日本糖尿病学会編「糖尿病治療ガイド 2004-2005」（文光堂）

法改正で糖尿病検査が身近に！「ヘモグロビンA1c」で早期発見を

Q 薬局で糖尿病の検査ができると聞きましたが？

A

2014年4月から、薬局などの店頭でも糖尿病検査ができるようになりました。

この検査は「ヘモグロビンA1c（エーワンシー）」と呼ばれ、欧米では血糖値に代わる指標として主流となっています。「HbA1c（NGSP）」のようにも表記されます。

この数値は、過去1～2カ月間の平均的な血糖状態を見ます。血糖値は直前の食事などで上下しますが、ヘモグロビンA1cは血液中の糖分がヘモグロビンと結びついた割合を調べ、安定した数値を得ることができます。最近は健診でも血糖値と一緒に測られます。

ヘモグロビンA1c値は、5・8％以下が正常値、それ以上は境界型、6・5％以上になると糖尿病の疑いが高いと診断されます。より細くは左表のように評価されます。

安価かつ数分で測定できるので定期的な利用をおすすめします。ただし、これだけでは糖尿病を確定できません。糖尿病が疑われる場合は血糖値検査も受けてください。

●糖尿病の検査③ ヘモグロビンA1c（エーワンシー）

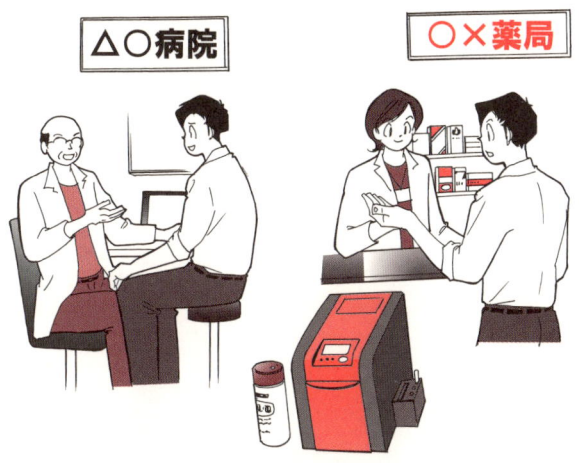

厚生労働省の法改正により、病院だけでなく薬局などでもヘモグロビンA1cの簡易検査が認められ、糖尿病の早期発見が可能となりました。

●血糖コントロールの指標と評価

指標	優	良	可		不可
			不十分	不良	
ヘモグロビンA1c(NGSP)(%)	6.2未満	6.2～6.9未満	6.9～7.4未満	7.4～8.4未満	8.4以上
空腹時血糖値(mg/dl)	80～110未満	110～130未満	130～160未満		160以上
食後2時間血糖値(mg/dl)	80～140未満	140～180未満	180～220未満		220以上

予備軍こそ油断は禁物
発症は明日かもしれない

Q 境界型なら安心していい？

A

近年、急激に増えているのが境界型の人たちです。血糖値は高いけれど糖尿病にはなっていない人、いわゆる糖尿病予備軍です。本書は、この予備軍の人にこそ読んでいただきたいと考えています。なぜなら、予備軍の人たちは、まだ「健康」に戻ることができるからです。また、予備軍でも動脈硬化が進行することが分かっています。

糖尿病は一度かかったら、一生治らない病気です。糖尿病に分類されてしまった人は、残念ながらもう二度と元に戻ることはできません。あとは合併症を発症しないように努力するしかないのです。

予備軍の人もその数歩手前にいるに過ぎません。糖尿病は長年にわたる生活習慣のツケが回って、ある日突然、血糖値が跳ね上がることで発症します。それは明日かもしれないのです。早期発見できた幸運に感謝し、今すぐ血糖コントロールに取り組むべきです。

●糖尿病予備軍は健康に戻ることができる

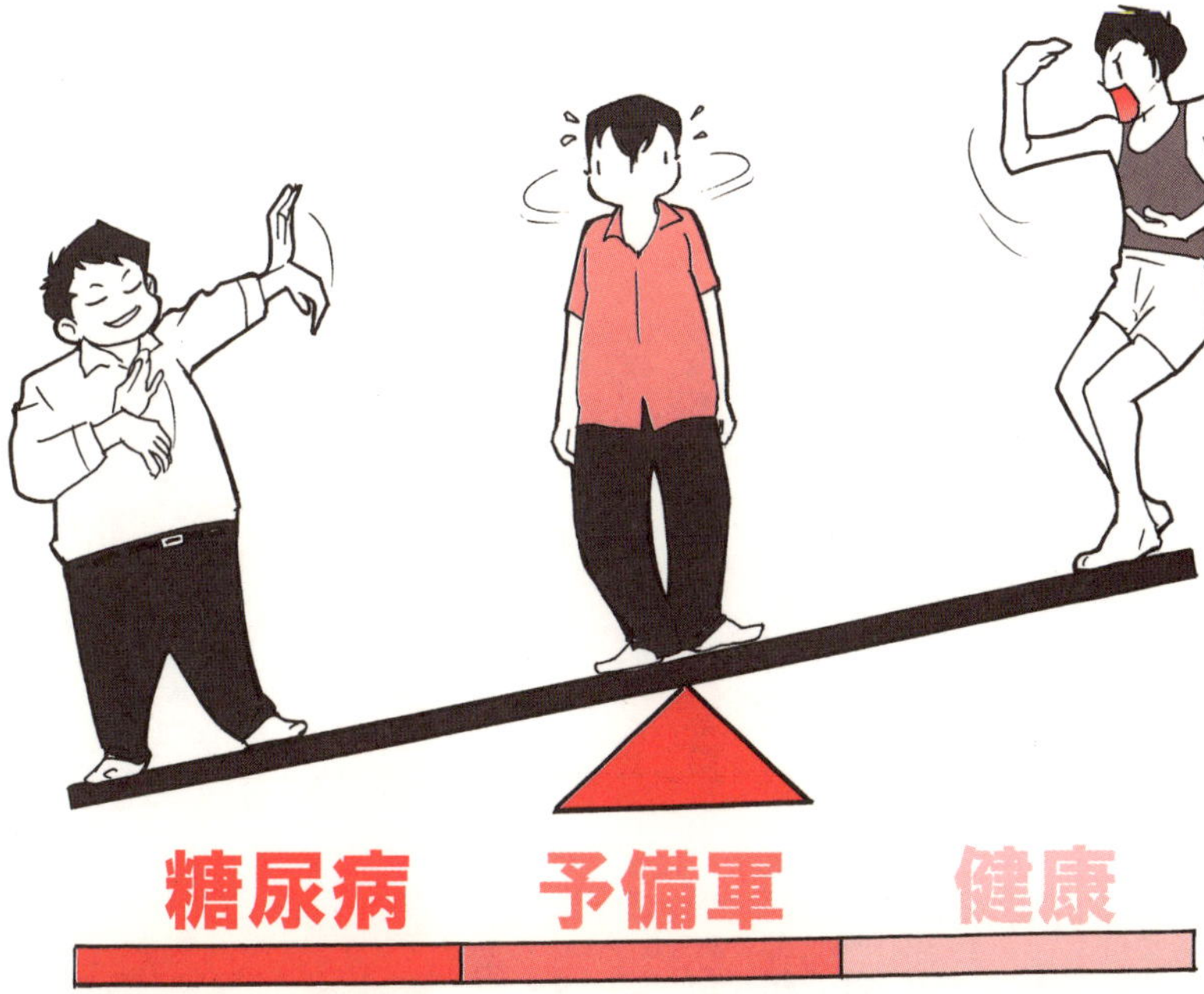

糖尿病は一度かかったら、
一生治らない病気です。
糖尿病に分類される前の予備軍なら、
健康な体に戻ることができます。

糖尿病になると完治は不能 機能不全は全身に及ぶ

Q 糖尿病の怖さとは？

A

糖尿病ははっきりとした自覚症状がないまま、隠れて進行する厄介な病気です。一度かかると治ることはなく、一生付き合わなければなりません。

しかし、糖尿病の本当の怖さは、多くの合併症をもたらすことにあります。高血糖が続くと血管や神経が破壊され、左の図のように全身に機能不全が広がるのです。

3大合併症とされるのは糖尿病網膜症、糖尿病腎症、糖尿病神経障害です。網膜症は失明に至り、腎症は腎不全に移行して血液透析を余儀なくされ、神経障害は足の壊疽《えそ》から切断を招きます。他にも、動脈硬化、心筋梗塞、ガン、認知症、肺炎、頻尿や便秘など、どれも命を脅かし、日常生活に支障を与える病気ばかりです。

ただ、合併症が起きるまでには、高血糖の状態になってから10年以上かかりますので、改善するチャンスもそれだけ長くあります。一日も早く高血糖から抜け出しましょう。

●糖尿病がもたらす合併症

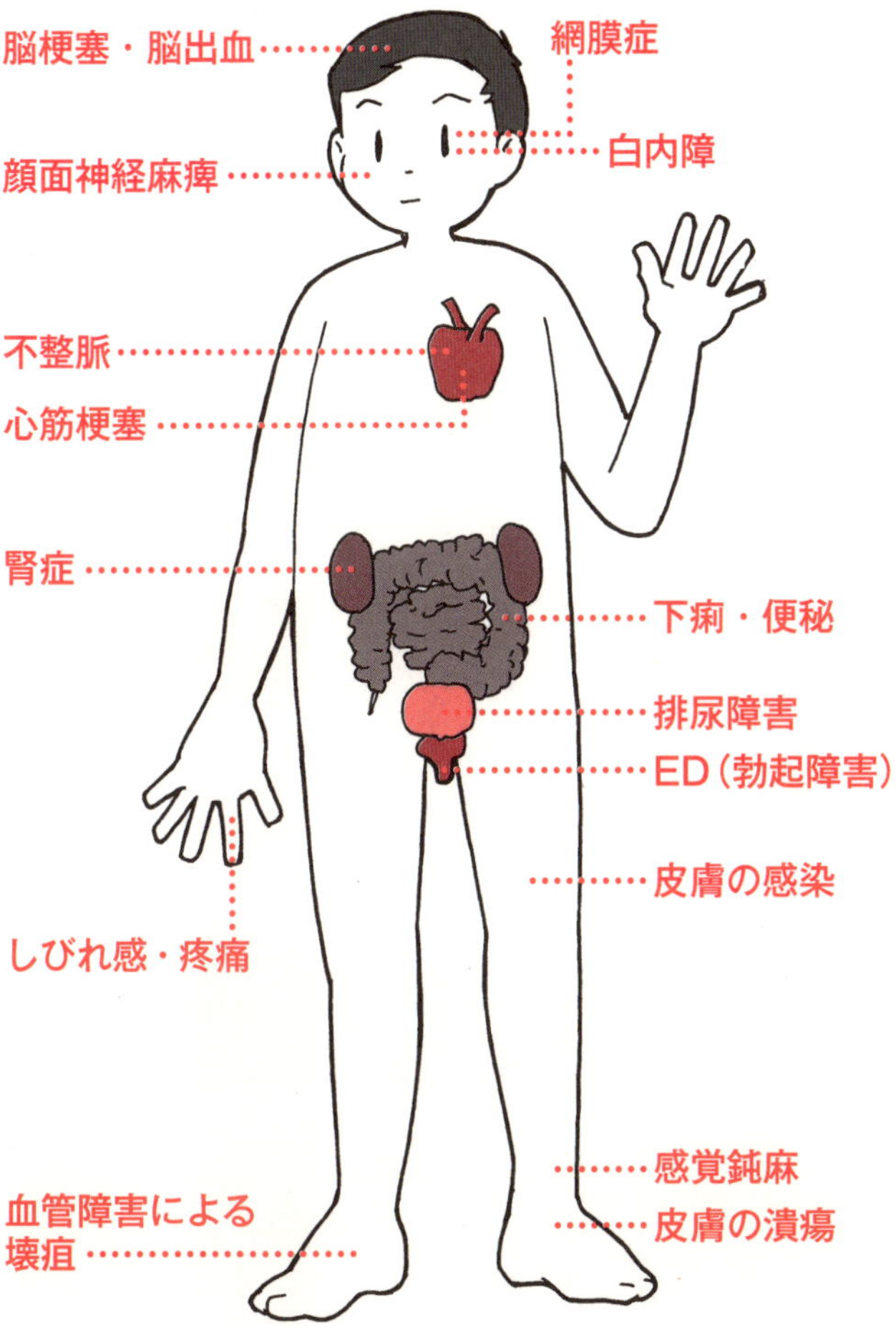

食後だけ血糖値が高い「隠れ糖尿病」に注意！

Q 血糖値は正常なのにヘモグロビンＡ１ｃが高いことがある？

A

ふつう、健康診断では空腹時の血糖値を測定しますが、ここに思わぬ落とし穴があります。空腹時血糖値は低いのに、食事をすると血糖値が急上昇してなかなか下がらない「隠れ糖尿病」と呼ばれるケースがあるのです。

健康な人は、食事の後でも血糖値が１４０mg／dlを超えることはなく、食後２～３時間くらいには元の値に戻ります。ところが隠れ糖尿病の人は、食後２時間経過しても１４０mg／dlを上回ったままなのです。

健康診断ではなかなか食後２時間血糖値は調べませんので、これを見逃しがちです。しかし、ヘモグロビンＡ１ｃはこうした食事の影響をほとんど受けないので、空腹時血糖値がどんなに低くても、ヘモグロビンＡ１ｃが高いならば、「隠れ糖尿病」の可能性があります。

糖尿病は早期発見、早期治療が第一。すぐに病院で相談してみてください。

●ヘモグロビンA1cが高ければ隠れ糖尿病を疑う

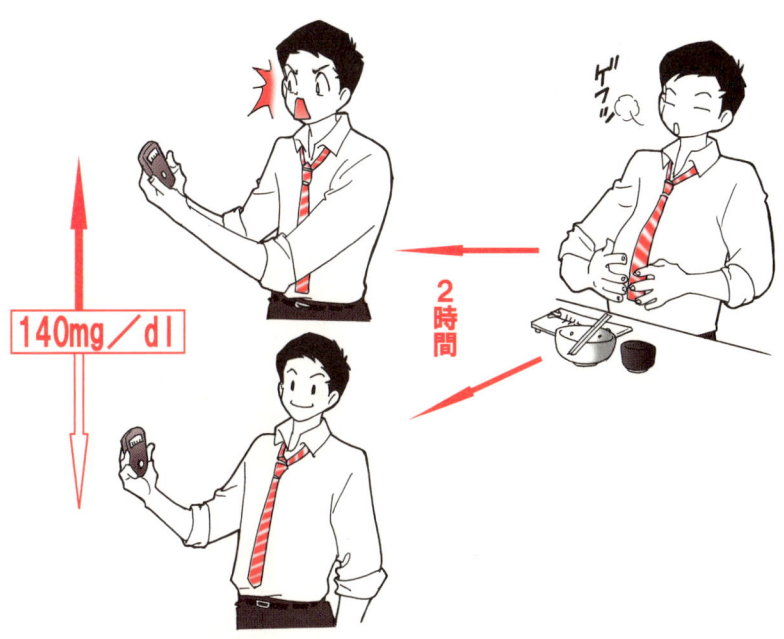

健康な人は、食事の後でも血糖値が
140mg/dl を超えることはありませんが、
「隠れ糖尿病」の人は、食後２時間たっても
140mg/dl を上回ったままです。
健康診断ではなかなか食後２時間血糖値を調べないので
これを見逃しがちです。空腹時血糖値がどんなに低くても、
ヘモグロビンＡ１ｃが高いならば、
「隠れ糖尿病」の可能性があります。
すぐに病院で受診してください。

高血糖の第一の要因は過食・偏食・早食い

Q なぜ血糖値が下がらない？

A

左のグラフは、健康な人の食後の血糖値とインスリン値を測ったものです。食事をとると血糖値は上昇をはじめ、これに呼応するように、すい臓が大急ぎでインスリンを分泌している様子が分かります。食後30分でピークに達した血糖値は、インスリンの活躍の甲斐あって下降をはじめ、２時間後には１１０㎎／dl以下に戻りました。

では、大食いや早食い、糖分が多い食事をしたときを想像してみてください。大量の糖分が一気に血液中に流れ込み、すい臓はフル回転してインスリンを分泌しますが、なかなか処理が追いつきません。ここで少しでも体を動かして糖分を消費してあげるならまだしも、何も手を打たずにこのような食習慣を繰り返していると、すい臓はやがて疲弊してしまい、インスリン作用不全を起こして血糖値が下がらなくなるのです。

過食、偏食、早食い、運動不足。これらを改善するだけでもすい臓は大助かりです。

●健康な人の食後血糖値とインスリン値の推移

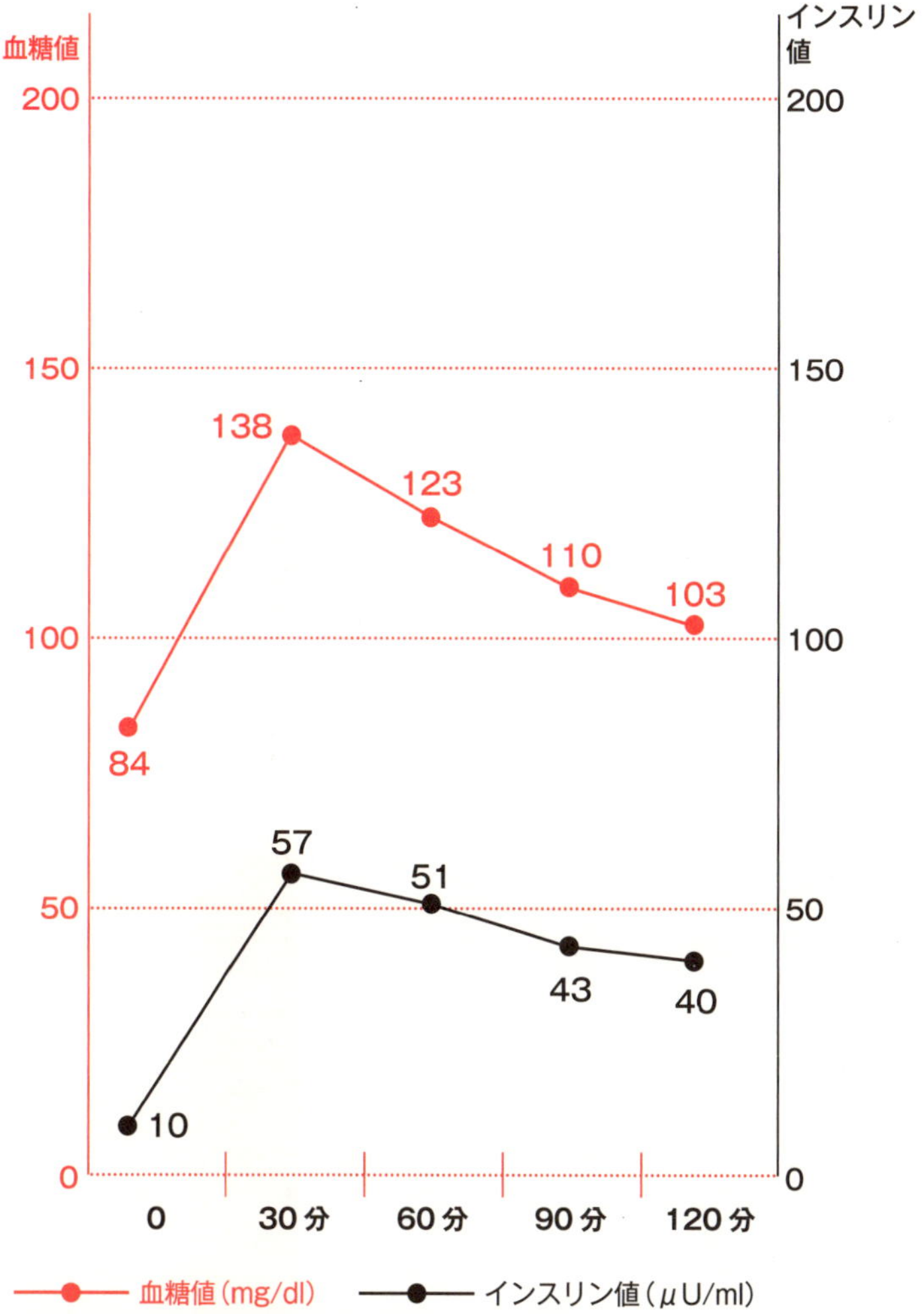

※μは100万分の1、Uは単位

血糖コントロールが実感できる自己測定器を導入しよう

Q 血糖値は自分でも測れる?

A

わずか数秒で自分の血糖値を測れる「血糖値自己測定器」という器具が薬局で売られています。最近のものは値段も手ごろで、とても使いやすくなっています。

血糖値をコントロールするために、自分で測ることができればとても便利です。空腹時血糖値はもちろん、食後30分で血糖値がどのように上がったか、何を食べたときに上がり、どのような運動をすれば下がるかなど、きめ細かい対応が可能になるからです。また、毎日記録をつければ食事療法や運動療法のモチベーションアップにもなります。

血糖値自己測定器は指先などに小さな針を刺して採血する必要があるため、導入する際は医師に相談してからにしましょう。将来的には、薬局やコンビニの店頭で測れるようになるかもしれません。採血の必要がなくセンサーで測ることができる血糖値自己測定器が開発される日も、そう遠くないと思っています。

●血糖値自己測定器のメリット

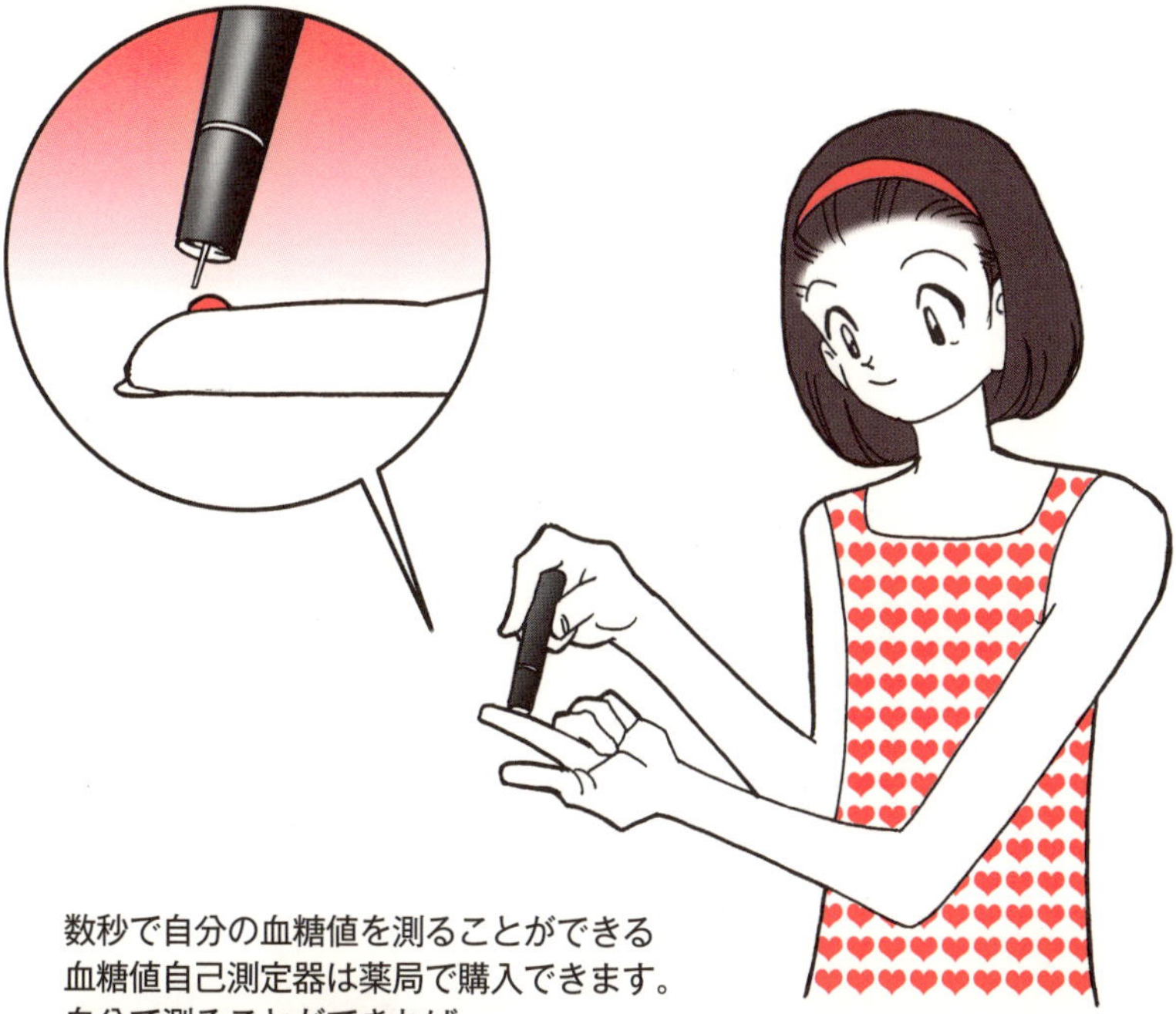

数秒で自分の血糖値を測ることができる
血糖値自己測定器は薬局で購入できます。
自分で測ることができれば、
空腹時血糖値はもちろん、
食後30分で血糖値がどのように上がったか、
何を食べたときに上がり、
どのような運動をすれば下がるかなどを
知ることができます。

食前・食後・運動後、理想の血糖値リズムを知ろう

Q 血糖値はいつ測ればいい？

A

まずは食前の空腹時血糖値を測定します。目標数値は110mg／dl未満です。次に食後30分〜1時間で測ってみてください。健康な人はどれだけ食べても140mg／dlを超えることはありません。できれば間食をとったときも測ってください。

このとき、食べたものをメモするようにしましょう。すると、興味深い発見があると思います。たとえばステーキを食べたあとの血糖値はそれほど上がらず、1杯のうどんを食べたあとの血糖値が跳ね上がることに驚くでしょう。その理由は第2章で詳しく解説します。また、食後30分〜1時間にウォーキングや散歩などの軽い運動をして測ってみてください。血糖値が下がっているとうれしくなりますね。

1日の最大値が常に140mg／dl未満に収まり、食後に上昇した血糖値をきちんと元の値に下げることがポイントです。左ページの健康な人の曲線に近づくように頑張りましょう。

● 1日の血糖値の推移

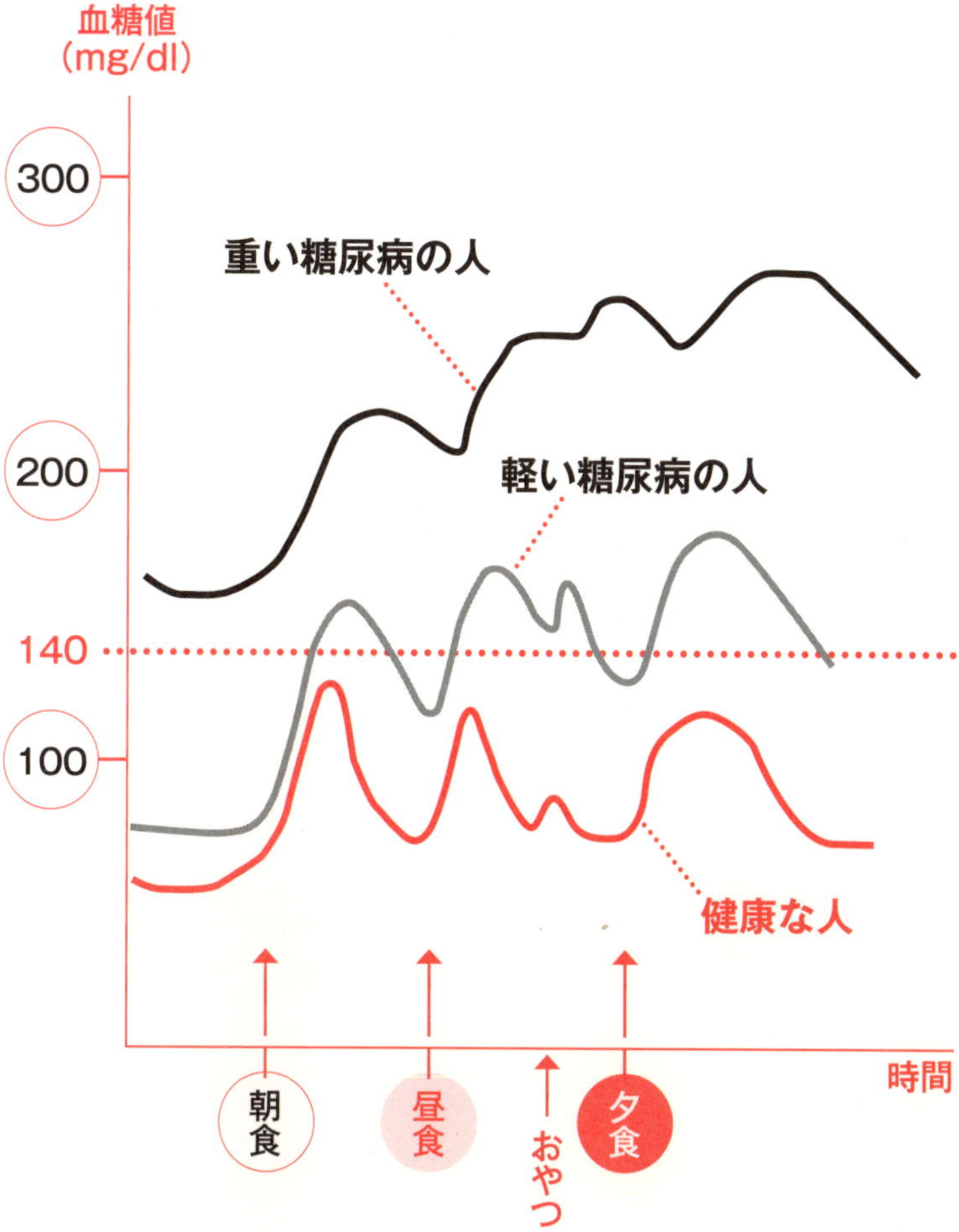

参考資料：日本糖尿病学会編「糖尿病の手びき」(2006年、南江堂)

異常なのどの渇きや多尿は高血糖の危険サイン

Q 高血糖の自覚症状とは？

A

まず挙げられるのは、のどの渇きです。高血糖になると血液の濃度が高くなり、それを薄めようとして、ガブガブと水を飲むようになります。

そして多尿になります。通常は1日1〜1・5リットルの尿が、高血糖になると2倍以上も出ることがあります。これは腎臓が過剰な糖分をろ過しようとして起こります。尿の中には糖が混じるため、それが病名の由来になっています。

そのほか、疲れやすくなったり、突然の体重の減少、異常な空腹感なども高血糖のサインです。これらはインスリン作用が悪くなり、エネルギーの取り込みがうまくいかないことで起こります。血中のブドウ糖は余っているのに、エネルギーが不足しているので、備蓄していた脂肪やグリコーゲンを消費しているのです。もし肥満の人が、たくさん食べているのに体重が減ってきたとしたら、危険な方向へ進行していると考えてください。

●高血糖の危険サインは？

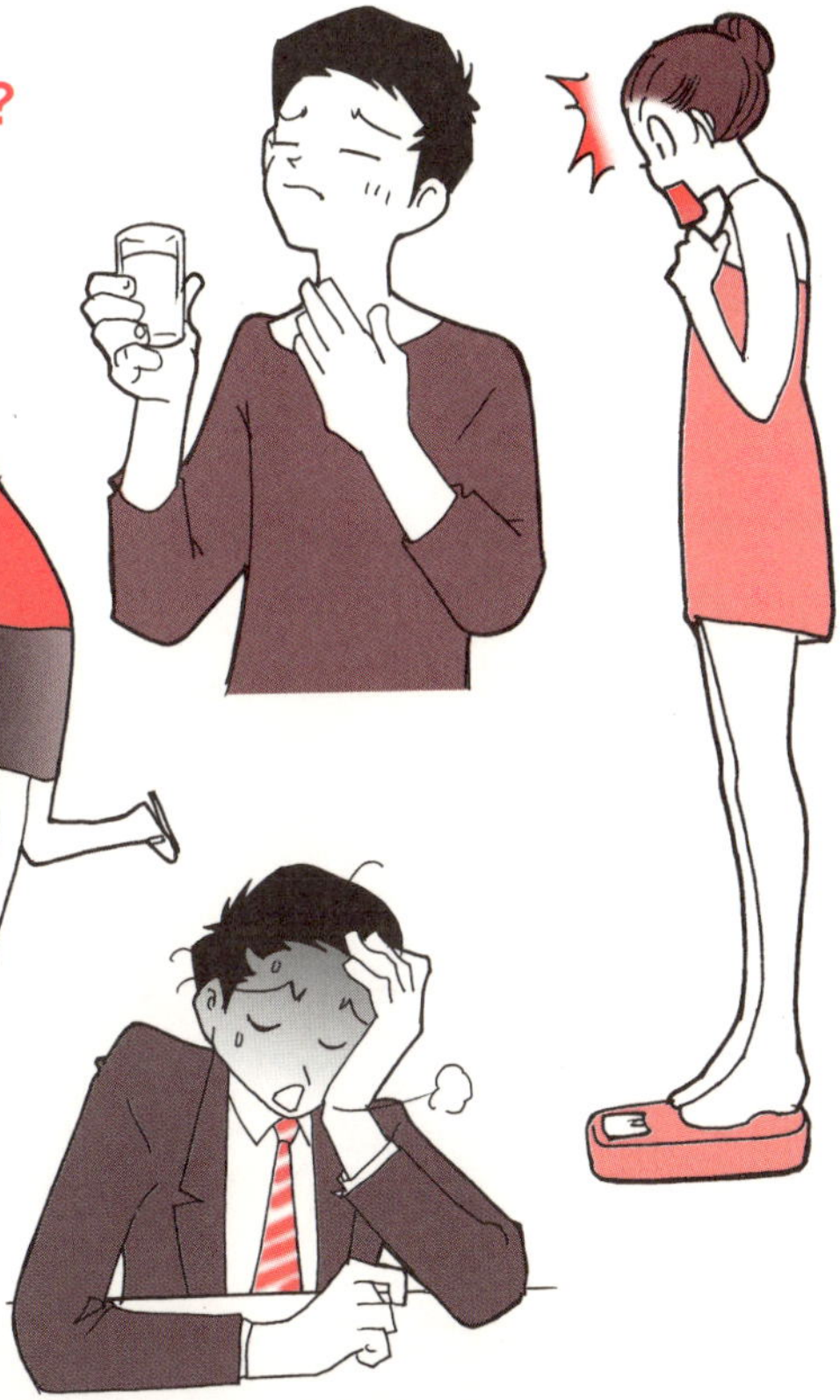

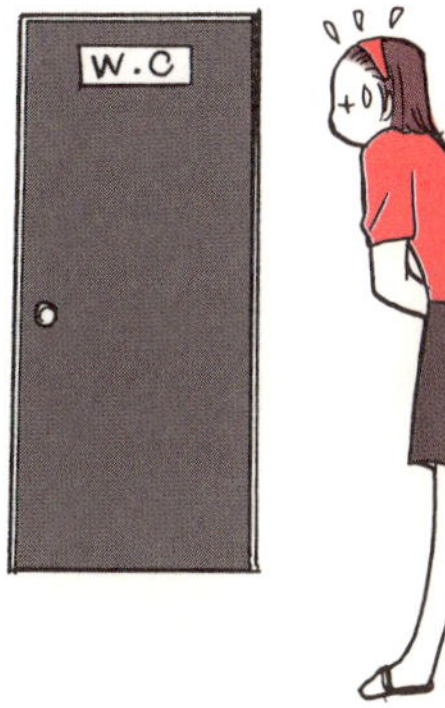

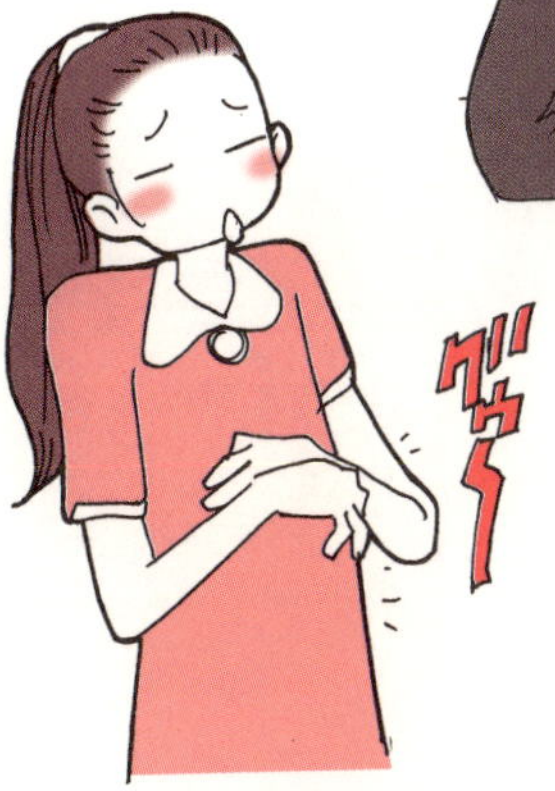

・のどの渇き
・多尿
・突然の体重減少
・疲れやすい
・異常な空腹感　など

リンゴ型肥満に注意！
内臓脂肪がインスリンの働きを妨害

Q 太っていると糖尿病になりやすい？

A

食生活と並び、糖尿病と深い関係にあるのが肥満です。左ページのグラフを見ると、肥満している人ほど糖尿病を発症する率が高いことがはっきりと分かります。

肥満は大きく2つのタイプに分けることができます。

1つは、おなかやお尻のまわりに脂肪が溜《た》まる「皮下脂肪型肥満」。主に下半身が大きく膨れるため、洋ナシ型肥満とも呼ばれます。年配の女性に多くみられるタイプです。

もう1つは、腸や肝臓に脂肪がつく「内臓脂肪型肥満」です。こちらは体全体が大きくなるため、リンゴ型肥満と呼ばれます。中高年の男性に多いのがこの内臓脂肪型肥満です。

特に糖尿病で気をつけたいのは内臓脂肪型肥満です。肥大した内臓脂肪の細胞からはインスリンの働きを妨害する物質が分泌されます。つまり、肥満になるとインスリンが正常に分泌されてもインスリンの働きが悪くなるため、血糖値が下がらないのです。

●肥満者と非肥満者の糖尿病発症率

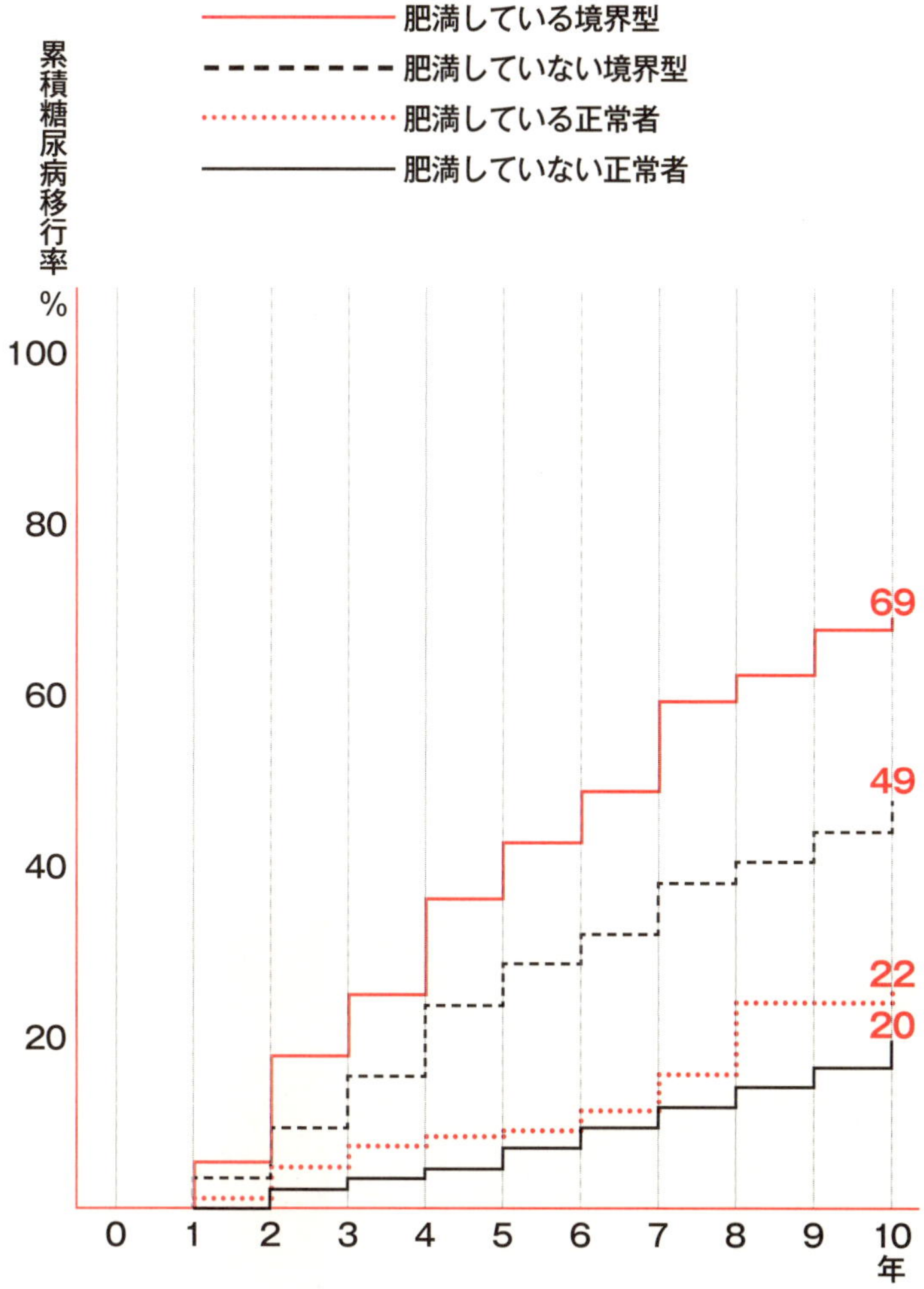

初診時年齢 50 ～ 69 歳の非高血圧の男性を調査した調査。
参考資料：「糖尿病の一次予防」（診断と治療社）

肥満解消の自己管理に役立つ「BMI」値を計算しよう

Q 肥満かどうかチェックする方法は？

A

内臓脂肪型肥満によるインスリン妨害が生じると、血糖値が下がらないばかりか、高血圧や脂質異常症の要因ともなり、合併症を起こしやすいというデータもあります。また、肥満の人は糖尿病の薬を飲んでも無駄ということになってしまいます。

肥満ぎみで血糖値が高い人は、まず肥満解消が先決といえます。内臓脂肪は皮下脂肪に比べると食事療法や運動療法で減らしやすいので、ぜひ努力してください。

まずは左ページを参考に、肥満度の自己管理の目安となる「ＢＭＩ」を計算しましょう。体脂肪率は全身の脂肪量の割合を示しますが、ＢＭＩは身長と体重から体脂肪のつき方を割り出した指標です。日本肥満学会の基準では、ＢＭＩが22を標準とし、25以上が肥満と定義されています。

血糖値やヘモグロビンＡ１ｃ値とともに、目標値を決めて取り組みましょう。

●BMIの計算法

BMI＝体重(kg)÷身長(m)÷身長(m)

BMI	評価	糖尿病危険度
18.5	やせ	
22	標準	
18.5～25	ふつう	
25～30	肥満度1	
30～35	肥満度2	
35～40	肥満度3	
40以上	肥満度4	

メタボは糖尿病の大敵 肥満とともに撃退を

Q メタボリック・シンドロームは関係ある？

A

糖尿病や予備軍の人が、肥満とともに気をつけなければならないのがメタボリック・シンドロームです。

次の4項目のうち、①肥満に加えて2項目以上が当てはまるとメタボと判定されます。

①肥満／ウエスト（おへその高さ）男性85㎝以上、女性90㎝以上
②高血糖／空腹時血糖値　110㎎／dl以上
③高血圧／血圧　130／85㎜Hg以上
④脂質異常／中性脂肪　150㎎／dl以上、またはHDLコレステロール　40㎎／dl未満

メタボの人はインスリンがうまく働かない状態になっています。メタボを伴わない肥満と比べると、メタボの肥満のほうがリスクが高くなっています。動脈硬化や合併症予防の見地からも、各項目の数値改善に取り組んでください。

●あなたは メタボ体型ではありませんか？

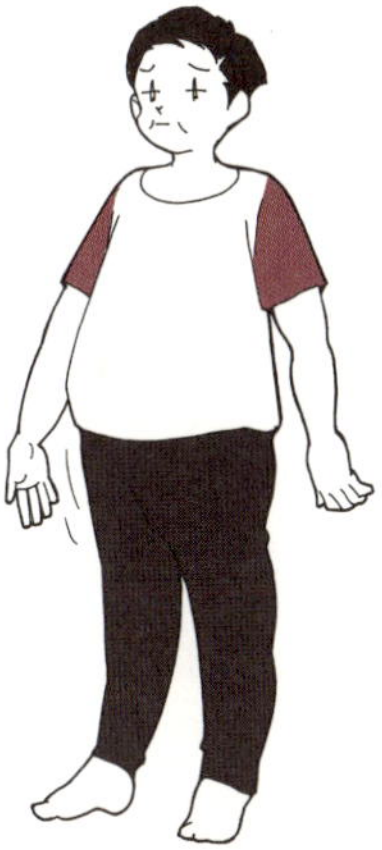

最近、でっぷりしてきたと
感じているあなた、
あなたはメタボリック・シンドロームの
危険性があります。
自分を糖尿病から守るために、
メタボ・チェックをしましょう。

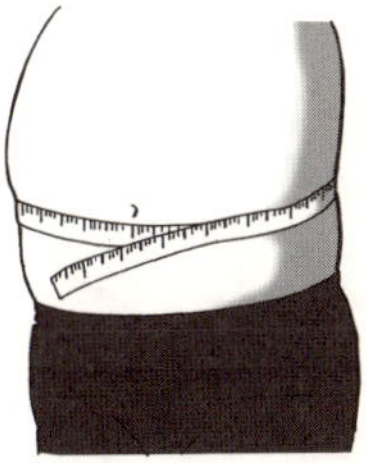

●ウエスト

cm

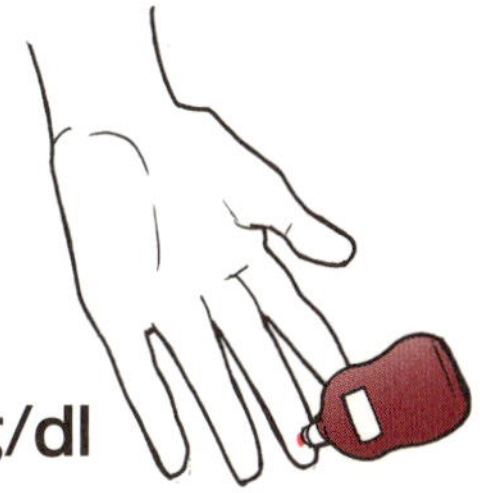

●空腹時血糖値

mg/dl

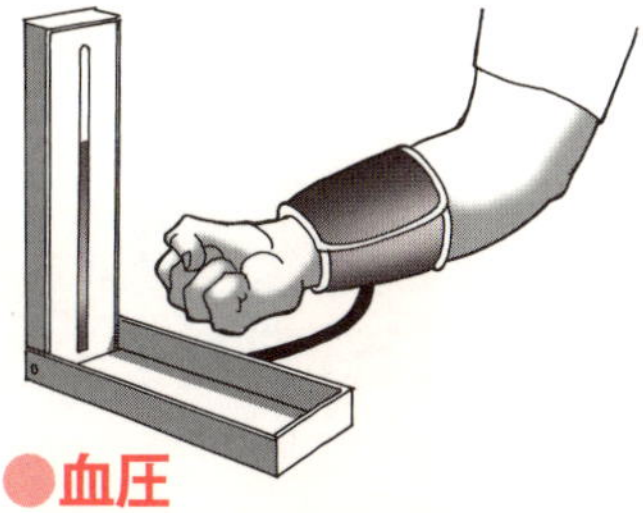

●中性脂肪

mg/dl

または

●HDLコレステロール

mg/dl

●血圧

／ mmHg

①肥満に加えて２項目以上に当てはまりますか？

□ YES ＝メタボ　□ NO ＝メタボではない

日本人はインスリンが少ない!? やせ型の糖尿病にご注意を

Q やせていても糖尿病になるのはなぜ？

A

ここまで、肥満やメタボを糖尿病の一因として改善を促してきました。ところが、太っていないのに糖尿病を発症する人がいます。実は日本人にはこのやせ型の糖尿病が少なくありません。

日本人は欧米人に比べてすい臓が弱く、インスリンの分泌量が約半分しかないことが分かっています。これは日本人ばかりでなく、モンゴロイドと呼ばれるアジア系の民族に共通している体質です。インスリンの分泌が少ないということは、軽度の肥満でも血糖値が高くなりやすいということです。また、やせ型の糖尿病の人は、少量の炭水化物でも血糖値が上がってしまうことになります。

欧米人には肥満が多いにもかかわらず、日本人に比べて糖尿病が少ないのはすい臓が強いからです。やはり欧米型の食生活は、日本人には負担が大き過ぎるといえそうです。

●日本人はやせていても糖尿病にかかりやすい！

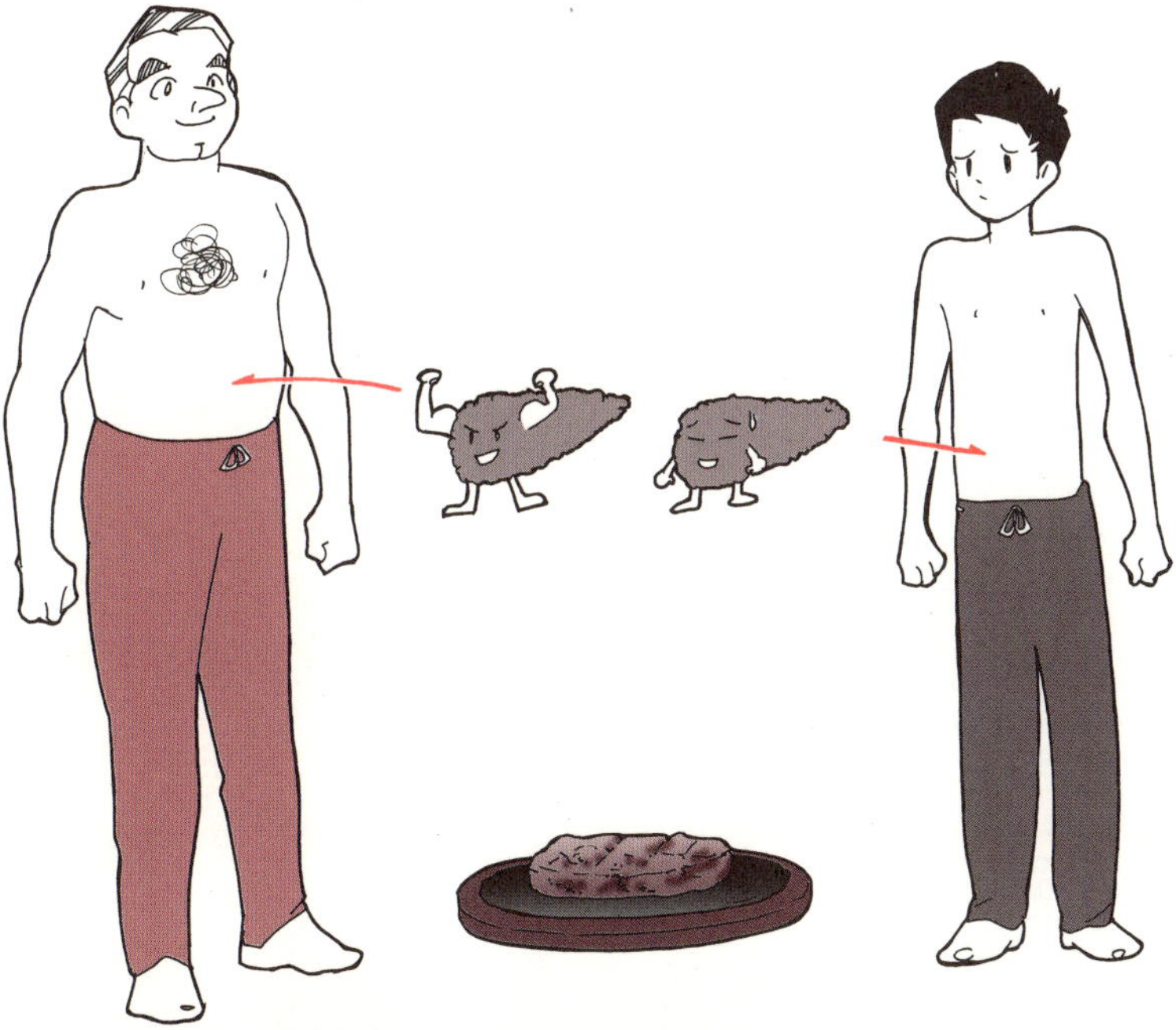

メタボ体型ではないからといって
安心はできません。
すい臓が弱いアジア系の民族には、
やせていても糖尿病にかかる人が少なくないからです。
予防のためには、まめな血糖値のチェックと、
すい臓にやさしい食材などを積極的に摂取して、
自己防衛することが一番です。
糖尿病は一度かかってしまうと、
完治することのない病気だということを忘れずに！

食事や運動で効果がなければインスリン注射や経口薬も

Q 糖尿病や高血糖は薬で治せる？

A

糖尿病はインスリンが正常に働かないことで起こる、ある意味で単純な病気です。インスリンを注射で補うインスリン療法は、確実に血糖値を下げ、副作用の心配もない優れた治療法といえます。インスリンが分泌されなくなったときの必須の薬です。

また、スルホニル尿素薬（SU薬）は、これまでの最も一般的な治療薬で、インスリンの分泌を促す効果が高いことで知られています。すでに血糖値がかなり高くなっていて、肥満でない人がなるべく早く下げたいときに使います。最近、治療に使われる経口薬は、大きく進歩し変わってきました。臨床での成果も多数報告されています。

しかし、薬物療法は心臓に負担をかけたり、全身にとってはいいことばかりでもありません。また、薬物治療は病気そのものを完治させることはできません。あくまで血糖値の上昇を抑える対症療法でしかないのです。

●薬物療法に使われる主な経口薬

●すい臓に作用してインスリンの分泌を促す薬

種類	一般名	特徴
スルホニル尿素薬（ＳＵ薬）	オイグルコン、ダニオール、アマリールなど	最も一般的に処方されている薬で、効き目が強いのが特徴。すでに血糖値がかなり高い人にも有効。ただし、低血糖になる危険（副作用）や肥満を助長する作用に注意。
速効性インスリン分泌促進薬	スターシス、グルファストなど	ＳＵ薬より速効性がある。食前に飲むことで食後血糖値の上昇を抑える。低血糖に注意。
ＤＰＰ‐４阻害薬	ジャヌビア、エクア、ネシーナ、トラゼンタ、スイニー、テネリアなど	血糖値に応じてインスリン分泌を促進させる。安全性が高い。

●インスリンの働きを高める薬

種類	一般名	特徴
ビグアナイド薬	メトグルコ、グリコラン、ジベストなど	すい臓に負担をかけず、副作用も起こりにくい安全性が特徴。インスリン注射と併用することもある。ダイエット効果も認められる。
インスリン抵抗性改善剤	アクトスなど	インスリンを活性化させる。女性にはむくみなどの副作用が出ることも。

●糖の吸収を遅らせる薬

種類	一般名	特徴
α‐グルコシダーゼ阻害剤	グルコバイ、ベイスンなど	消化酵素の働きを抑えて炭水化物の分解を遅らせる。食事の直前に飲むと効果的。

●糖を尿中に排泄させる薬

種類	一般名	特徴
ＳＧＬＴ阻害薬	スーグラ、フォシーカ、ルセフィ、デベルザなど	血液中の糖を尿中に排出させる新しいタイプの薬。

最高のドクターはあなた自身！血糖値は自分の力で下げよう

Q 血糖コントロールの王道とは？

A

糖尿病は生活習慣病です。その要因は、長年の生活習慣、遺伝や加齢、ストレスなどの環境の3つの要因に分類できますが、遺伝以外の要因は自分自身の力で変えられるものです。そういう意味では、あなた自身よりも優れたドクターは他にいません。

血糖コントロールでは、「食事療法」と「運動療法」が2本柱になります。これに「ストレス解消」の土台と、「肥満解消」の屋根を組み合わせた4つのパーツで、堅固な健康体を築いていくのが王道です。長期戦の構えで挑んでください。

「大好物の肉が食べられない」といったマイナス思考ではなく、「同じ値段で最高級のお肉を少量味わおう」というプラスへの発想転換がポイントです。量より質を楽しむ生活ですね。やってみると、これまでよりもずっと食事がおいしく感じられたり、体が軽くなったり、生活の質そのものが豊かに変わっていくはずです！

●血糖コントロールの王道

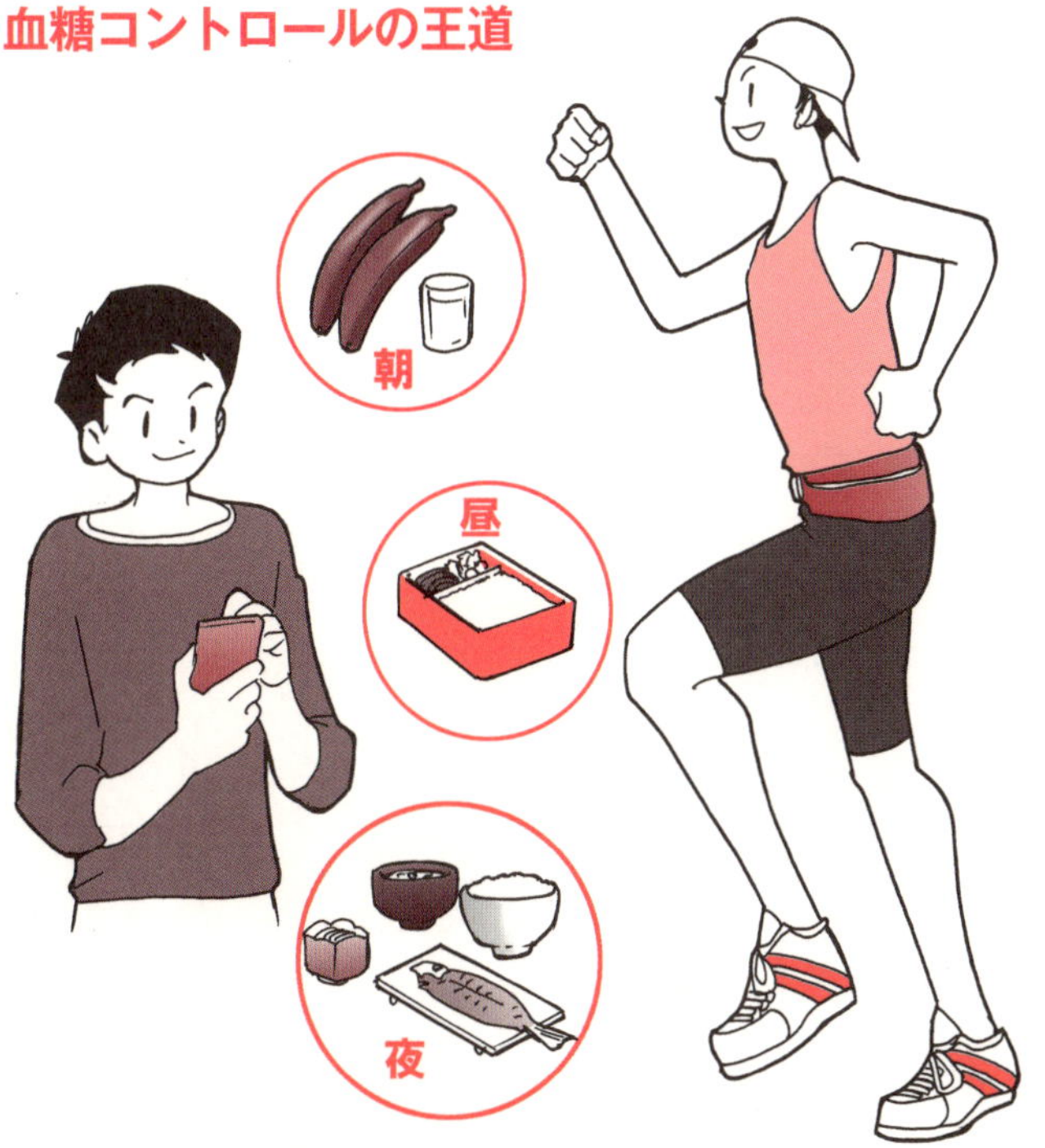

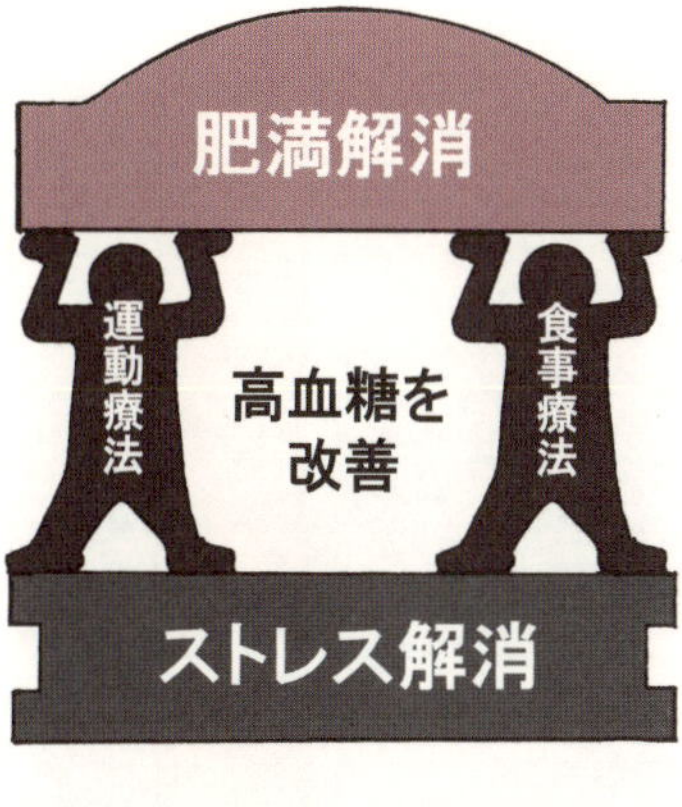
肥満解消
運動療法
高血糖を改善
食事療法
ストレス解消

血糖コントロールは「食事療法」と「運動療法」が2本柱です。さらに「肥満解消」と「ストレス解消」を加えた4つのキーワードを意識して日常生活を見直しましょう。

現在の生活習慣から分かる糖尿病&予備軍の危険度テスト

Q 危険度チェック

A

糖尿病や高血糖の自覚症状は出にくいですが、体は何らかのシグナルを送り続けています。次ページのチェックテストで、現在の危険度を診断してみましょう。

●A・Bともに2点以下……糖尿病または予備軍の可能性は低いです。今までどおり適切な食生活と運動習慣を続けて、予防に努めましょう。

●A3~9点、B3~5点……糖尿病予備軍の可能性があります。血糖値検査やヘモグロビンA1c検査を受け、正確な状態を把握してください。まだ健康に戻れるので、早期に食事療法・運動療法を取り入れる行動を起こしましょう。

●A10点以上、B6点以上……すでに糖尿病になっている可能性があります。すぐに医師の診察を受けて、治療計画を立ててください。特にQ21~26の症状に該当する場合は、糖尿病が進行している状態です。

●糖尿病　危険度チェック

A ▶肥満度・遺伝・生活習慣チェック（Q1・Q2は各3点、Q3～14は各1点）

Q1 親類（3親等以内）に糖尿病の人がいる
Q2 腹囲が男性85cm以上、女性90cm以上ある
Q3 過去にBMI25.0以上だったことがある
Q4 20代のころより体重が10%以上増えている
Q5 40歳以上である
Q6 魚より肉をよく食べる
Q7 丼物が好きだ
Q8 1回の食事時間は15分ほどである
Q9 毎日アルコールを飲む
Q10 清涼飲料水をよく飲む
Q11 ケーキやスナック菓子をよく食べる
Q12 階段ではなくエレベーターやエスカレーターを使う
Q13 体を動かす仕事ではなく、定期的な運動習慣もない
Q14 ストレスが溜まっている

B ▶自覚症状チェック（各1点）

Q15 朝の目覚めが悪い
Q16 ちょっと体を動かすだけでも、すぐに疲れる
Q17 すぐにおなかがすく。たくさん食べても満腹感がない
Q18 最近、太ってきた
Q19 のどが渇き、水分を多量にとる
Q20 トイレに行く回数が増え、尿の量も多い
Q21 よく食べているのにやせてきた
Q22 階段を上ると動悸や息切れがする
Q23 皮膚が乾燥して、かゆいことがある
Q24 足がむくみやすく、ときどき足がつる
Q25 手足の先に、しびれを感じることがある
Q26 目がかすんだり、物がぼやけて見えることがある

（注）点数が右ページの３つに当てはまらない場合は
Bの点数を優先して判定します。

COLUMN 1

自分のデータを記録しよう

血糖コントロールに取り組むうえで、重要となる数値や判定診断をまとめました。現在の自分のデータを記入し、これを目安に今後の目標を立ててみましょう。

●体重 [　　　] kg　●体脂肪 [　　　] %

●BMI（P.38）[　　　]　●肥満度（P.38）[　　　]

●メタボ判定（P.40）[有・無]

●空腹時血糖値（P.16）[　　　] mg/dl

●ブドウ糖負荷試験（P.18）[　　　] mg/dl

●ヘモグロビンA1c（P.20）[　　　] %

●1日の適正エネルギー摂取量（P.64）[　　　] kcal

●ストレス度（P.168）[正常・軽度・中度・強度]

第2章

食事療法で血糖値を下げる

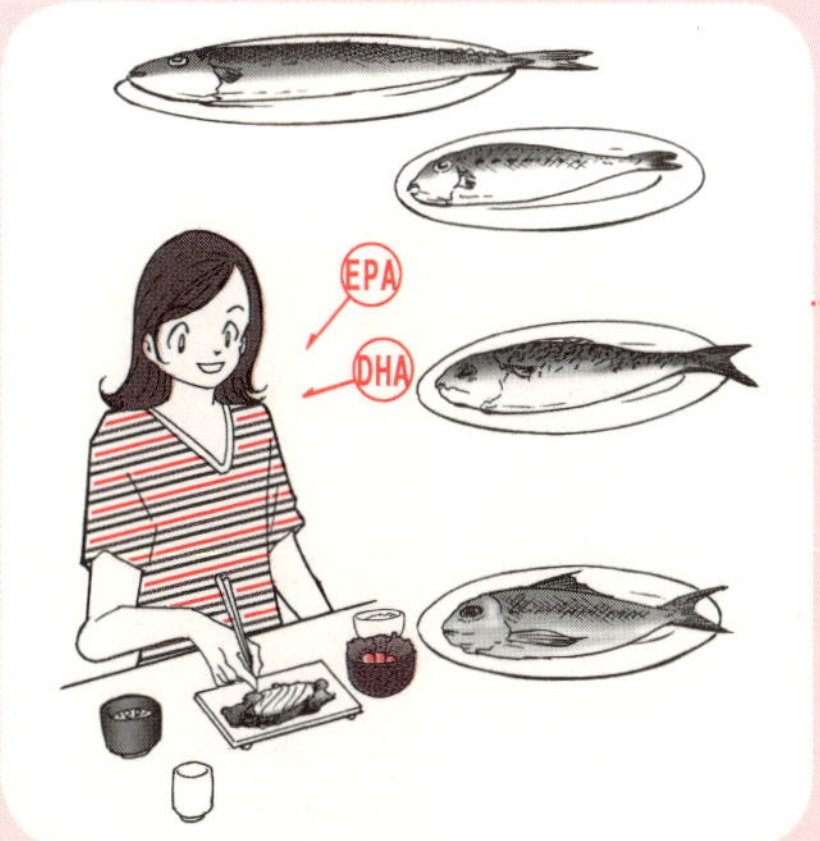

自覚のない過食・偏食がキケン セルフチェックで確認を

Q 食事療法はどうしても必要？

A 体に負担をかけずに、効率よく血糖コントロールを行えるのが食事療法です。そもそも高血糖の主な原因は長年の過食や偏食。あなたにも思い当たるフシがあるはずです。食事療法に入る前に、まずセルフチェックをしてみましょう。

左ページの項目のうち、当てはまるものはいくつありますか…？

もし1個でも当てはまったら要注意です！　今の食生活を続けていたら、いつか糖尿病になる危険性があります。3個以上当てはまった人はすでに危険ゾーン！　近い将来、必ず糖尿病を発症するといっても過言ではありません。食習慣を甘く見てはいけません。

でも、抜け道はあります。ちょっとしたコツさえ押さえれば、お肉もお米もやめる必要はありません。大好きなお酒やスイーツも楽しめます。この章では、食べたいものを我慢せず、「できる！」と思える裏ワザの数々をご紹介していきます。

●過食・偏食セルフチェック

□ 主食はお米。白いご飯は欠かせません

□ 野菜よりお肉。揚げ物も大好き

□ おなかいっぱい食べたい。
食べないと気が済まない

□ 私はグルメ。評判の店にはぜひ行きたい

□ ついつい立ち食いうどんや
コンビニ弁当で済ます

□ お酒は人生の友。毎晩飲みたい

□ 甘いものが大好き。
デザートは別腹です

□ メタボ気味。
体重計に乗るのが怖い

立ち食いうどんよりステーキを食べよう

Q 高血糖はぜいたくな食事が原因?

A

糖尿病を招く食事はぜいたくで豪華な食事ではありません。どれだけ分厚いステーキや高級フランス料理を食べたとしても、糖尿病の直接の原因とはなりません。むしろ、炭水化物が多いガテン系の食事、立ち食いうどんの早食い、深夜の夕食など、ぜいたくとはかけ離れた食生活のほうが糖尿病の原因となりやすいのです。

では何に気をつければいいのでしょう。たとえば、立ち食いうどんは消化後にブドウ糖に変わるのでダイレクトに血糖値を上昇させます。しかも早食いで加速されます。

一方、NGと思われているステーキはアミノ酸に変わるので実はそれほど血糖値を上げません。カロリーは要注意ですが、うどんよりも高血糖になりにくい食事なのです。

糖尿病の人は食後血糖値がポンッと跳ね上がってしまうことが大問題。いかにそうならない食事をとるか。必要なのは我慢ではなく、コツを覚えることです。

● 炭水化物の多量摂取、早食いなどが高血糖の原因に

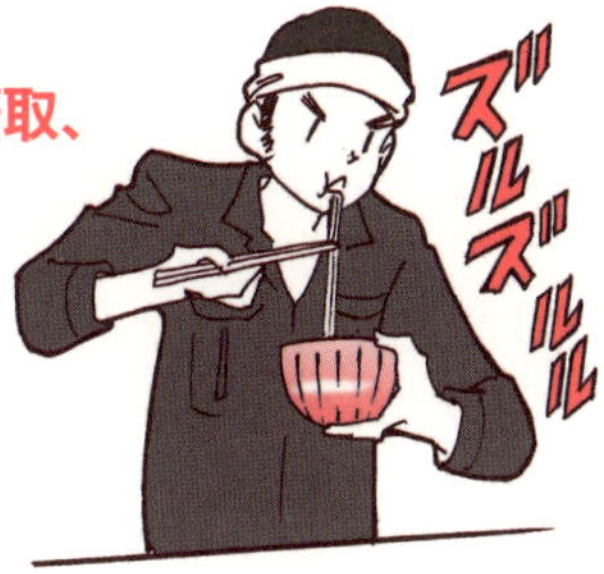

うどんは消化後に
ブドウ糖となり
ダイレクトに
血糖値を上昇させます。
さらにご飯の
ドカ食い・早食いも
急角度で血糖値を上げる天敵です。
一方、ステーキは消化後に
アミノ酸に変わるので、
多量に食べなければ、
うどんなどよりずっと
高血糖にはなりにくい
食事です。

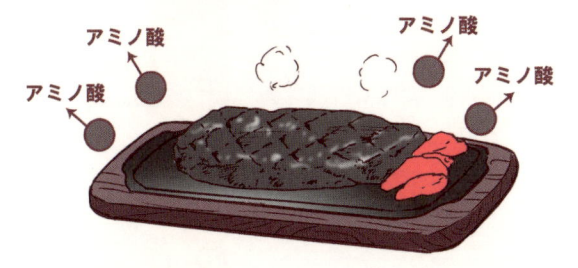

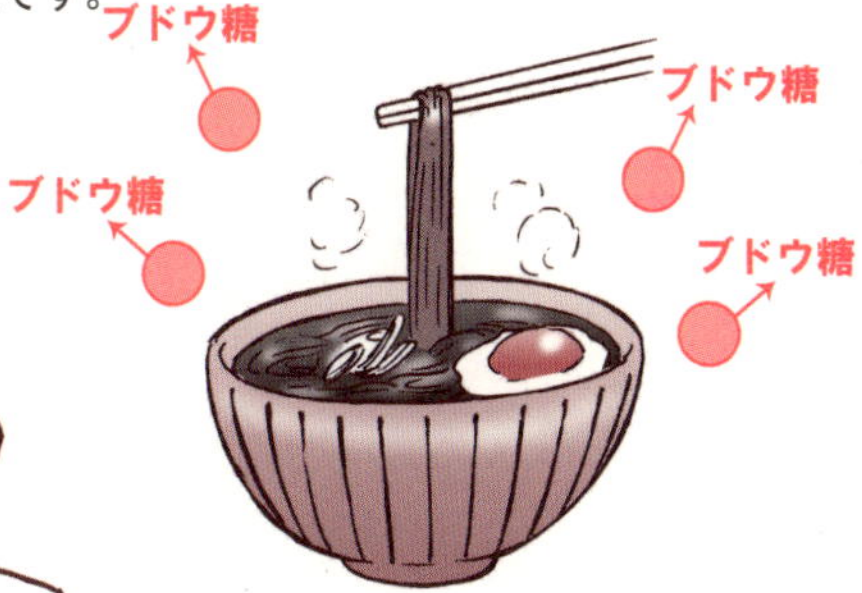

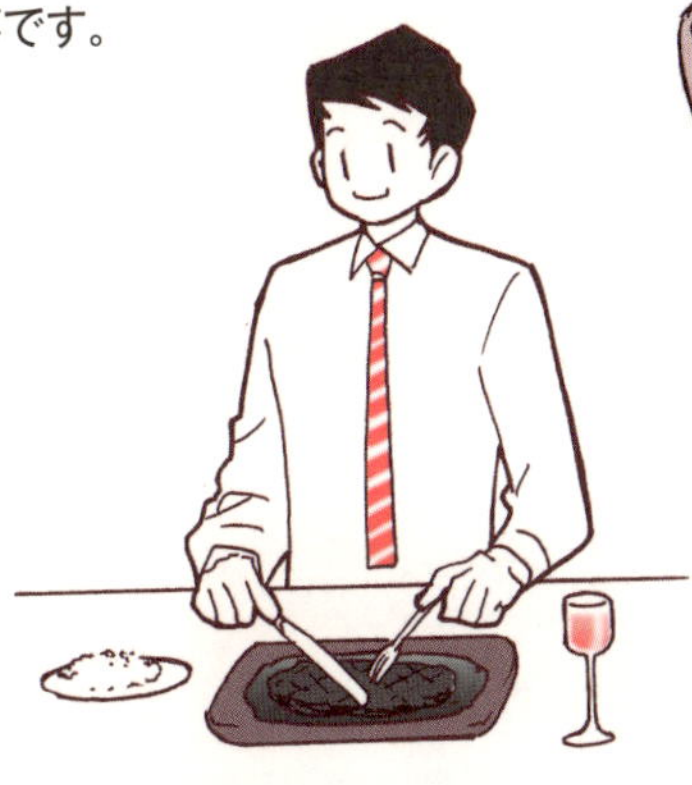

食べる順番を変えるだけで血糖値がぐんぐん下がる！

Q 血糖値の急上昇を抑える食事法はある？

A

同じメニューを食べる場合でも、食べる順番を変えるだけで血糖値を下げることができます。これを習慣にすれば必ず効果が出てくるはずです。

具体的にご説明しましょう。まず、最初に食べるのは食物繊維にしてください。野菜、海藻、きのこ類などですね。食物繊維は消化に時間がかかるため、最初に食べることで血糖値の上昇カーブが緩やかになります。また、空腹感を落ち着かせる効果も大です。次に肉や魚、豆類、卵など、たんぱく質の多いメイン料理をゆっくりととります。そして最後のシメで、ご飯やパンなどの炭水化物を食べましょう。この順番で食べればご飯の量も自然に抑えられるはずです。

また、この方法はお弁当にも応用できます。幕の内弁当なら、付け合わせのサラダやひじきの煮物などから箸をつけるようにしましょう。

●食べる順番を変えるだけで血糖値は下がる

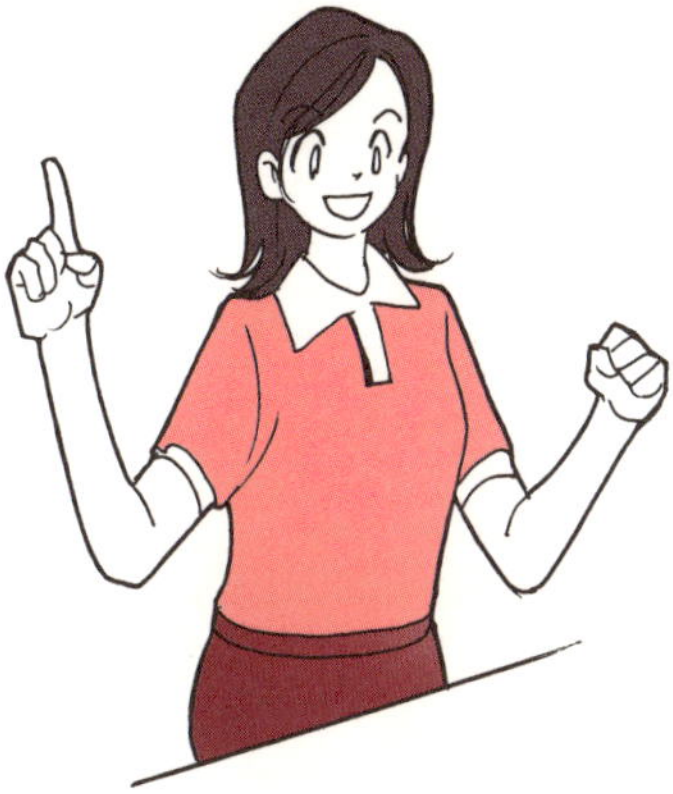

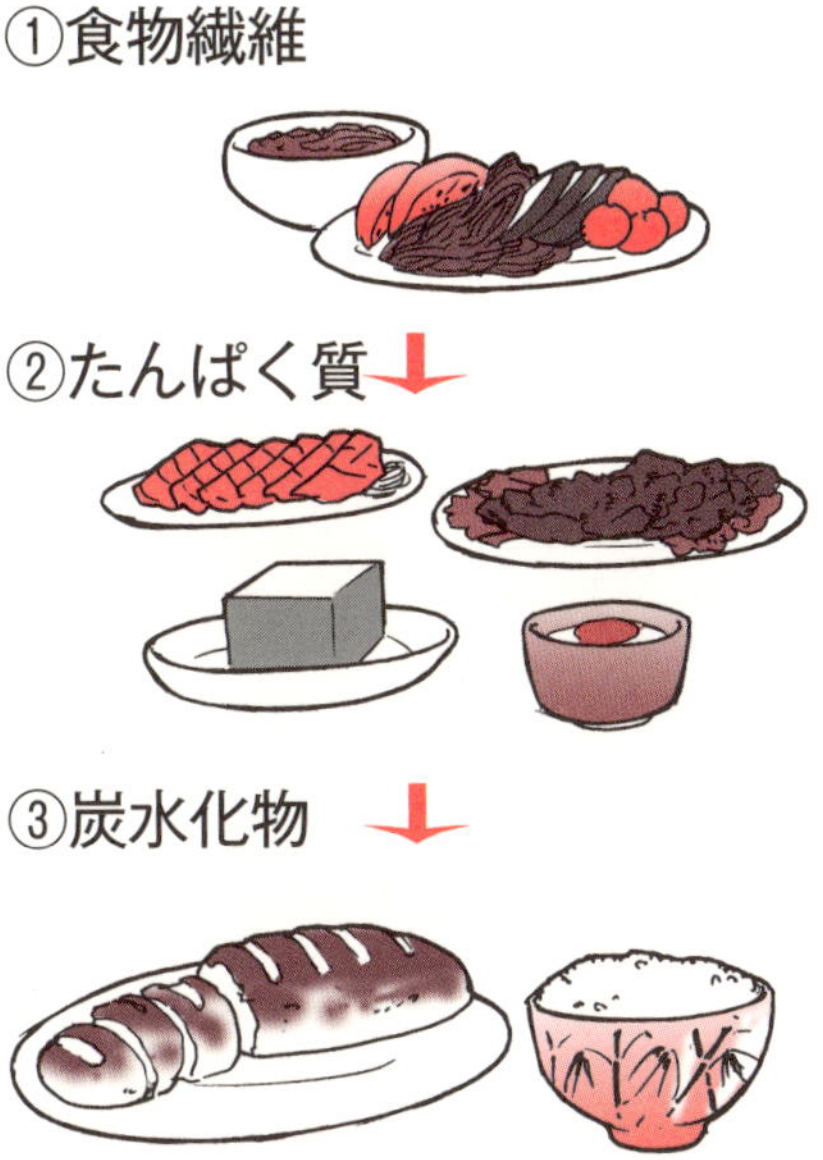

最初に食べるのは
野菜、海藻、きのこ類などの
食物繊維にしましょう。
食物繊維は消化に
時間がかかるため、
最初に食べることで血糖値の上昇カーブが緩やかになります。
また、空腹感を落ち着かせる効果も期待できます。

外食の幕の内弁当なら、付け合わせのサラダやひじきの煮物などから箸をつけるようにしましょう。

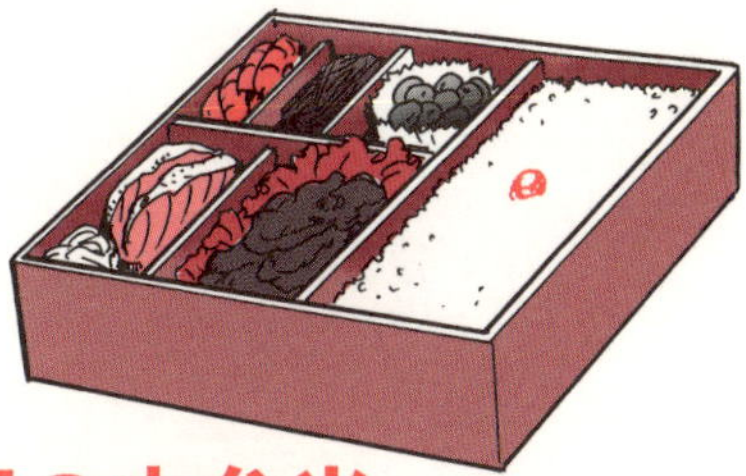
幕の内弁当

1日3食よりもおすすめ「1日5食」の食事法

Q おなかいっぱい食べたい。食べないと気が済まない

A 大食い、ドカ食いは禁物です。血糖値を急激に上げるばかりではなく、インスリンの働きが追いつかなくなり、すい臓に負担をかけることにもなります。

そこで推奨しているのが、ちょこちょこ食べる「1日5食」の食事法です。

日本人は3度の食事を守る傾向がありますが、たとえば東南アジアでは1回の食事量が少ない代わりに1日5回食べるという国もあります。これは理にかなっていて、食事の回数を増やすことで、空腹を感じることなく1回あたりの食事量が抑えられ、血糖値の急上昇が防げます。すい臓の負担も分散でき、血糖値が上がりにくくなる効果もあります。

食事の間隔は短くなり過ぎないよう3~4時間にします。①朝7時に朝食、②10時に間食、③13時に軽めのランチ、④17時に早めの夕食をとり、⑤20時に軽い夜食……こんな形はどうでしょう。ただし最後の食事は就寝の直前にならないように注意してください。

●食事の回数を増やして血糖値の急上昇を防ぐ

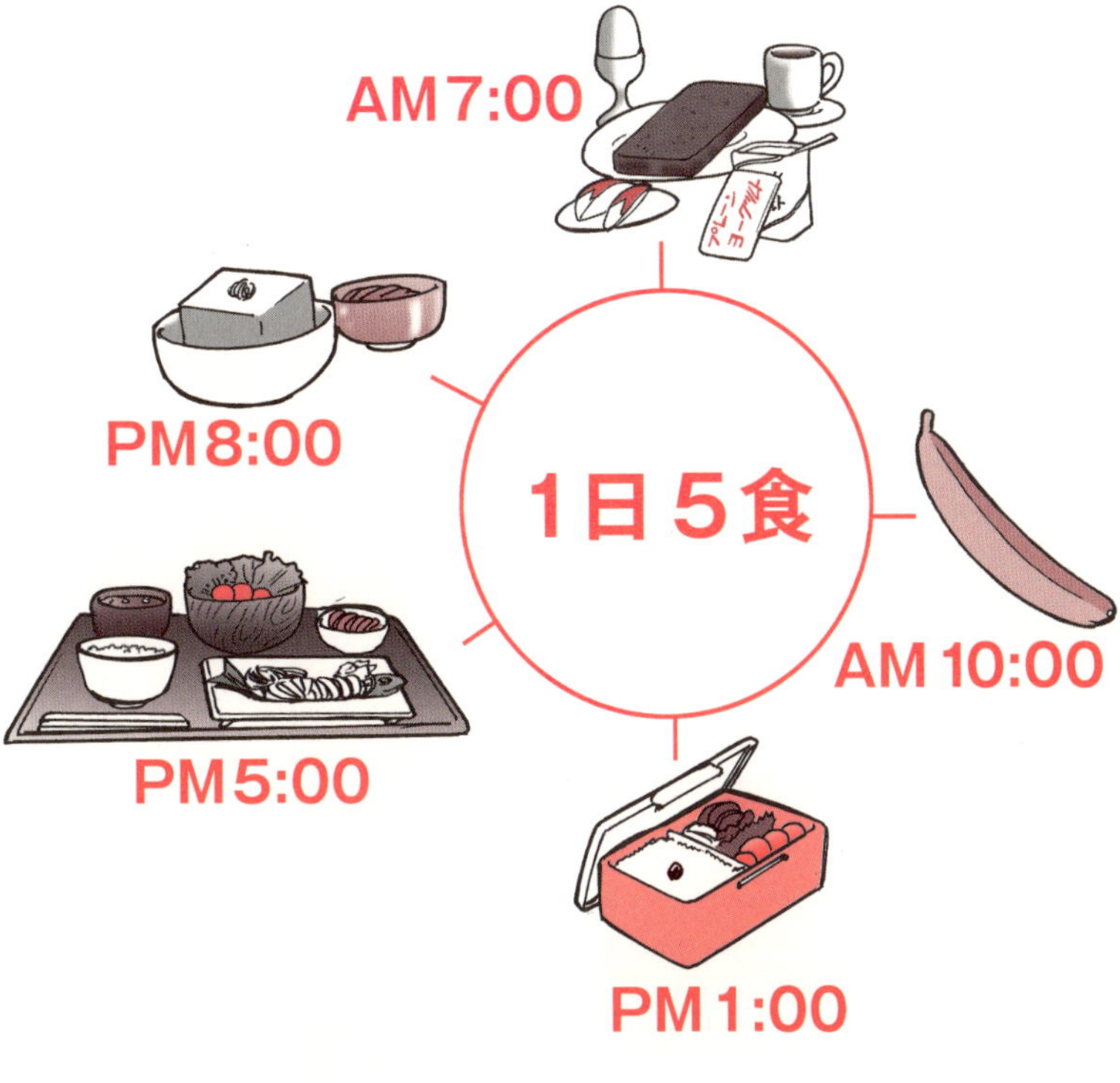

食事の回数を増やすことで、
1回あたりの食事量が抑えられ、
血糖値の急上昇が防げます。
すい臓の負担も分散でき、
血糖値が上がりにくくなります

早食い防止に効果てきめん「固いもの食べ癖」をつけよう

Q ついやってしまう早食い。どうしたらいい？

A

大食いと同様、早食いも血糖値を一気に上げてしまう危険な習慣。早食いが基本の立ち食いや、ファストフードをコーラで流し込むような食事は最悪です。

糖尿病の食事療法では、ゆっくり40回ほど噛《か》むように指導されます。何度も噛むことで早食いを防止するためですね。これが続けばいいのですが、簡単なようで意外と難しい。

そこでちょっとした工夫をしましょう。とても簡単なことです。いつも食べているものを、噛み応えのある「固いもの」に替えるだけです。

たとえば主食。白いご飯は、五穀米や玄米に替えてみましょう。外食店でも用意しているところがありますし、自宅で簡単に炊けるタイプも出回っています。パンは白い食パンではなくライ麦パンを選びます。野菜ならゴボウ、レンコン、コンニャク、豆類など。

このような視点で、努力しなくても早食いが防げる、固い食べ物を探してみてください。

●早食いの防止には「黒っぽい」食品を選ぶ

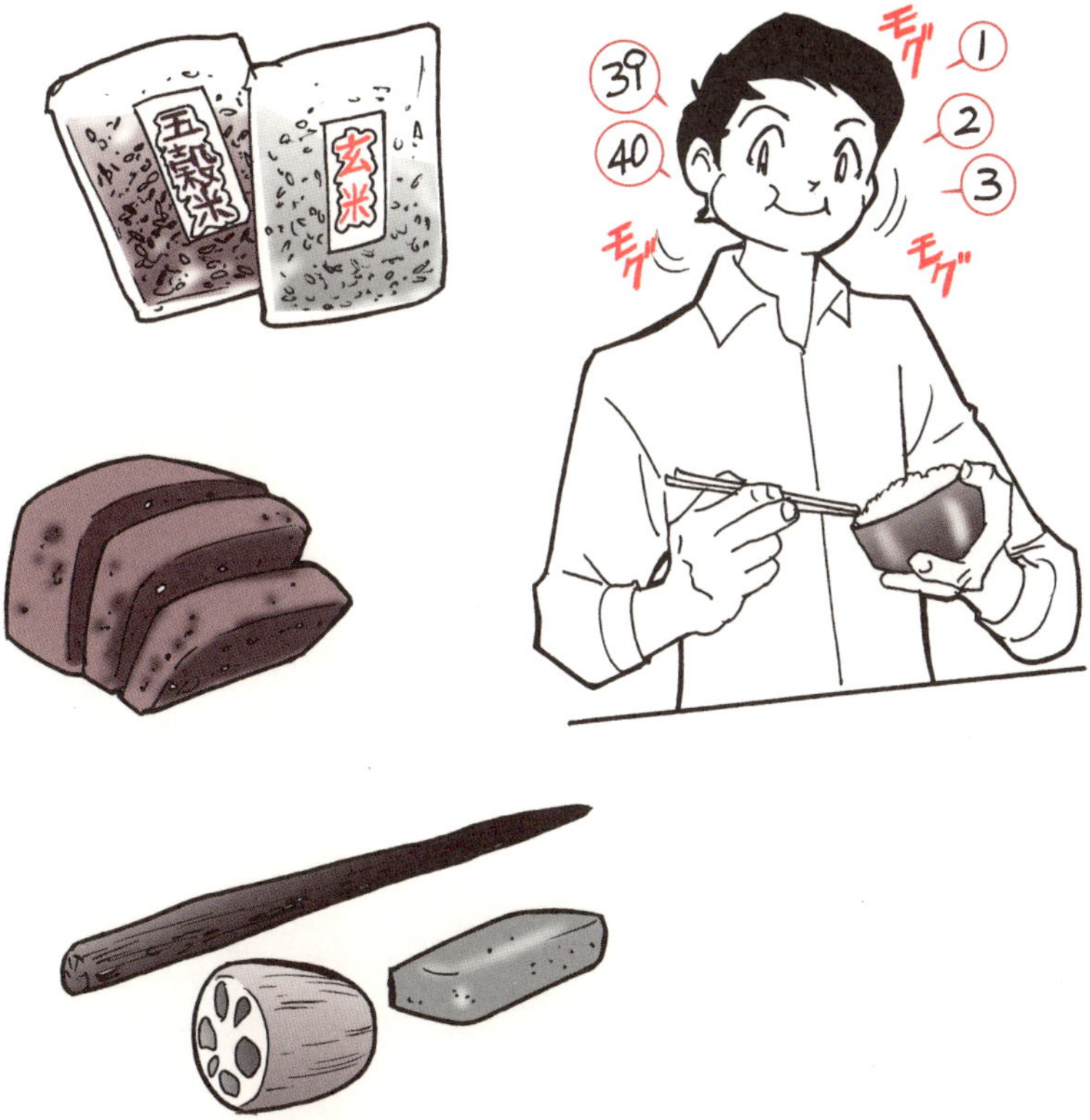

早食いにブレーキをかけてくれる
噛み応えのある食品は「黒っぽい」ことが特徴。
主食なら玄米や五穀米、ライ麦パンなど。
おかずにはゴボウ、レンコン、コンニャク、
豆類などを選んでみましょう。

腹八分目で満足できる秘策！「マイ食器」スリム化作戦

Q 山盛りのご飯が食事の楽しみ。減らすのはツライ

A 頭では「腹八分目」がいいと分かっていても、ついおなかいっぱい食べてしまう。ご飯の量を減らすのが一番難しいという人はとても多いようです。

しかし、ある行動を起こして見事にクリアした人もいます。それは、家で使っている自分のご飯茶碗をひと回り小さいものに替えることでした。

その人はいつも大盛りのご飯を食べていましたが、大きな茶碗に八分目程度のご飯しか入っていないと、なんだかわびしく感じられて長続きしませんでした。そこで、小さめの茶碗を買ってきて、今までと同じような大盛りにしてみたところ、これが大成功！　ご飯の量は確実に減っているのに、以前と変わらない満足感を得ることができたのです。

デザイン的にもお気に入りの食器を選べばいっそう効果的です。あくまで食事を楽しみながら、だんだんと腹八分目に体を慣らしていきましょう。

●お茶碗を小さくして腹八分目作戦

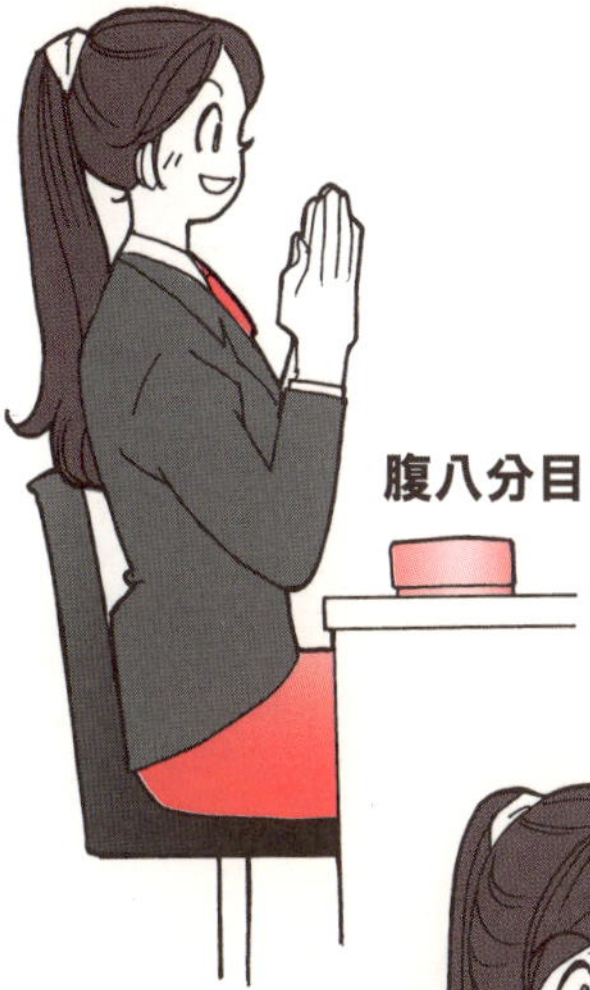

お茶碗やお弁当箱を
ひと回り小さくすると、
ご飯の量を減らしても
見かけ上は
少なくなったようには見えません。
視覚情報で
食欲をコントロールして、
腹八分目を達成しましょう。

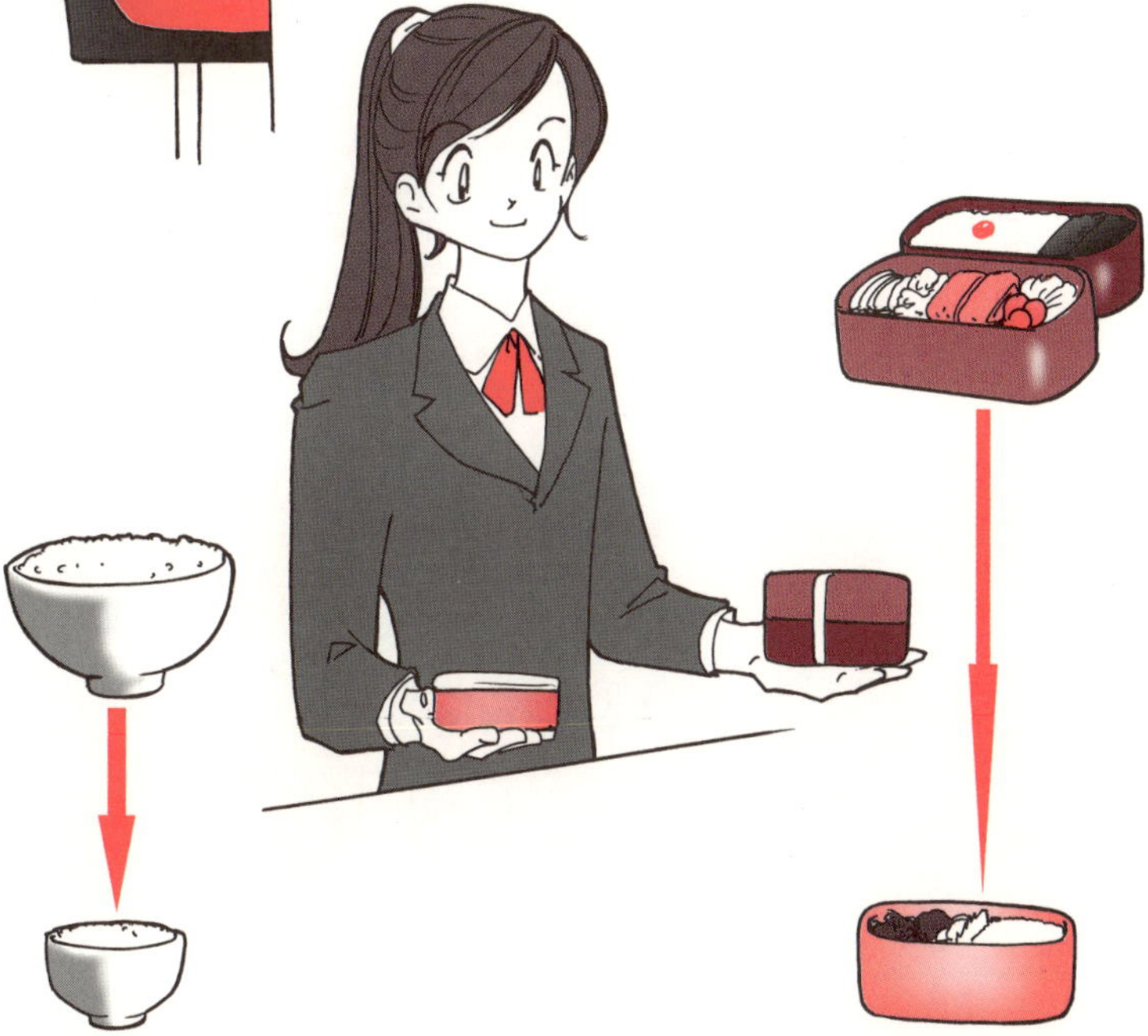

肥満防止のためにも
適正カロリーは知っておこう

Q 血糖値改善にもカロリー計算は必要？

A

高血糖のための食事療法は、ダイエットのような食事制限とは異なり、一生の健康を維持するための食事習慣です。やはり1日の適正なエネルギー摂取量を守ったバランスのよい食事が基本となります。

1日に必要なエネルギー量は、左ページのように「標準体重×身体活動量」で求められます。通常、男性は1400～1800kcal、女性は1200～1600kcalです。

この適正量の範囲内であっても、一度にまとめ食いをするのは、すい臓に負担がかかるのでNGです。1日の食事になるべく均等に振り分けるようにしましょう。

とはいえ、あまり神経質にならず、まず心がけることから始めましょう。たとえばコンビニ弁当のカロリー表示を気にしてみる、ドリンクの成分表示をチェックしてみる、など。慣れてくると、自然にカロリーコントロールができるようになるでしょう。

● 1日の適正エネルギー摂取量の計算方法

1日の適正なエネルギー摂取量は
下記の計算式で出します。
通常、男性は1400～1800kcal、
女性は1200～1600kcal です。

①標準体重		②身体活動量		1日の適正エネルギー摂取量
kg	×	kcal/kg	＝	kcal

①標準体重（kg）＝
身長（m）×身長（m）× 22.0

②身体活動量（kcal/kg）＝
以下の3つから当てはまるものを選びます

- 軽労働（デスクワークが主な人や主婦など）
  25～30kcal/kg
- 普通の労働（立ち仕事が多い職業）
  30～35kcal/kg
- 重い労働（力仕事の多い職業）
  35kcal/kg～

パーセンテージで見る理想の栄養バランス

Q バランスのいい食事とは？

A

1日の適正カロリーとともに、理想の栄養バランスも覚えておきましょう。炭水化物、脂質、たんぱく質、ビタミン、ミネラルは、人間の生命維持に欠かせない5大栄養素です。栄養学的には「炭水化物50～60％、たんぱく質15～20％、脂質20～25％」のバランスでとるのが望ましいとされています。

糖尿病や予備軍の人は、炭水化物の割合が多い食生活をしていた可能性が高いので見直すことは必要ですが、極端に減らさないよう、あくまで理想のバランスに戻すことを心がけてください。しかし、自分で栄養バランスを計算するのは至難の業。一度、医師や管理栄養士のアドバイスを仰ぐのが近道です。

また、ビタミンとミネラルは微量ながら現代人には不足しがちな栄養素ですので、サプリメント（202ページ）なども利用して補うようにしましょう。

● 5大栄養素の理想バランス

炭水化物（糖質）
体と脳のエネルギー源
50 ～ 60%

脂質
エネルギー源
細胞膜や血液を作る
20 ～ 25%

たんぱく質
体の組織を作る
15 ～ 20%

ビタミン
他の栄養素の代謝を助ける
ビタミンA・D・E・K、ビタミンB群、ビタミンC

ミネラル
骨や歯を作る
カルシウム、カリウム、マグネシウム、亜鉛、クロムなど

※３大栄養素のパーセンテージは１日の適正エネルギー摂取量に対する摂取配分です。

食後血糖値を上げにくい食品がひと目で分かる「GI値」

Q GI値ってなんですか?

A

食品ごとの食後血糖値の上昇度を表す数値をGI（グリセミック・インデックス）といいます。これはブドウ糖を摂取したときの血糖値上昇を100として、各食品の値を相対的に表したものです。

GI値が高い食品は食後血糖値をすぐに上昇させ、なかなか下がりません。逆にGI値が低い食品をとった場合は、食後血糖値の上昇が緩やかになります。そのため低GI食品は、糖尿病の食事療法として臨床への導入が進められています。

左の表を見てください。精白米のGI値84に対し、玄米は56です。簡単にいうと白米は玄米より1・5倍も血糖値が上がりやすいことになります。同じ野菜でもジャガイモは90と高く、ホウレンソウの15とはかなり違いがあることが分かります。食品を選ぶうえでこの数値はとても参考になりますね。

●ジャンル別GＩ値①

●主食（ご飯・パン・麺類）

フランスパン	93
食パン	91
ビーフン	88
精白米	84
うどん（生）	80
コーンフレーク	75
スパゲッティ	65
片栗粉	65
中華麺	61
小麦粉（薄力粉）	60
そば（生）	59
ライ麦パン	58
玄米	56
五穀米	55
小麦粉（強力粉）	55
全粒粉パン	50

●野菜

じゃがいも	90
にんじん	80
かぼちゃ	65
さつまいも	55
ごぼう	45
干ししいたけ	38
玉ねぎ	30
えのきだけ	29
長ねぎ	28
しめじ	27
大根	26
ブロッコリー	25
ひじき	19
ほうれん草	15
海苔	15
寒天	12
もずく	12

●果物

いちごジャム	82
パイナップル	65
すいか	60
バナナ	55
りんご	36
レモン	34
みかん	33
いちご	29

参考資料：「TN ヘルスプロジェクト」（永田孝行）

自分の体に合う善玉GIフードを見つけよう

Q GI値の低い食品だけ食べればOK？

A

やはり過不足のないカロリーと栄養バランスを考慮する必要はあります。GI値が低くてもカロリーが高ければ肥満につながりますし、低GI食品だけを基準にするのはあまり好ましくありません。

たとえば、「同じジャンルの食品ならばGI値が低いほうを選ぶ」、「GI値が高い食品の組み合わせは避ける」、「高GI食品が主菜として続かないようにする」といった視点で取り入れるようにしましょう。

また、GI値は調理法や食べ合わせ、個人の体質などで変動します。よくニガウリが血糖値を下げるといわれますが、人によっては効果がないのと同じです。まずはひとつの食材を週3～4日食べて血糖値への影響を調べてみてください。いろいろ試して、自分にとっての「善玉GIフード」を見つけることができれば完璧です。

●ジャンル別ＧＩ値②

●肉・魚介類

さつまあげ、ちくわ	55
焼き豚	51
牛肉（レバー）	49
ベーコン	49
豚肉（レバー）	48
牛肉（ロース、もも、ひき肉）	46
鶏肉（レバー）	46
ハム、ソーセージ	46
牛肉（サーロイン、ヒレ、ばら、タン）	45
豚肉（ロース、もも、ばら、ひき肉）	45
鶏肉（ささみ、もも、むね、ひき肉）	45
羊肉（マトン、ラム）	45
いわし	40
さば	40
さんま	40

●乳製品・卵

生クリーム	39
プロセスチーズ	31
バター	30
鶏卵	30
牛乳	25
ヨーグルト	25

●糖類・菓子

上白糖	109
キャンディー	108
チョコレート	91
はちみつ	88
ドーナッツ	86
生クリームケーキ	82
こしあん	80
クッキー	77
アイスクリーム	65
ポテトチップス	60
プリン	52
人工甘味料	10

●飲料

ココア	47
コーラ	43
オレンジジュース（100%）	42
スポーツドリンク	42
カフェオレ	39
日本酒	35
ビール	34
ワイン	32
焼酎	30
ブラックコーヒー	16

参考資料：「TN ヘルスプロジェクト」（永田孝行）

おいしい料理に潜む隠れ悪玉フードに注意

Q 気をつけるべき悪玉フードは？

A

血糖値上昇を抑える簡単な方法は、炭水化物と砂糖を控えることです。しかし、注意したいのは、それが大量に潜んでいることが分かりづらい「隠れ悪玉フード」です。たとえば、体に優しい野菜の煮物。具材のジャガイモ、ニンジン、カボチャ、レンコンなどにはかなりの炭水化物が含まれています。特にジャガイモやニンジンのＧＩ値は最強レベルです。調味料の砂糖とみりんも見逃せません。家庭なら人工甘味料に替えられますが、外食の煮物は控えたほうがいいでしょう。

隠れ炭水化物といえば、春雨とビーフン。これらの原料は米です。小麦粉で作る餃子の皮、春巻きの皮、天ぷらのころもも要注意。

意外と見逃しがちなのが、中国料理のあんかけや、とろみのあるスープに使う片栗粉。でんぷんが多く含まれ、ＧＩ値は小麦粉より上をいきます。

●血糖値を上昇させる隠れ悪玉フード

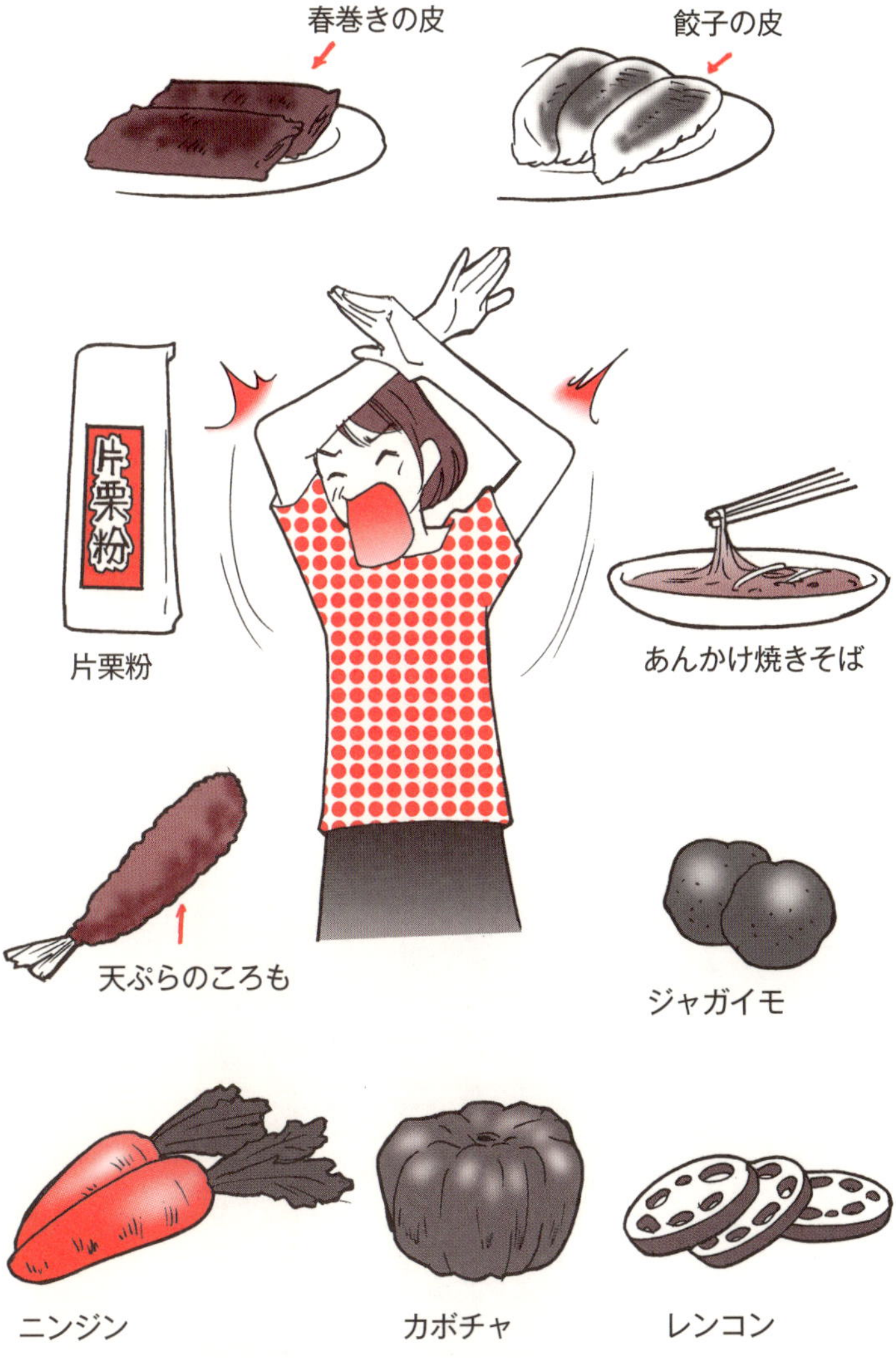
春巻きの皮
餃子の皮
片栗粉
片栗粉
あんかけ焼きそば
天ぷらのころも
ジャガイモ
ニンジン
カボチャ
レンコン

炭水化物や糖質は流行りの「ゼロ」にしなくていい

Q 話題の低炭水化物や糖質制限ダイエットは高血糖にも有効？

A

炭水化物（糖質）を制限するダイエット法は、肉や魚など、たんぱく質や脂質は自由に食べられ、満足感を損なうことなくやせられるとしてブームになっています。

炭水化物をとらなければ血液中のブドウ糖が極端に減るわけですから、血糖値を下げる効果はあります。しかし、短期間で体重を減らすことを目的としたダイエットと違い、高血糖の食事療法は、生涯にわたって健康を維持するために続けるものです。

極端な食事制限は、長期的には悪い結果を招く場合があると考えられます。まず、体力がなくなり、生活の張りを失いかねません。人によっては低血糖から異常な食欲が出たり、逆に脂肪を溜め込んでしまう状態も起こり得ます。

私は糖尿病の食事療法として、炭水化物を180gまで減らすように勧めています。極端に偏ったことはせず、QOL（生活の質）の高い血糖コントロールを目指しましょう。

●低炭水化物ダイエットとは？

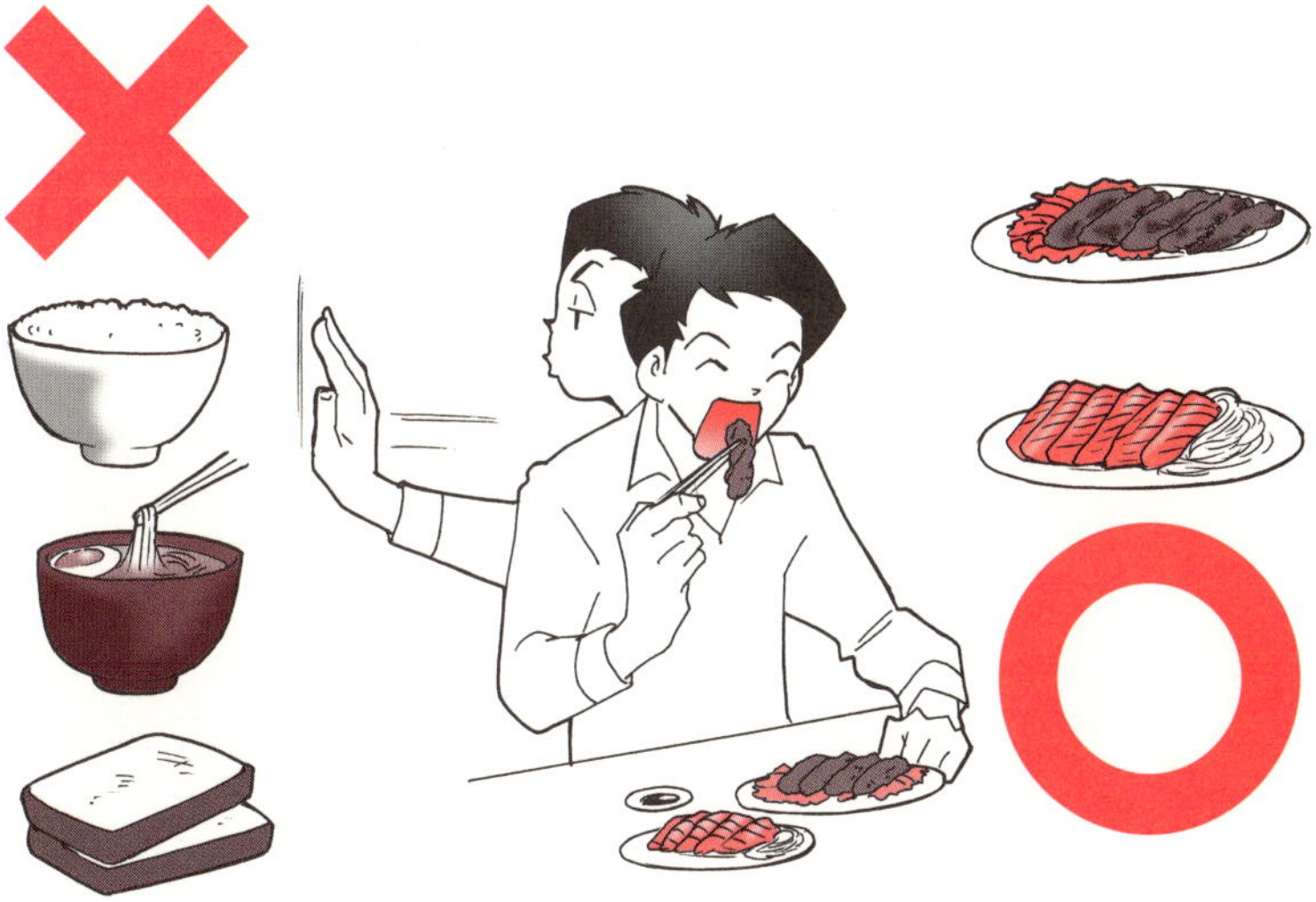

人類が米や小麦粉などの
炭水化物を主食としてとり始めたのは
2000～5000年ほど前ですが、
だれもが空腹を満たす十分な量を
摂取できるようになったのはここ1世紀ほどのこと。
そういう飽食の時代の副産物として
爆発的に増えた病気が、糖尿病です。
糖尿病の治療には、炭水化物の摂取量を減らすという
食事療法は極めて有効で、
低炭水化物ダイエットは肉や魚などのたんぱく質の摂取に
制限を設けていないことから継続性が高く、
挑戦する人が増えています。

毎日食べる主食は「黒い」穀類に替える

Q 主食はどうしたらいい？　いっそお米は食べないほうがいい？

A

日本人の主食は今も昔もお米です。ただし、白いお米が庶民にも普及したのは大正時代に入ってからのこと。それまでは長い間、「黒い穀類」を食べていました。それが玄米です。

お米にはいろいろな種類があり、ＧＩ値にもかなり幅があります。もう一度69ページの表で確認しましょう。精白米は84、玄米は56です。これはかなりの差といえます。毎日の主食を玄米に替えるだけでも、血糖値はみるみる下がることでしょう。

また、玄米は栄養価に優れ、ビタミンやミネラルが糖代謝を促進します。噛み応えがあるため、早食いや食べ過ぎを防ぐこともでき、一石何鳥にもなります。

最近では五穀米も人気です。ＧＩ値55は玄米に並ぶ優秀さ。米、麦、粟、きび、豆などを白米に混ぜて炊くので、玄米よりも手軽に始められます。

●玄米ご飯を炊くときの注意点

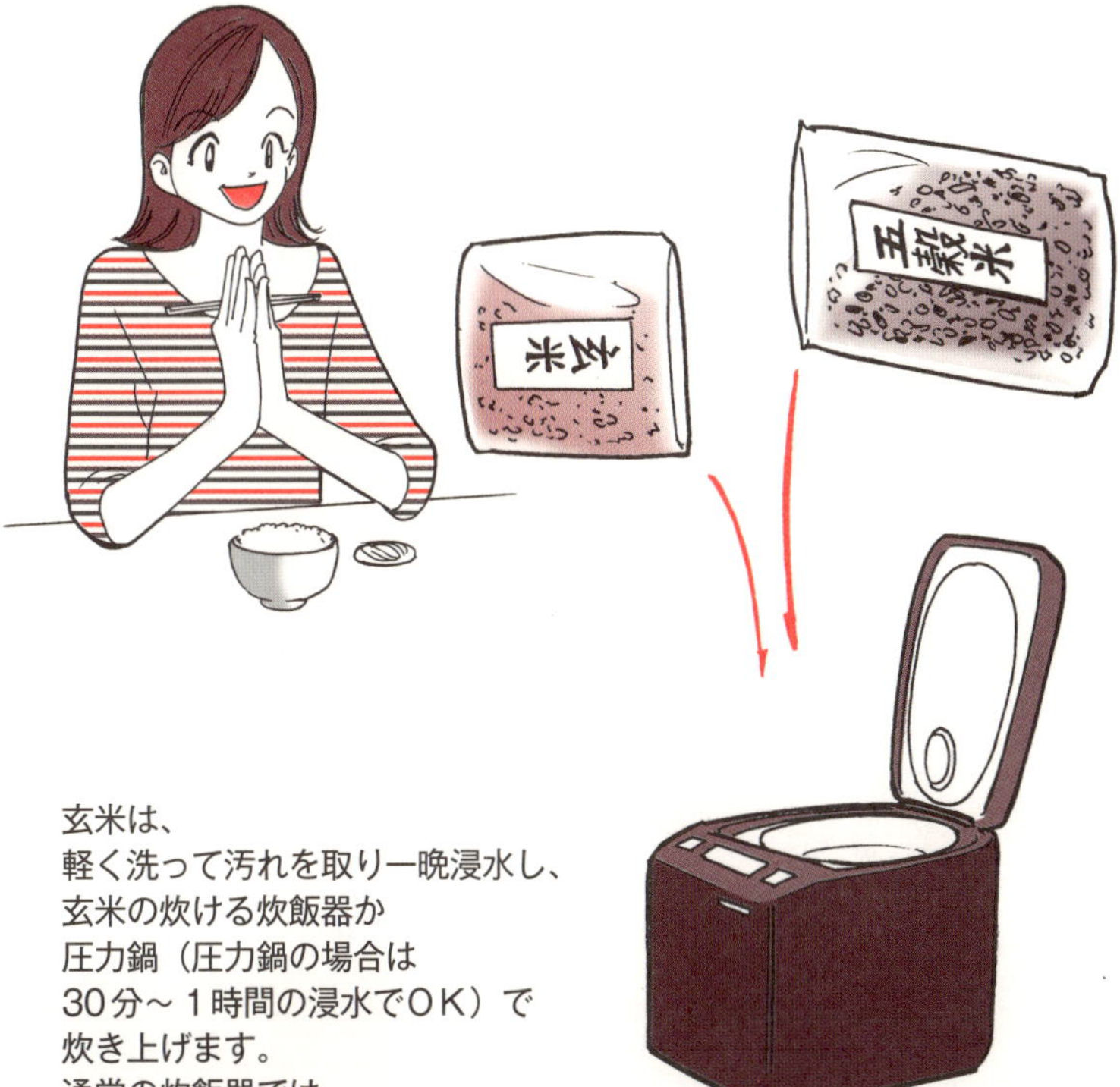

玄米は、
軽く洗って汚れを取り一晩浸水し、
玄米の炊ける炊飯器か
圧力鍋（圧力鍋の場合は
30分〜１時間の浸水でＯＫ）で
炊き上げます。
通常の炊飯器では
炊けない場合がありますので
注意が必要です。
また、白米に加えるタイプの雑穀類は、
炊飯器で炊けるものを
選ぶといいでしょう。

朝のトーストをバナナに替えてみる

Q 慌ただしい朝。理想の朝食は？

A

朝はもっぱらトーストにジャムという方は多いでしょう。トーストのGI値は91、イチゴジャムは82です。非常にGI値が高い組み合わせになり、毎日の朝食には向いていません。

製粉した白い小麦粉を使ったパンは、おおむね高GI食品だと思ってください。特にでんぷんたっぷりのポテトサラダを挟んだサンドイッチや菓子パンは、血糖値を跳ね上げる悪玉の代表。パンを食べるなら、全粒粉やライ麦粉を材料としたGI値の低いパンを選びましょう。「茶色」っぽい色合いをしているのが特徴です。

1日のすい臓の負担を軽くするため、朝食では血糖値をポンと上げないように強く心がけてください。エネルギー源となるバナナ、卵やヨーグルトなどのたんぱく質を軽くとるくらいが理想です。そして昼食までにおなかがすいたらバナナをもう1本食べましょう。

●朝食で血糖値を上げ過ぎないこと！

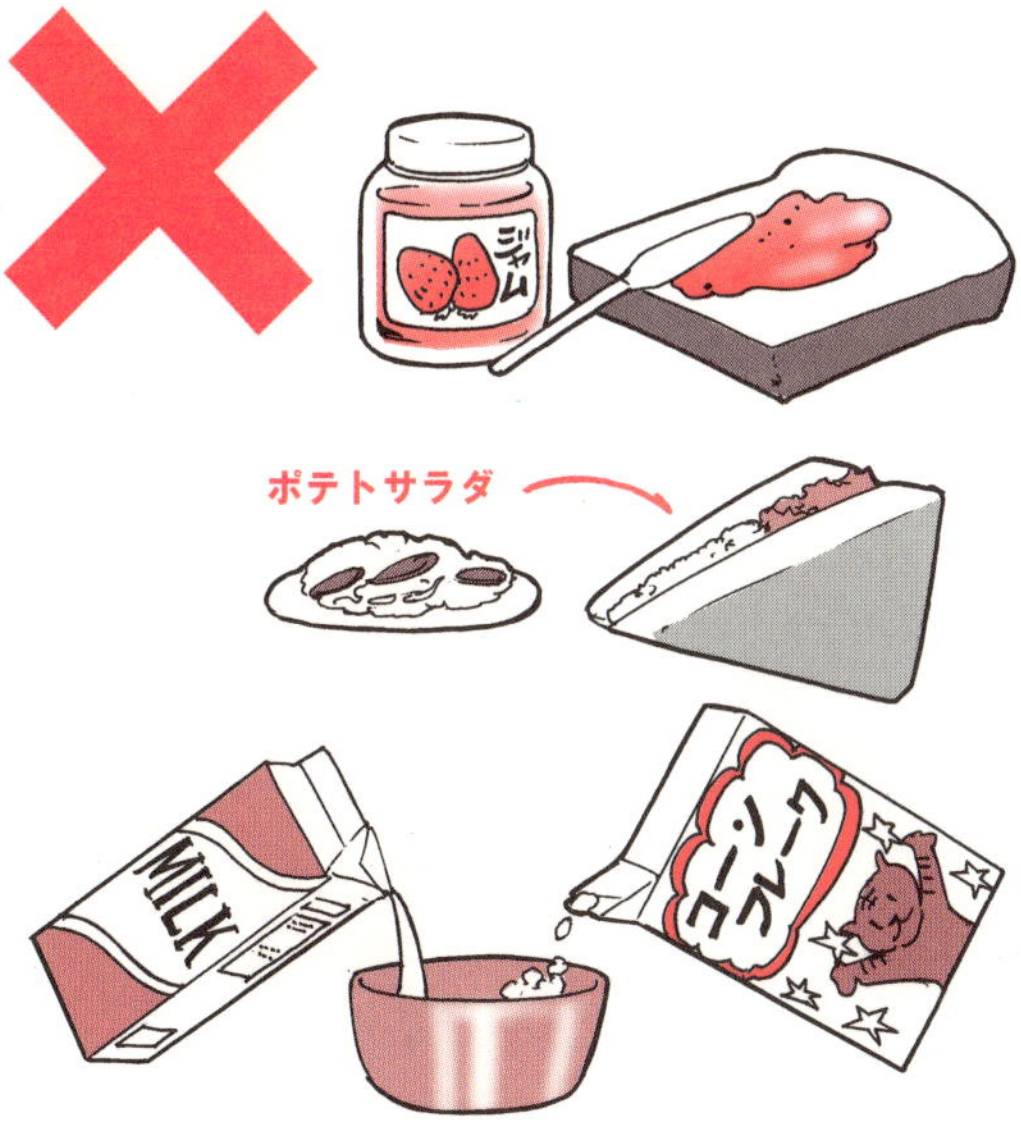

バターを塗ったトーストにジャム類、
ポテトサラダを挟んだサンドイッチ、
トウモロコシのシリアルフードなどは、
血糖コントロールをしている人にとって
絶対に避けるべき朝食です。
バナナは甘いけれど、
血糖コントロールの優等生。
ヨーグルトは必ずプレーンを、
砂糖を加えないで
いただきましょう。

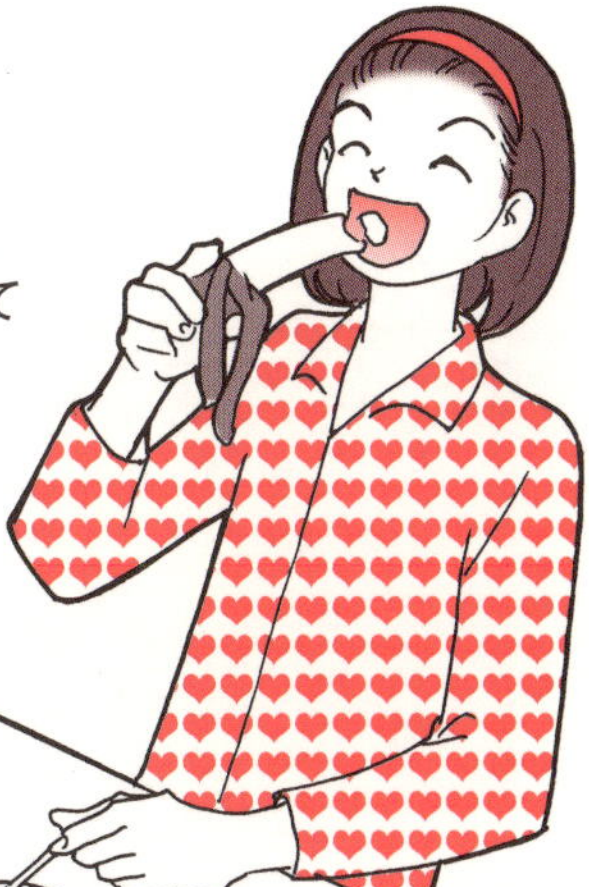

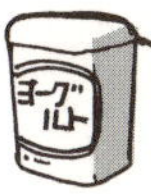

そば屋に行ったら迷わずそばを食べる

Q いつも悩むうどんとそば。パパッと済ますならどっち？

A

麺類のＧＩ値は、うどん80に対して、そばは59と大差がついています。これもお米やパンと同じく、真っ白ではない、濃い色の食品に軍配が上がりました。そば屋ではうどんではなく、そばを注文したほうがよさそうです。

そばにはポリフェノールの一種であるルチンという成分が含まれ、血管を強化したり、血圧を下げる効果があります。さらに血糖値の上昇を抑え、コレステロールの排出を促す成分も含まれているのでおすすめです。

その他の麺類では、ラーメンやスパゲティのＧＩ値は中程度なので許容範囲といえます。しかし、麺類はいずれも栄養素が糖質に偏りがちで、血糖値を上げやすい食品です。できるだけ海藻類や大豆製品のおかずを一緒に食べるか、タンメンなど野菜がたくさん入ったメニューを選ぶようにしましょう。

●うどんよりそばのほうがGI値は低い

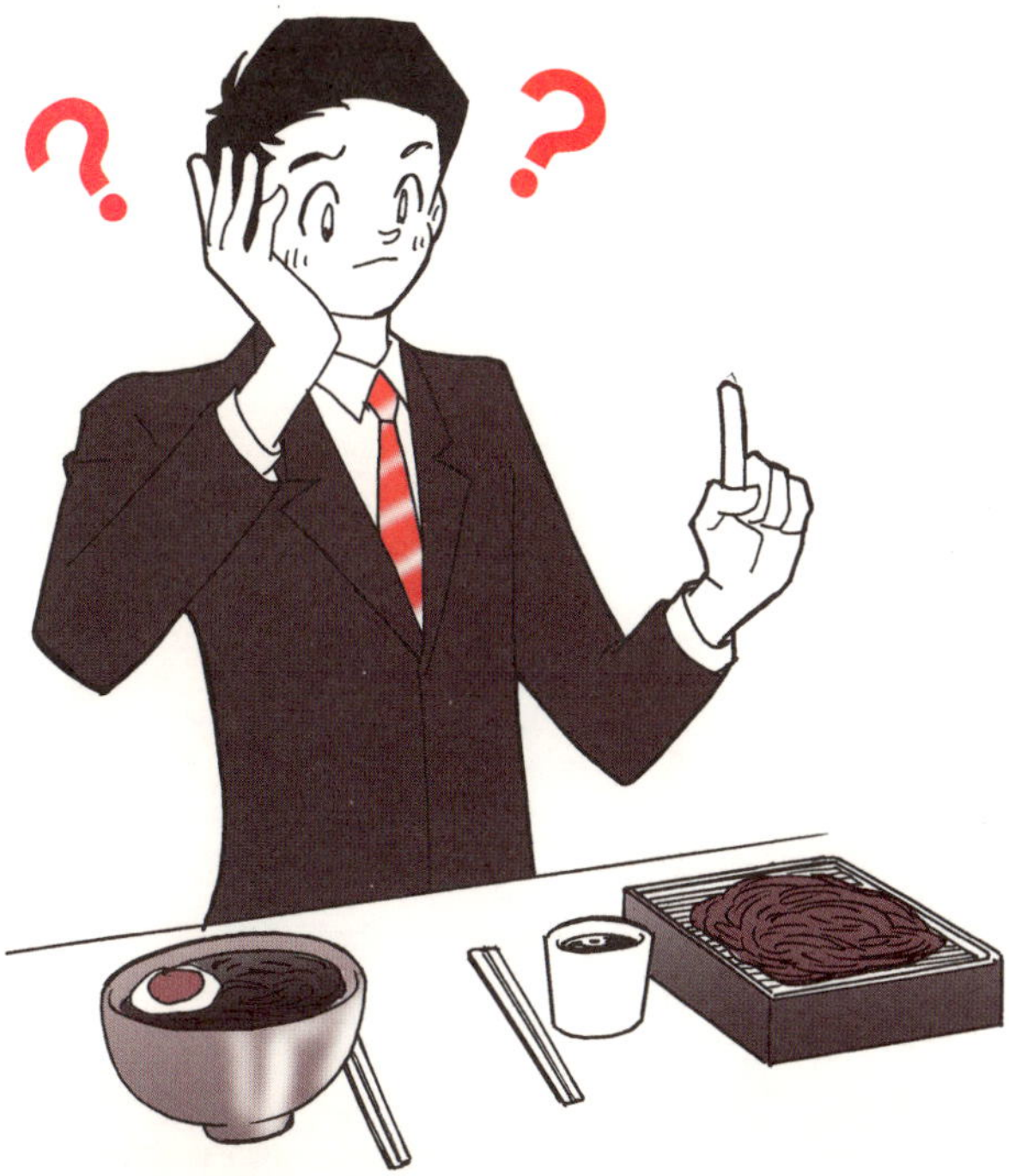

そばは麺類のなかでもGI値が低い食事です。
ポリフェノールの一種のルチンを多く含むことも注目です。
同じ天ぷらがのったそばとうどんなら、そばを選ぶべきですが、
きのこや鶏肉など、なるべくGI値が低い具材と
組み合わせるのが賢い選択です。

夕食のまとめ食いをやめて昼にメインを持ってくる

Q 1日のうち、がっつり食べるなら朝・昼・晩？

A

日本では夕食が主体となる生活パターンが一般化しています。しかし欧米では昼食は2時間くらいかけてゆっくりとり、夜は簡単に済ます人が多いようです。さて、どちらが正解かといえば、血糖コントロールの観点では後者です。

疲れた体で夕食をおなかいっぱい食べると、もう動きたくなくなり、血糖値が高いまま就寝しがちです。しかし昼ならば、食後にちょっと遠回りしてオフィスへ戻ったり、仕事で出歩いたり、まだまだ午後の活動が続くため自然な形で血糖値を下げることができます。日本のサラリーマンに多いように、昼はパパッと済ませて、夜に炭水化物もたっぷりにまとめ食いするというのは、まったく逆さまというわけです。

血糖値改善に取り組むならば、これを機に昼食をゆっくりとる欧米式パターンに変えてみませんか。炭水化物も昼食でとり、夜は刺身や野菜などのおかずのみで済ませましょう。

●血糖値を上げないための理想的な食事パターン

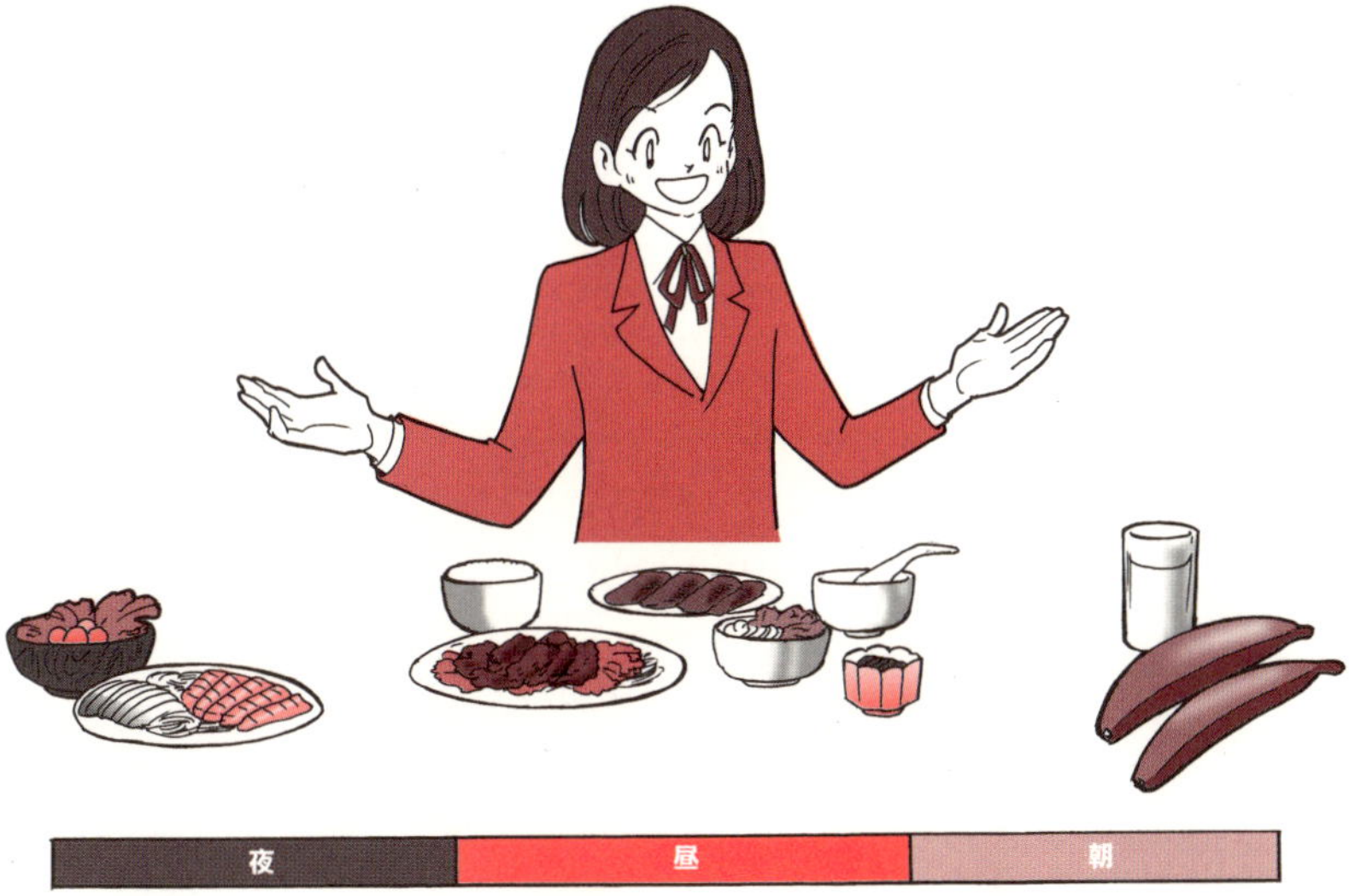

夜

炭水化物系の主食をとらずに、たんぱく質の多い肉や魚などのおかずだけで済ませましょう。

昼

ご飯やパン、麺類などの炭水化物系主食を食べるなら、昼食に。食後に仕事や動くことが多い昼食なら、大量でなければＯＫ。

朝

バナナ、牛乳や砂糖を加えていないドリンクなど。市販の果汁ジュースにはたっぷり砂糖が入っているので要注意。ドリンクの代わりにヨーグルトという場合も必ずプレーンで。

肉は食べてもOK
少量豪華主義で楽しむ

Q お肉は食べてはいけない？

A

ひと昔前までは、糖尿病になったら肉は食べてはいけない、との誤解がありましたが、現在ではその考え方は改められています。ただし、糖尿病や予備軍の人には、「肉が大好物」という人が多く、食べる量や調理法については見直しと改善が必要です。

糖尿病の食事指導では、牛霜降り肉、豚ロース肉、ハム、ソーセージは控えるように言われます。これらは飽和脂肪酸が多いため血中のコレステロール値が上がり、動脈硬化を促進するためです。豚ヒレ肉、豚モモ肉、鶏ササミ、鶏ムネ肉のほか、合併症などの心配がない予備軍の人たちは適量の牛赤身肉は食べても大丈夫です。

覚えておいてほしいのは、肉だけでは血糖値はそれほど上がらず、脂肪と一緒に摂取することでカロリー量が上がるということです。油を控えた調理を心がけ、1回の食事に100gまでとします。そのぶん高品質の肉を食べて満足感を高める工夫をしましょう。

●脂肪分の少ない肉なら、血糖値はほとんど上がらない

ヒレ
モモ
豚ヒレ肉と
豚モモ肉
ロース
豚ロース肉
牛霜降り肉
(赤身はOK)
ムネ
ササミ
ハム類
鶏ムネ肉と
鶏ササミ
ソーセージ類

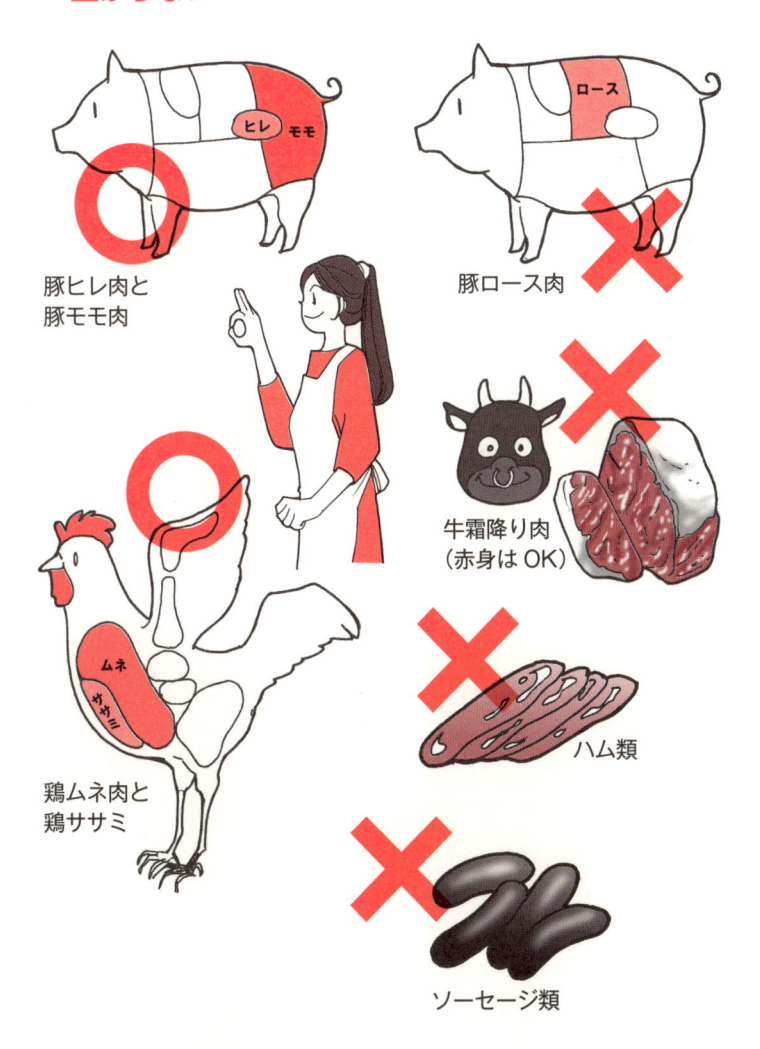

おすすめ肉料理は「蒸す」と「ゆでる」

Q 肉を食べるときの注意点は？

A

できるだけ低脂肪調理された肉を食べましょう。調理法としては「蒸す」と「ゆでる」がおすすめです。せいろ蒸しやしゃぶしゃぶなどですね。

焼くときはグリルパンや焼き網を使うと、肉の脂が落ちやすくなります。フライパンで調理するときは、フッ素樹脂加工のものを使って、調理油をなるべく減らしてください。調理中に出てきた脂もペーパータオルで吸い取るのがポイントです。

もうひとつ大事なことは、野菜と一緒に食べるということです。肉100gに対し、野菜150gを目安とします。肉を食べる前に野菜の半量を食べておくと、脂肪の吸収を遅らせ、中性脂肪値の上昇を予防できます。海藻類や大豆製品も副菜に適しています。

肉はお酒と同じです。食べてもいいのですが、過剰摂取にならないことが大切です。昼食に肉を食べたら夕食は魚というように、肉ばかり続かないように心がけてください。

●理想的な肉料理は、しゃぶしゃぶやせいろ蒸し

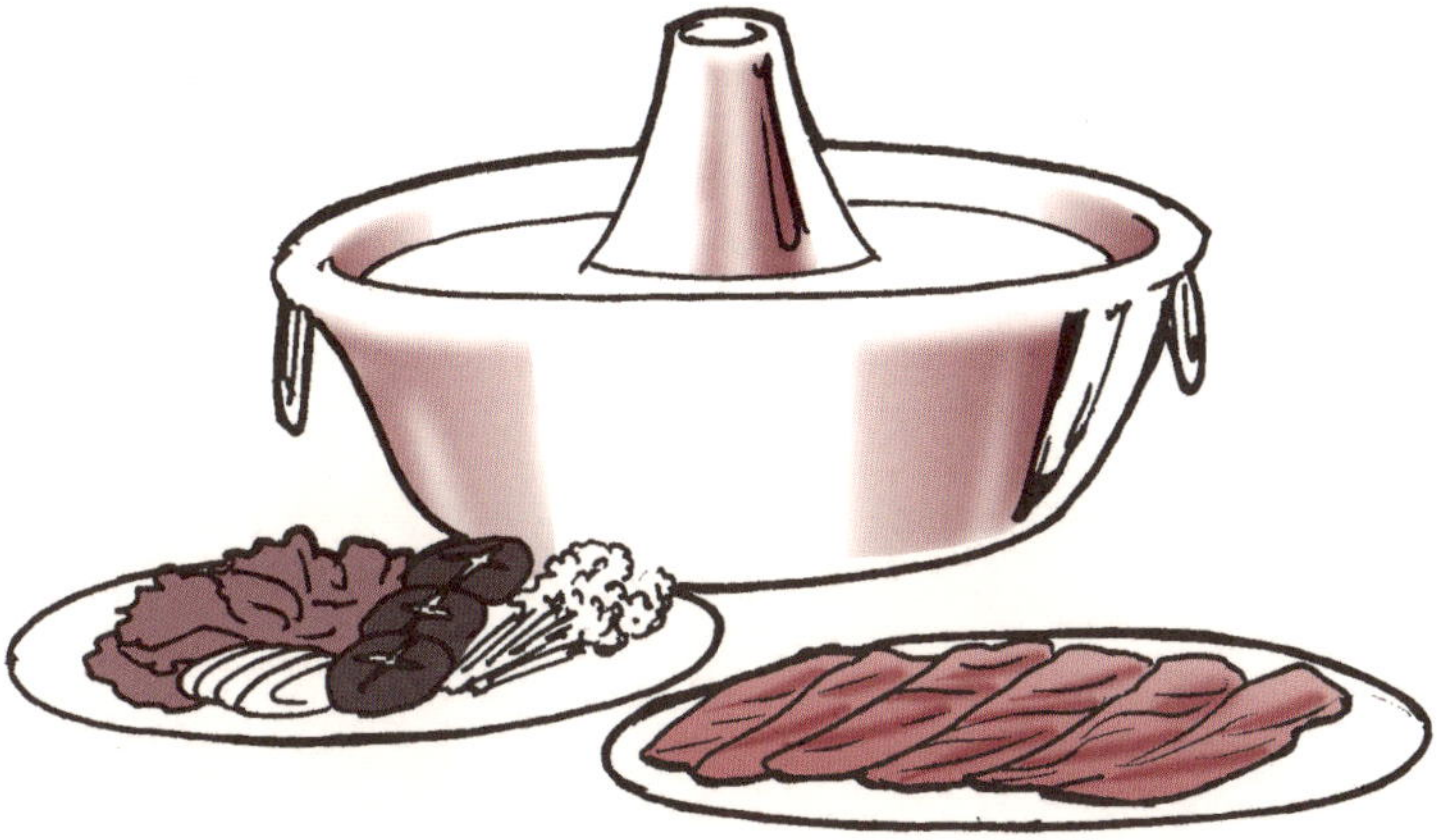

お肉は、ゆでたり、蒸したりすることで、
脂質を減らすことができます。
また、グリルや網で焼くバーベキューなどでも
ある程度脂質を落とすことは可能ですが、
炒め物や鉄板焼きは避けましょう。
フライパンなどで焼いたり炒めたりすると、
調理油が必要となるため、体に入る脂質が増えてしまうからです。
特に豚肉のしゃぶしゃぶやせいろ蒸しは、
同時にたっぷりの野菜をとれるので肉料理としては理想的です。

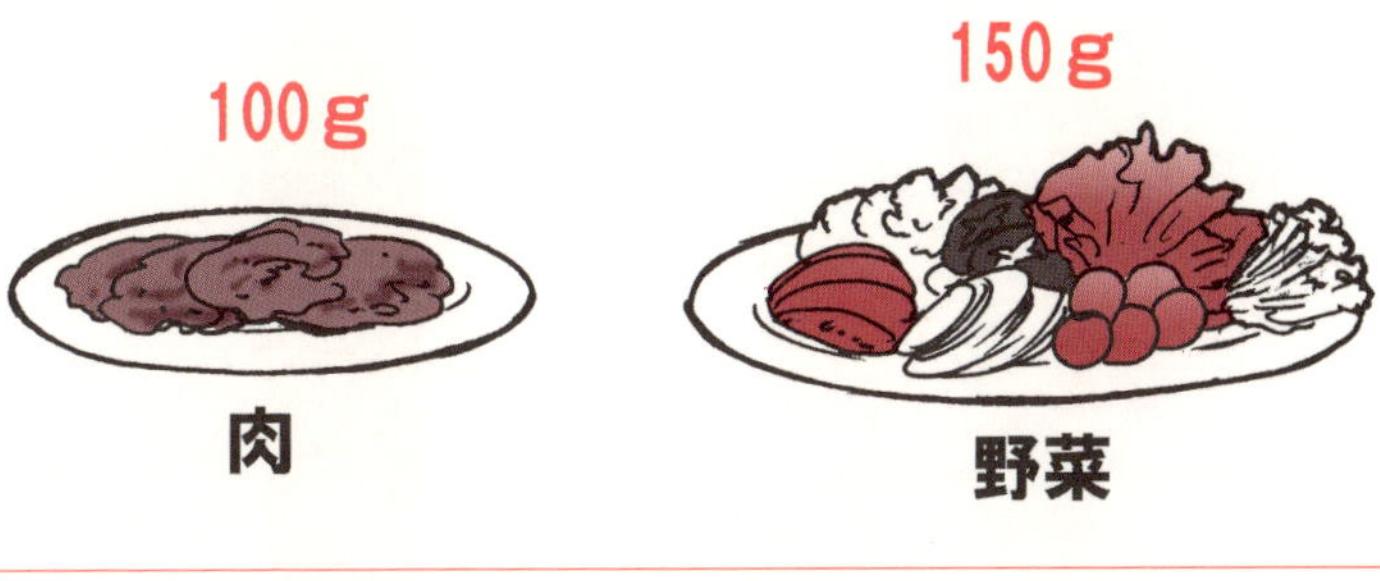

羊肉は肥満と疲労を解消 焼き肉するならジンギスカン

Q 焼き肉よりジンギスカンがヘルシー？

A

ジンギスカンといえば羊肉の代表料理。最近では一般のスーパーでもマトンやラムといった羊肉を置いているところが増え、その成分が注目されています。

羊肉には体に良い栄養成分が豊富に含まれています。なかでも、アミノ酸の一種であるカルニチンには、体脂肪の燃焼を促す作用があり、蓄積した内臓脂肪を燃やしたり、運動効果を高めたりします。

一方、カルニチンが不足すると疲労感が高まるという研究もあり、羊肉は肥満と疲労の解消にも役立つことが分かってきました。

また、羊肉のカロリーは牛肉の約3分の2程度です。脂肪も牛肉や豚肉に比べると少なく、しかも羊肉の脂肪分は体に脂肪として蓄積しにくいという特徴があります。

生活習慣病に悩む世代にとって、ジンギスカンはおすすめメニューのひとつです。

●羊肉は、牛肉や豚肉よりはるかに健康的

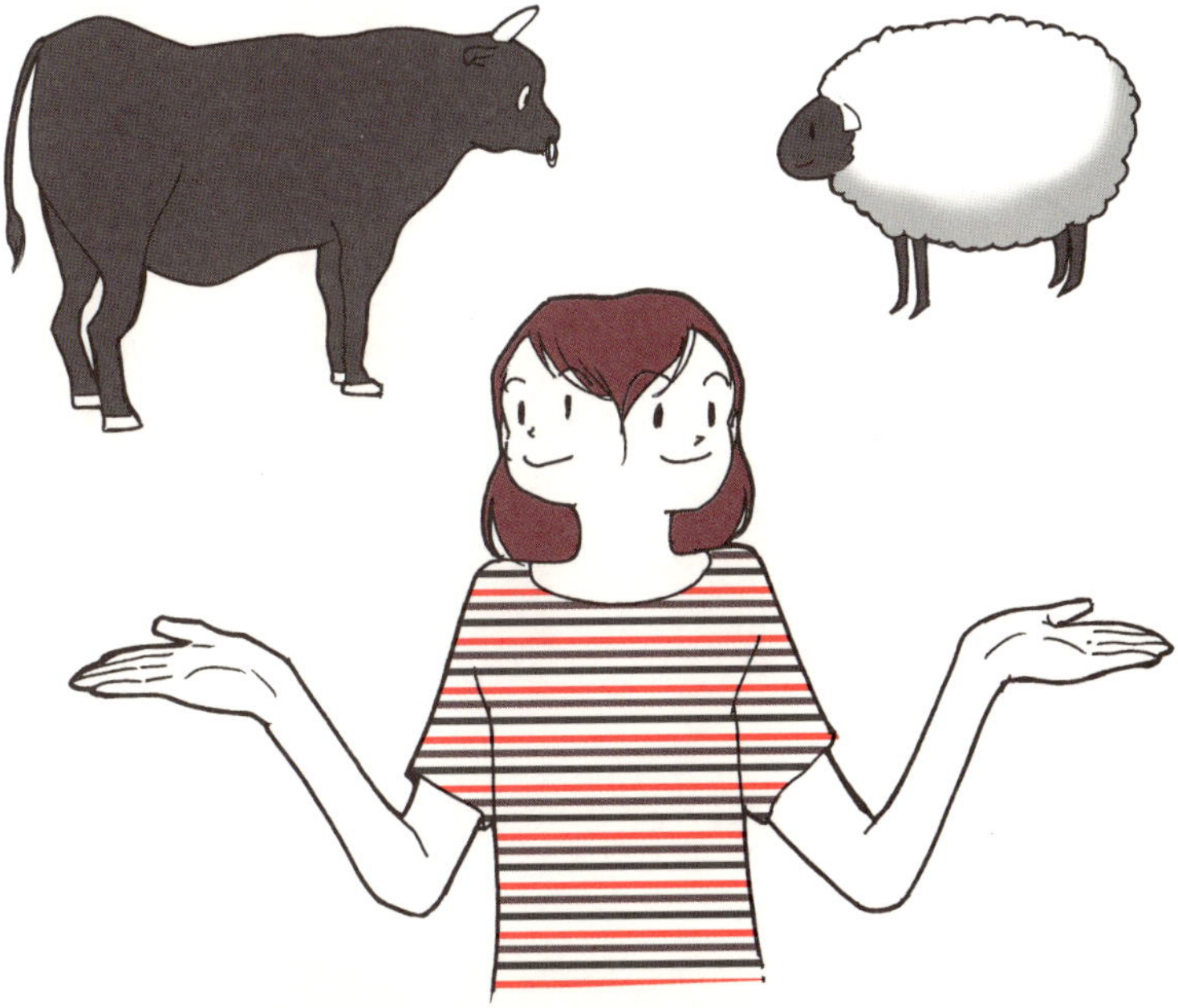

羊肉には脂肪を燃やす効果があるカルニチンが
牛肉の3～10倍も多く含まれ、
カロリーは牛肉の３分の２程度の低さと
いいことずくめですが、
他にも優れている点が多くあります。
貧血によい鉄分や、抗酸化作用や免疫力をアップさせ、
インスリンの生成にも重要な役目を果たす亜鉛、
ビタミンB群が豊富に含まれており、
さらに脂肪分も牛肉や豚肉に比べて蓄積しにくい
という利点があります。

沖縄名産のニガウリは糖尿病の民間薬

Q 野菜にも血糖値を下げるものがある？

A

「ゴーヤー」の呼び名でも知られるニガウリは、沖縄の長寿を支えるパワフル野菜。血糖値を下げる善玉食品としても王様クラスです。

ニガウリは、ビタミンB_1、食物繊維、カリウムを豊富に含みます。ビタミンB_1は糖代謝を高めるパワーがあります。また食物繊維は、糖質の吸収を抑えることで食後血糖値の上昇を防ぎ、カリウムは血液中の老廃物を排出させて高血圧による合併症を予防します。

さらに特筆すべきは、ニガウリの種に含まれる植物インスリン様物質です。この成分はまさにインスリンと同じような働きを持ち、血糖値を下げる効果があるのです。

通常、料理では種を取り除いてしまいますが、健康食品店などで売っている種入りゴーヤー茶なら、手軽にインスリン様成分が摂取できます。

ニガウリは表面のイボイボが鋭く、濃い緑色のものを選ぶようにしましょう。

●健康野菜の王様ゴーヤーの成分

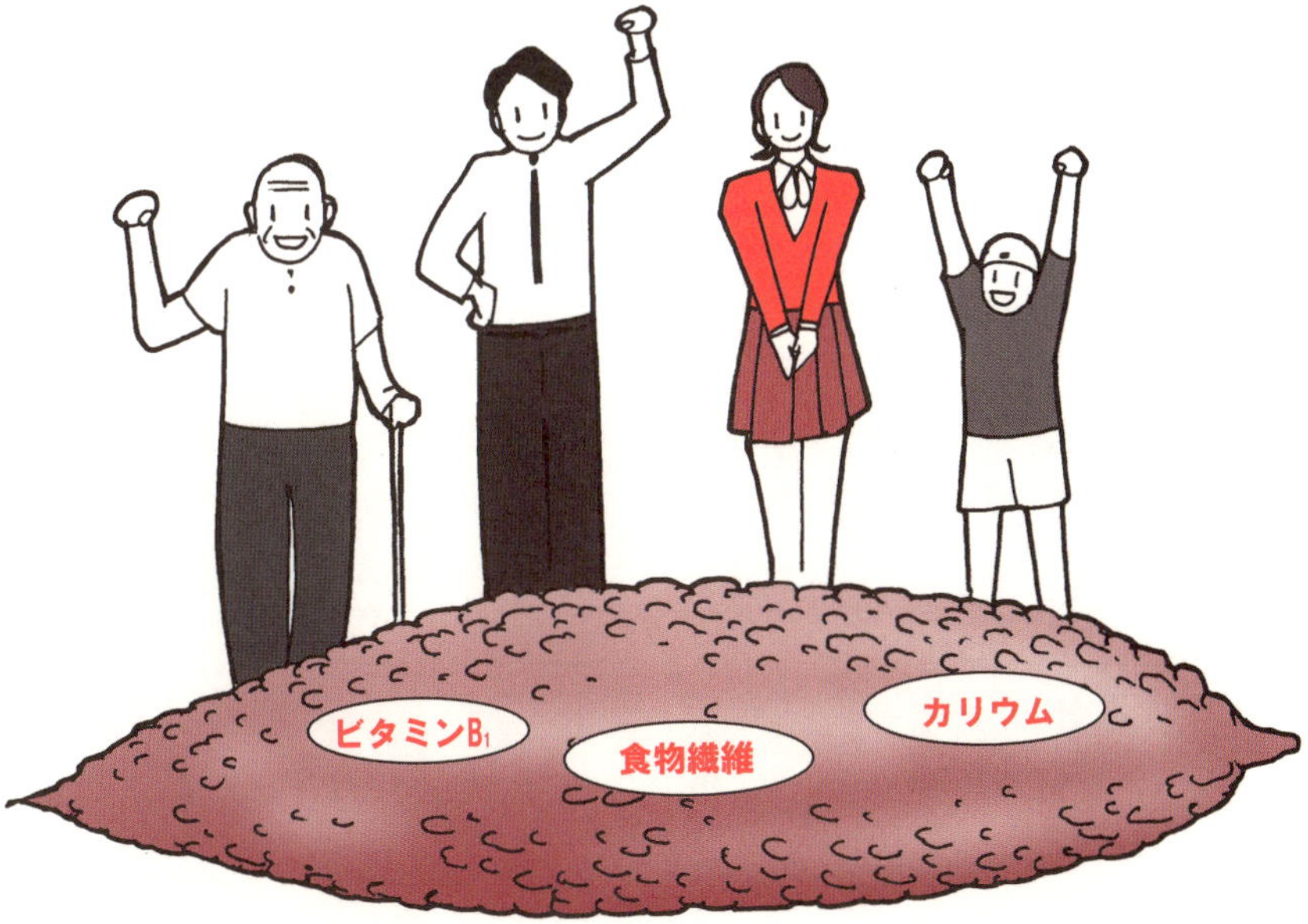

＊ゴーヤー100g当たりの主な成分含有量

●水分	94.4g
●炭水化物	3.9g
●食物繊維	2.6g
●たんぱく質	1.0g
●脂質	0.12g
●カリウム	260mg
●ビタミンB1	0.05mg
●ビタミンB2	0.07mg
●ナイアシン ※糖質の分解を促進	0.3mg
●ビタミンB6	0.06mg
●ビタミンC ※トマトやキュウリの5倍以上	76mg
●ビタミンE	0.9mg

（エネルギー　17kcal）

タマネギを生で食べると血糖値が下がる

Q タマネギが高血糖に効くって本当？

A

ごく身近な野菜のタマネギですが、生で食べることで血糖値を下げる効果が証明されています。

タマネギを切るとツーンとして涙が出ますが、この刺激を起こす成分がイソアリインというタマネギの辛味成分です。イソアリインを生のままで摂取すると、血液中の糖代謝を活発にする力を発揮し、血糖値を下げてくれます。料理の際は、水溶性ビタミンが溶け出さないよう、水にさらす時間を最小限にとどめましょう。

また、ポリフェノールの一種であるケルセチンにも注目です。この成分は油と結合する働きがあるため、油っぽい料理とタマネギを一緒にとれば、腸内の余分な脂肪を処理してくれます。ケルセチンには糖の吸収を抑える働きもあります。タマネギは抗酸化作用も強いので、動脈硬化を防ぐ効果も期待できます。

●タマネギの健康成分と効用

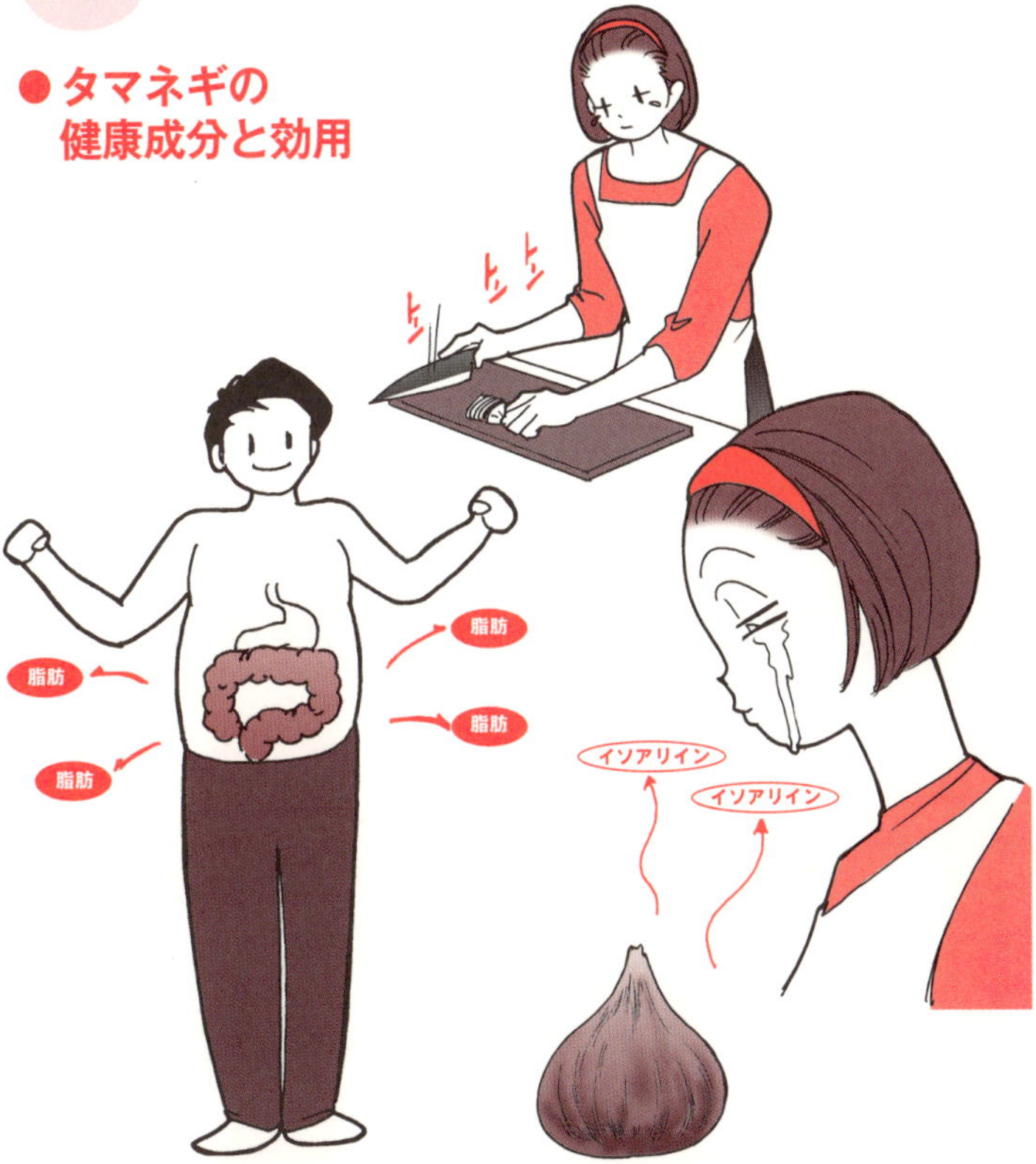

●イソアリイン

タマネギを切ることで細胞壁が壊れ、
硫化アリルという成分がイソアリインに変化します。
イソアリインは、インスリンの働きを活性化させ、
血糖値を下げる効果があります。

●ケルセチン

ポリフェノールの一種で、血液をサラサラにし、
血管壁や毛細血管を強くします。
脂質異常や高血圧、動脈硬化などの改善に効果があり、
さまざまな生活習慣病を予防できます。
アレルギーの原因物質であるヒスタミンの抑制作用があり、
花粉症やアトピー性皮膚炎の改善にも効果があります。

血糖コントロールの王様 マイタケの成分がすごい

Q きのこを選ぶなら何がいい？

A

きのこ類は、抗ガン作用、抗ウイルス作用、血圧降下作用がある健康食材として知られていますが、こと血糖コントロールに関しては、マイタケが最高の善玉食材です。

マイタケは、D－フラクションとX－フラクションという独自の成分を含んでいます。D－フラクションには免疫力向上の効果があり、もうひとつのX－フラクションはインスリンが血液中のブドウ糖を細胞に送り込む手助けをする働きがあります。その結果、血糖コントロールとコレステロールの吸収抑制効果をダブルで発揮します。

このX－フラクションは水に溶けやすく熱に弱い成分なので、水で洗わず、サッと炒めるなど長く火にかけないよう調理しましょう。

他にも、糖質分解を促すナイアシンや、インスリンを作る亜鉛、インスリンの働きを促すマグネシウムなどの成分が豊富。しかもカロリーゼロなので、たっぷり食べましょう。

●マイタケを積極的に食べよう

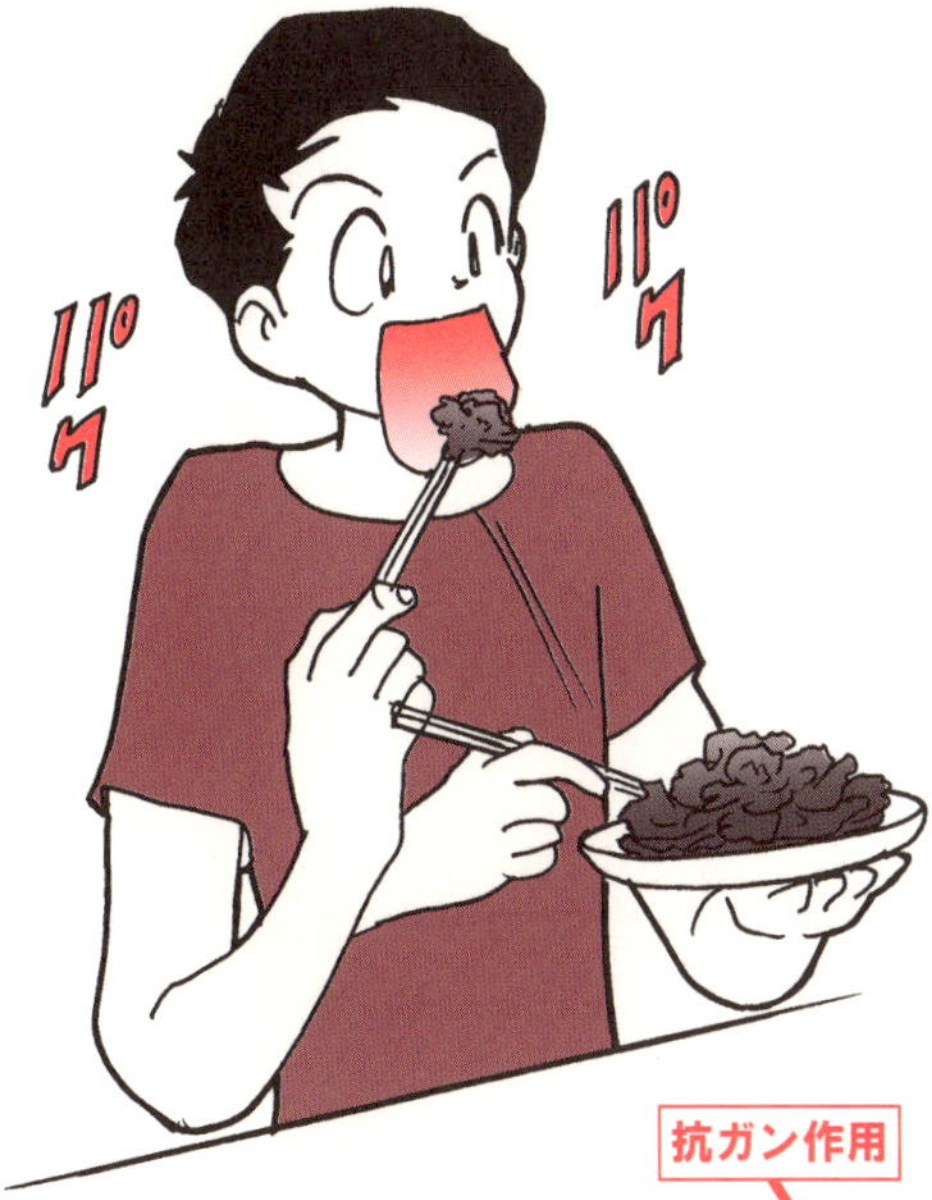

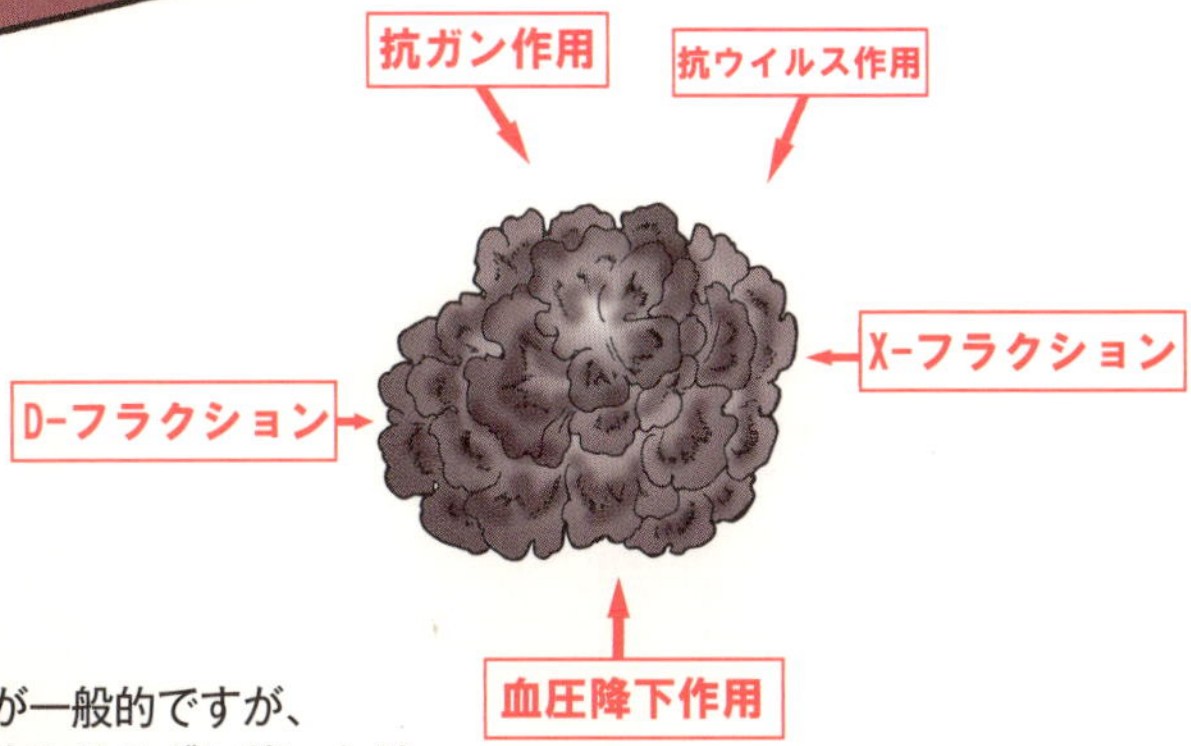

マイタケを使った
料理というと、
鍋物か天ぷらなどが一般的ですが、
さっとゆでて和え物やサラダに使ったり、
少量の油で肉やツナ缶などと
一緒に炒めたりしてもおいしくいただけます。
エノキダケやブナシメジの代わりに、
しゃぶしゃぶやせいろ蒸しなどにもぜひ使ってください。

おすすめは緑・赤・白 たくさん食べたい善玉野菜

Q 野菜はいろいろあるけど、たくさんとるべき野菜は何？

A

まずは色の濃い緑色野菜です。ホウレンソウやブロッコリーなどに含まれる緑の色素成分は、抗酸化力が強く活性酸素の作用を抑えるのに効果的です。また緑の野菜に共通する葉酸は「脳の栄養分」とも呼ばれ、疲労やストレスを軽減する作用があります。

特に、ブロッコリーはインスリンの働きを促すクロムが豊富なので、常備野菜としていろいろな料理に使いましょう。

次に、赤ピーマン。代表成分β-カロテンの抗酸化力は、インスリンを分泌するすい臓のβ細胞を保護し、すい臓の疲れを改善する効果があると考えられています。

そしてモヤシです。食物繊維の含有量は、同量のレタスのなんと2倍。その90％以上が不溶性食物繊維なので、腸内の糖質や脂質を一緒に排泄して食後血糖値の上昇を抑えます。

その他、大根、カボチャ、オクラなど、自分に合う善玉野菜を探してみてください。

●血糖値を下げる緑・赤・白の善玉野菜

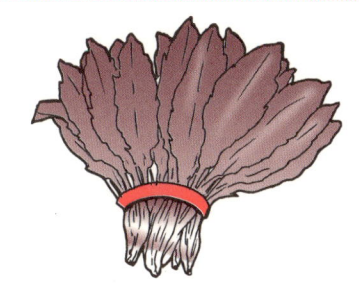

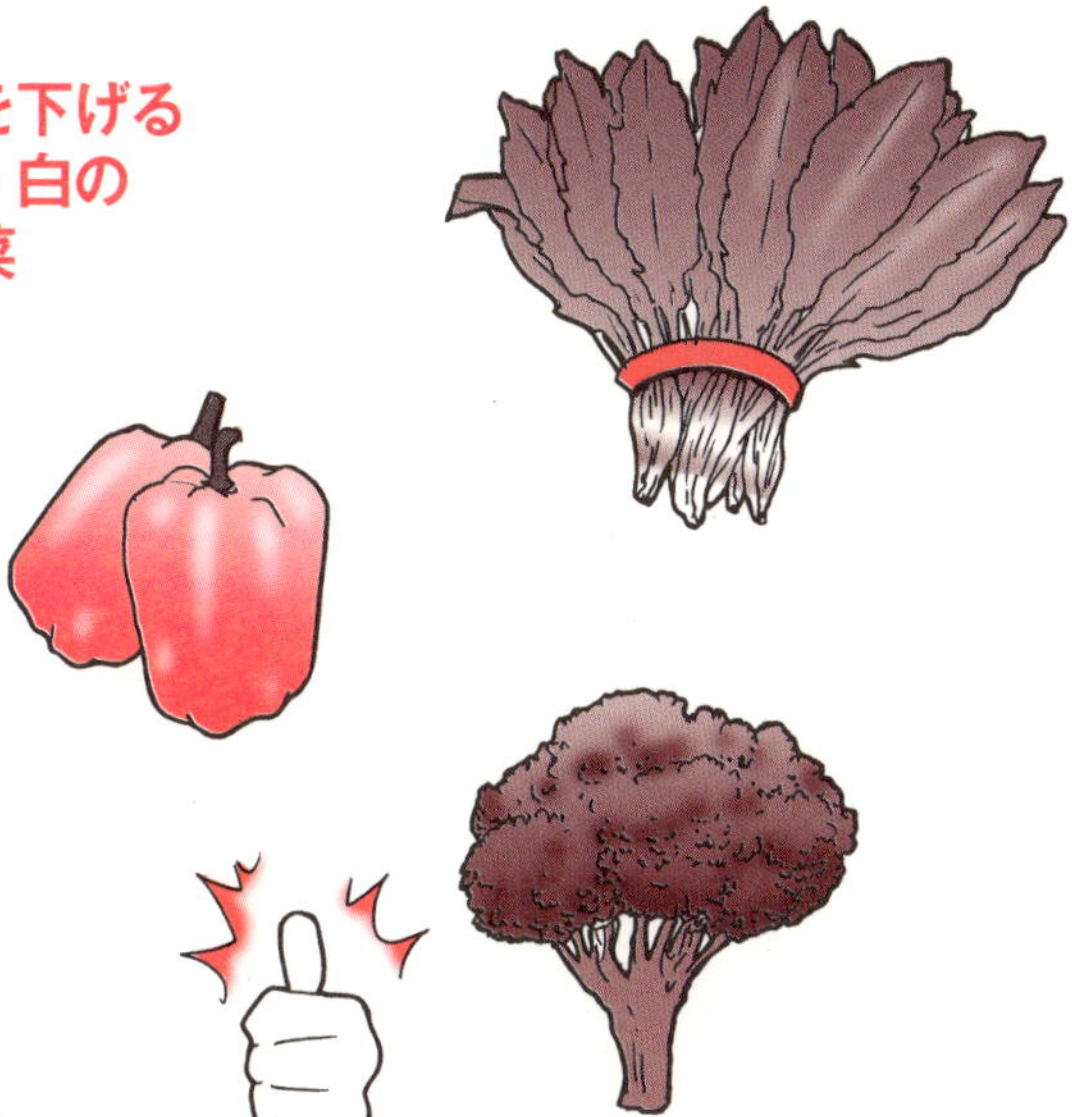

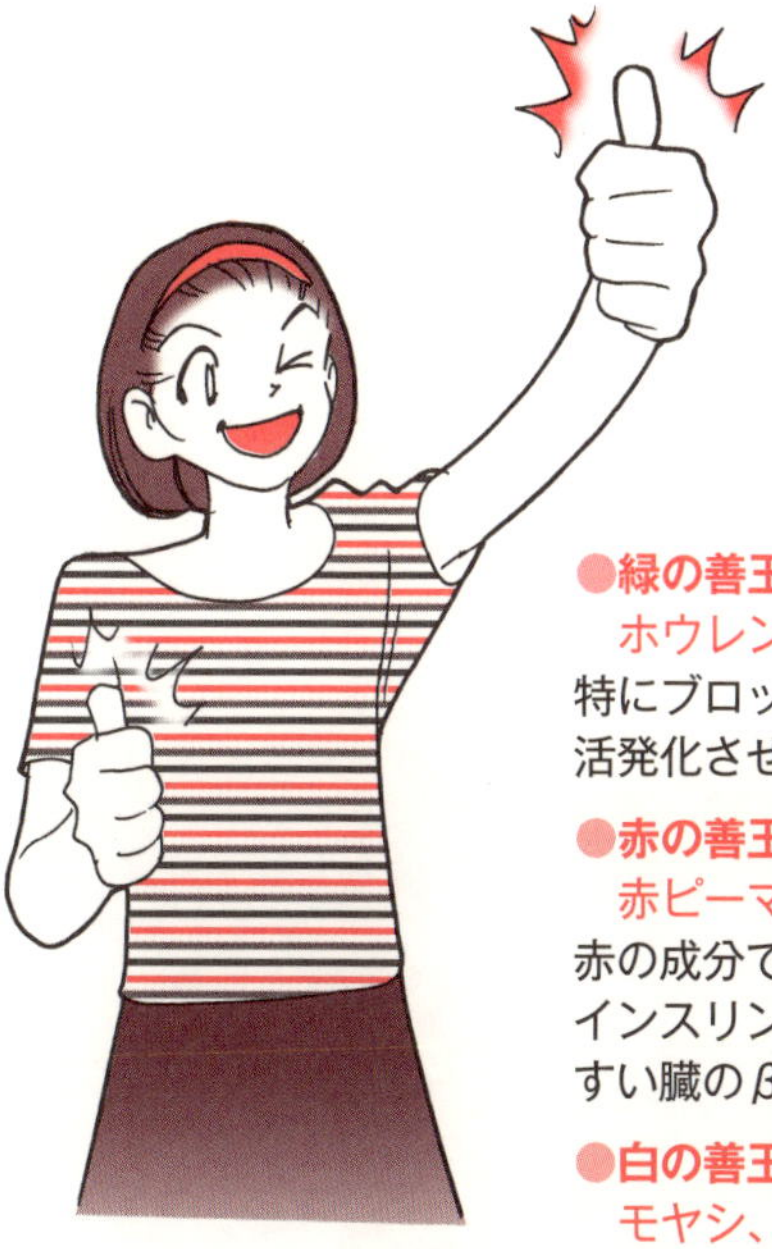

●緑の善玉野菜

ホウレンソウ、ブロッコリーなど

特にブロッコリーはインスリンの働きを活発化させることで知られています。

●赤の善玉野菜

赤ピーマン、パプリカなど

赤の成分であるβ - カロテンは、インスリンを分泌するすい臓のβ細胞を保護。

●白の善玉野菜

モヤシ、大根など

モヤシの食物繊維は、腸内の糖質や脂質をからめ取って体外に排泄。

海藻は血糖値上昇を抑える食物繊維の宝庫

Q 海藻はたくさん食べたほうがいい？

A

海藻はカルシウム、リン、亜鉛、ヨウ素など、さまざまなミネラルとビタミンを含む優れた栄養食品です。沖縄の人の長寿の理由のひとつが、海藻類を多く食べる習慣だとする研究もあります。

モズク、コンブ、ワカメ、ヒジキなど、ほとんどの海藻に含まれるのがフコイダンという水溶性食物繊維です。海藻特有のヌルヌル成分がそれです。糖分の吸収を遅らせて血糖値の上昇を抑える効果のほか、消化管中のコレステロールをからめ取って便として効果的に排出してくれます。またフコイダンはガン細胞を自滅させるという作用でも注目を浴びているところです。

また、海藻のなかでも驚異の食物繊維含有量を誇るのは、寒天の原料であるテングサです。寒天はカロリーゼロで満腹感が得られるため、肥満予防にも向いています。

●健康食材の優等生・海藻を食べよう

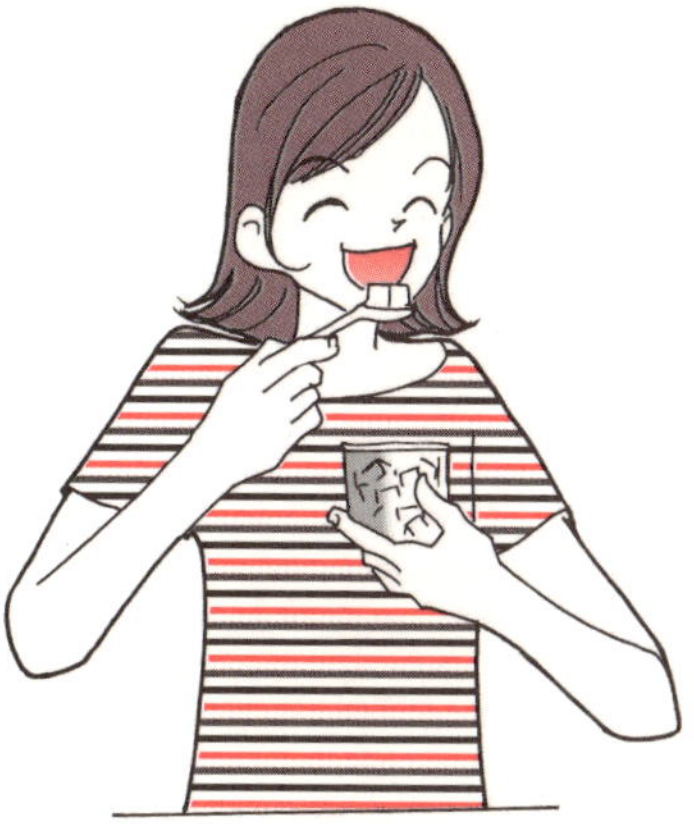

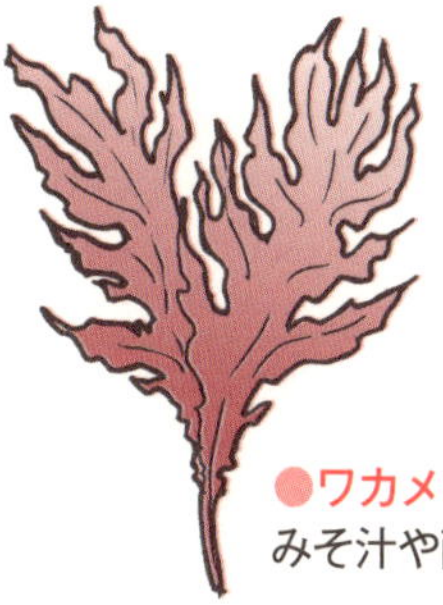

●ワカメ
みそ汁や酢の物など。

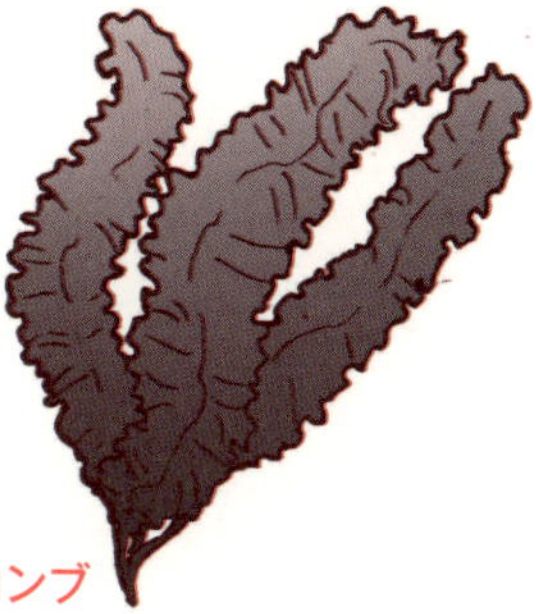

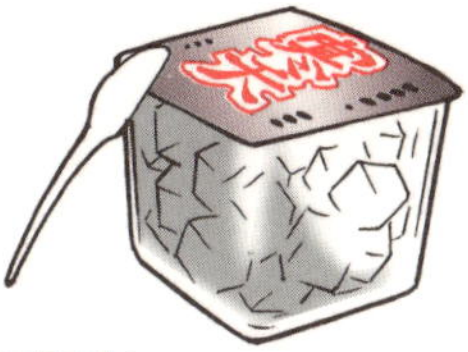

●テングサ
テングサから作る寒天は、
みつ豆や豆かん、羊かん、
ところ天などに
使われています。

●コンブ
ダシ用だけでなく、
とろろコンブやきざみコンブなど
コンブそのものを
もっと食べましょう。

●ヒジキ
大豆とヒジキの煮物や
ヒジキ入りの炊き込みご飯は
絶品のおいしさ。
コンニャクの細かな黒い粒々は
ヒジキだって知っていましたか？

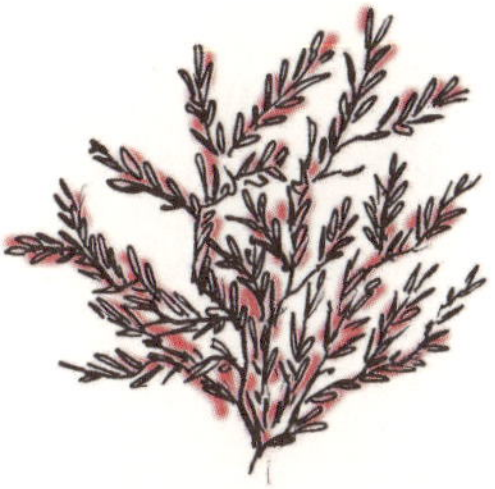

イワシ、サバ、アジ…見直したい青魚パワー

Q 肉より魚をたくさん食べるべき？

A 元来、日本人の祖先たちはあまり肉を食べず、魚や豆類をたんぱく源としてきました。それが日本人の健康を維持してきたともいえます。また、日本人が欧米人に比べてインスリン分泌量が少ないのも、そうした食習慣に由来すると考えられます。そもそも肉中心の高カロリー食に対応するように、体の器官ができていないのです。

やはり魚メインの食生活へ戻すべきといえます。そこで注目したいのがイワシ、サバ、アジ、サンマなどの青魚です。どれも日本人が古くから親しんできた魚ばかりです。

青魚にはＥＰＡ（エイコサペンタエン酸）とＤＨＡ（ドコサヘキサエン酸）という多価不飽和脂肪酸が豊富に含まれています。これらは血液をサラサラにし、中性脂肪やコレステロールを減らす効果が認められています。またストレスを抑える効果もあり、生活習慣病の予防として積極的に取り入れたいものです。

●血液をサラサラにし、中性脂肪やコレステロールを減らす青魚

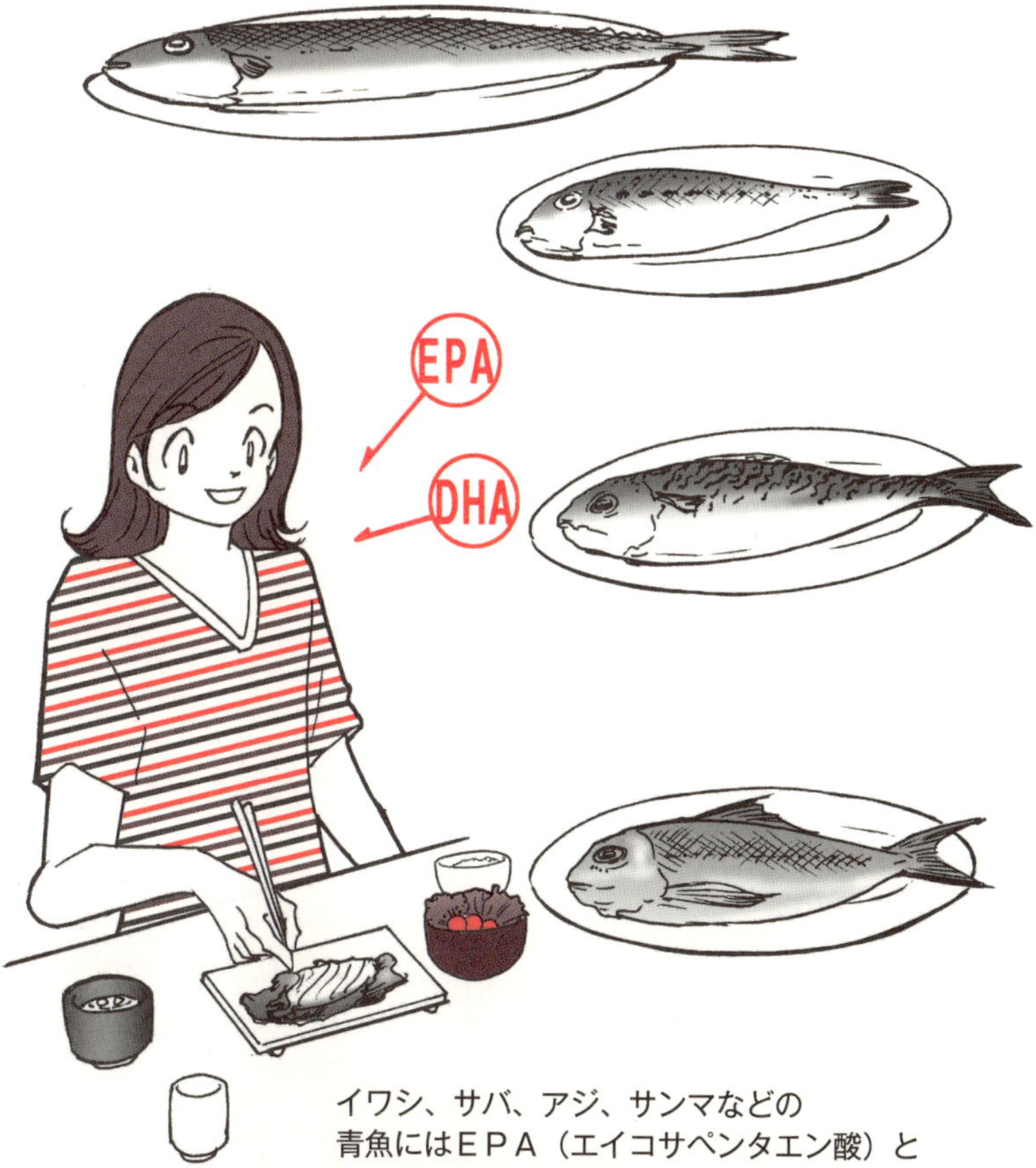

イワシ、サバ、アジ、サンマなどの
青魚にはＥＰＡ（エイコサペンタエン酸）と
ＤＨＡ（ドコサヘキサエン酸）という
多価不飽和脂肪酸が豊富に含まれています。
これらは血液をサラサラにし、
中性脂肪やコレステロールを減らす
効果があるとともに、
ストレスを抑える効果もあります。

糖尿病予防の成分たっぷりイカ、タコ、貝類にも注目

Q 貝類などのシーフードは食べてもOK？

A

シーフードはとてもおすすめです。特にアサリは、クロムというミネラルの一種を多く含んでいますが、この物質はインスリンの働きを活性化して血糖値を下げる作用があります。

その他の貝類、イカやタコには、タウリンという成分が含まれ、抗酸化作用とともに肝臓を元気にする働きがあります。

最近、注目されているのはアスタキサンチンという成分です。これはエビ、カニ、サケ、イクラなどの色素成分で、本来は青緑色ですが加熱すると赤く変わる、あの色素です。アスタキサンチンは極めて強い抗酸化力を持つのが特徴です。京都府立医科大学の吉川敏一教授の研究では、糖尿病腎症の抑制に効果があることも証明されました。予備軍の人の糖尿病予防にも、合併症を防ぐためにもシーフードはおすすめです。

●糖尿病予防の成分が豊富なシーフード

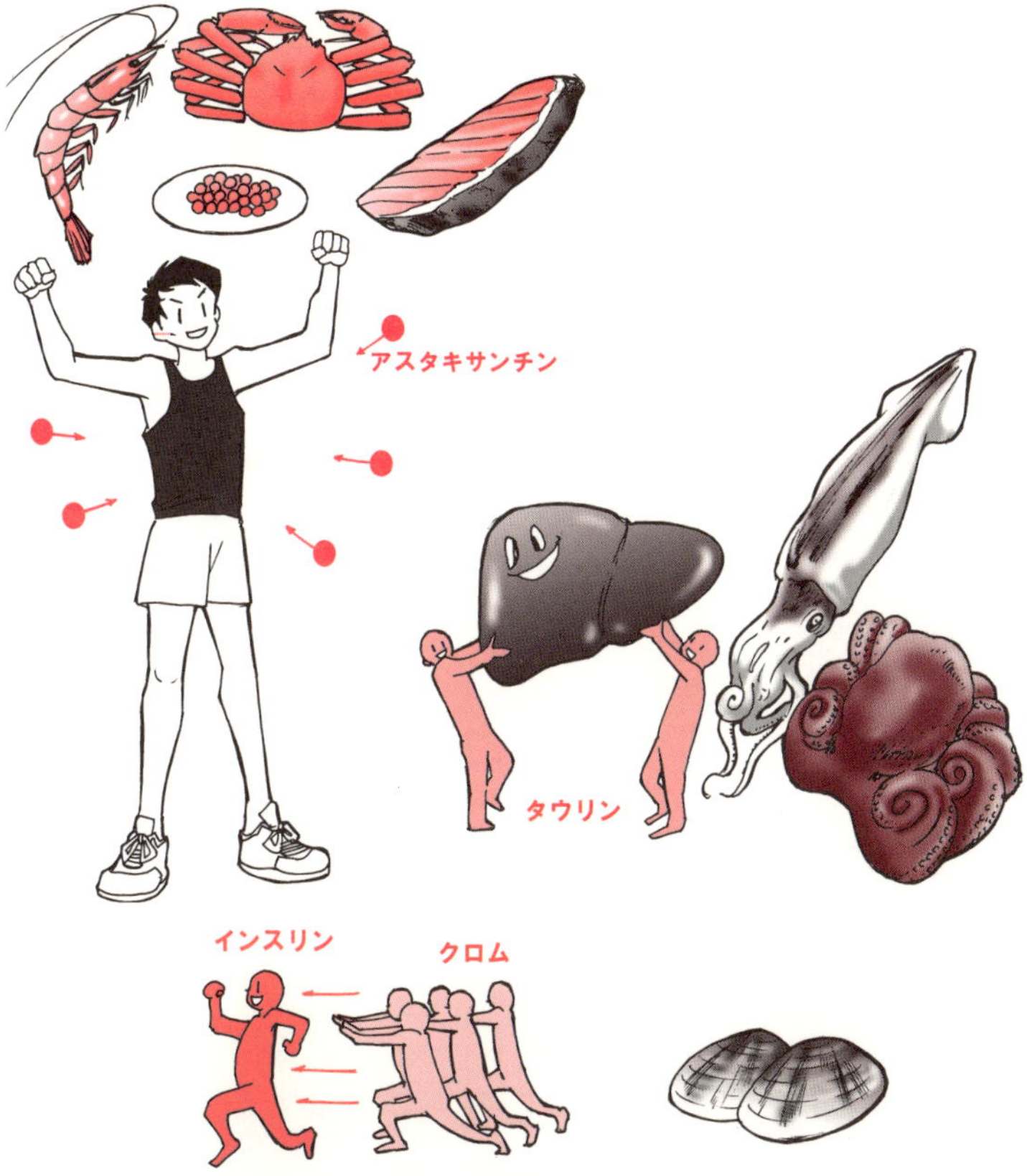

アサリには、クロムというミネラルの一種が含まれ、
この物質はインスリンの働きを活性化して
血糖値を下げる作用があります。
また、貝類、イカやタコには、タウリンという成分が含まれ、
抗酸化作用とともに肝臓の働きをよくします。
エビ、カニ、サケ、イクラなどには、とても強い抗酸化力を持ったアスタキサンチンという成分が含まれています。

高血糖に効く3大おすすめフルーツ

Q フルーツは糖分が多いからNGですか？

A

果物は糖分が多いので種類やとり過ぎには注意が必要ですが、おすすめしたいのはブルーベリーです。優れた抗酸化力によって老化を防ぎ、毛細血管を強くして血糖値や血圧のコントロールをサポート。糖尿病の予防効果が証明されています。目にいいことでもよく知られていますが、糖尿病網膜症の予防にも効果があるとされます。

キウイも抗酸化力の強さが特徴です。キウイは果肉よりも皮にポリフェノールを多く含むので、皮ごとミキサーにかけてジュースにするといいでしょう。

バナナもおすすめです。ビタミンB_2、カリウム、クエン酸、メラトニンなどを含みますが、特にカリウムの含有量が多く、リンゴやミカンの3倍にもなります。カリウムは代謝を良くして血糖値を下げる効果があります。さらにメラトニンは活性酸素の除去やコレステロールの抑制、免疫力向上などに力を発揮します。

●おすすめフルーツは ブルーベリー、バナナ、キウイ

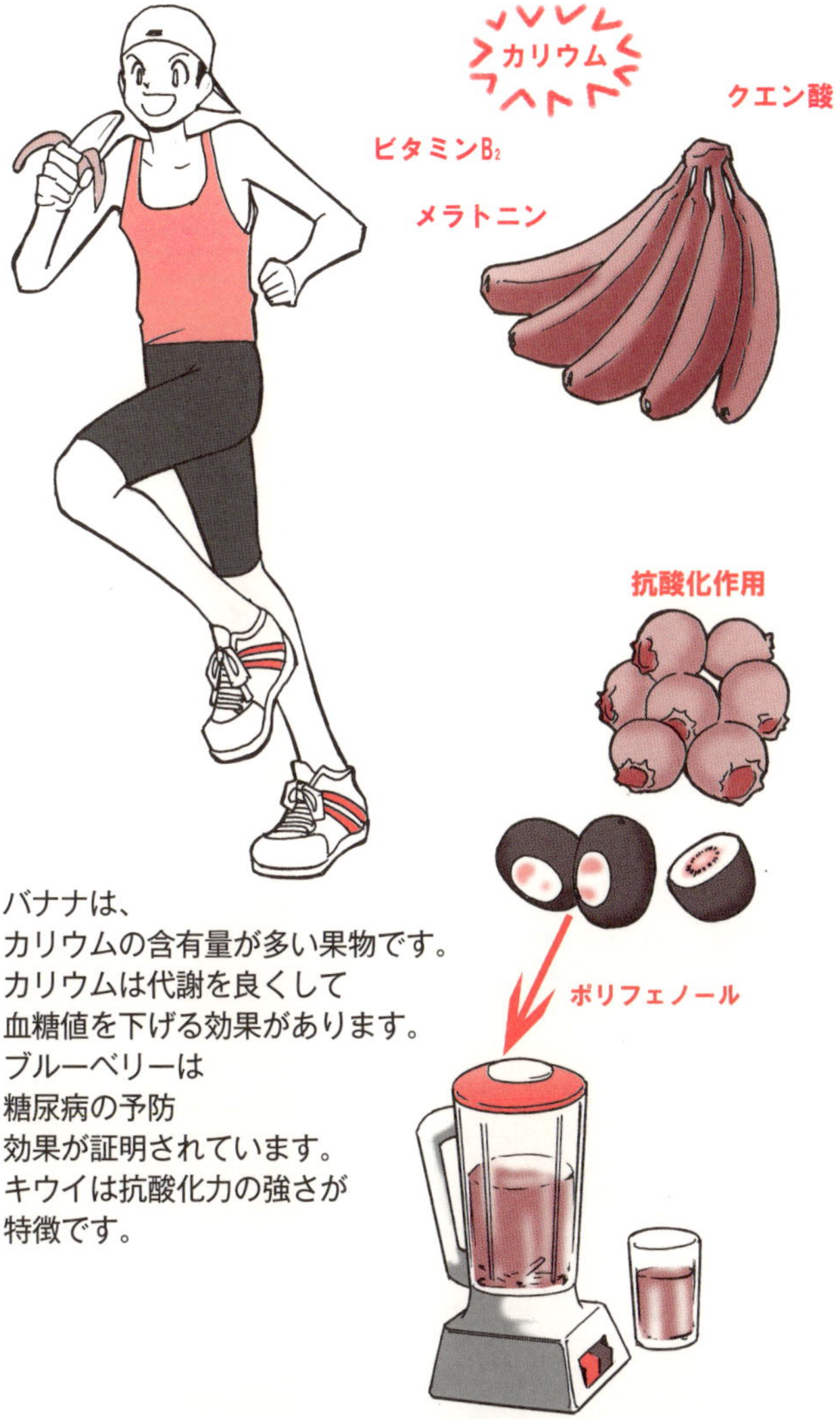

バナナは、
カリウムの含有量が多い果物です。
カリウムは代謝を良くして
血糖値を下げる効果があります。
ブルーベリーは
糖尿病の予防
効果が証明されています。
キウイは抗酸化力の強さが
特徴です。

調理用サラダ油はNG 質のいいオリーブオイルを

Q 料理に使う油は何がいい？

A 調理油としては、植物性のオリーブオイルが最適です。良質のオリーブオイルには、不飽和脂肪酸の一種であるオレイン酸とポリフェノールが含まれています。オレイン酸は体内で酸化しにくく、血中のコレステロールを減らします。さらにポリフェノールは活性酸素を除去してくれます。

料理によってはゴマ油やエゴマ油もおすすめできます。特に、エゴマ油は多価不飽和脂肪酸の一種であるα-リノレン酸が主成分で、血糖値の上昇を抑える作用が期待できます。

一方、同じ植物性でも、リノール酸を含むサラダ油は、体内で酸化しやすいため控えたほうがいいでしょう。

なお、動物性のバターやラードは酸化されにくい油脂ですが、中性脂肪やコレステロールを増やすので、なるべく避けたいところです。

●調理油はオリーブオイルやゴマ油がおすすめ

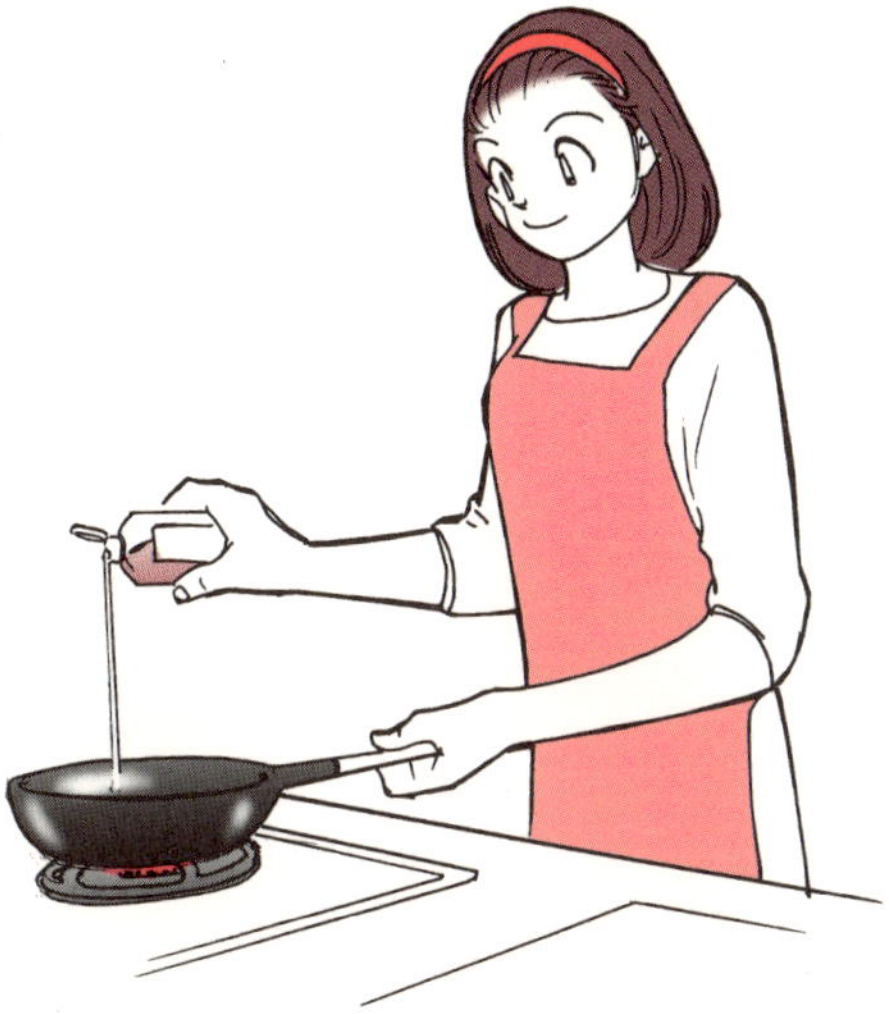

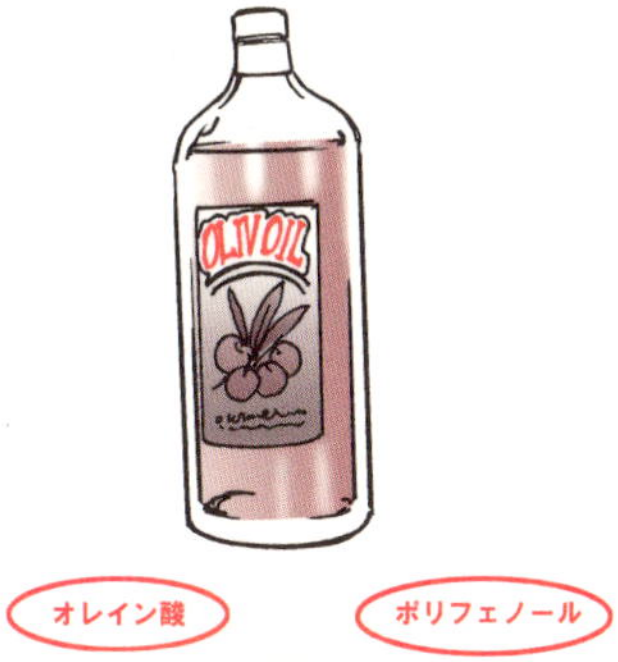

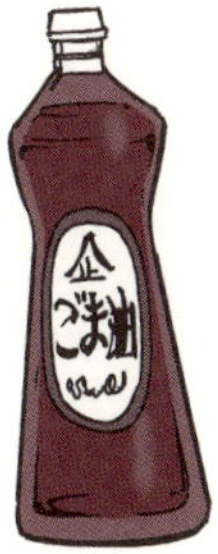

◎オリーブオイル
・オレイン酸が血中コレステロールを下げる
・ポリフェノールが活性酵素を除去
・良質のエクストラバージンタイプがおすすめ
◎ゴマ油
・抗酸化成分が多い
・血圧を下げる
・血中コレステロールを下げる
◎エゴマ油
・血糖値の上昇を抑える
・血液をサラサラにする
・血中コレステロールを下げる

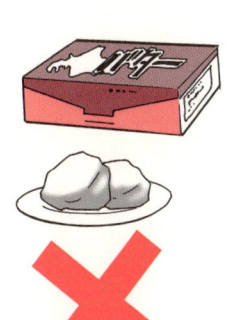

基本調味料にも注意
人工甘味料と天然塩に替える

Q 毎日の料理に使う塩・砂糖にもおすすめはある？

A 基本調味料を替えるだけでも血糖値は下げられます。調味料のなかでも砂糖や塩は、1回あたりは少量でも、毎食ごとに体内に取り入れられるだけに、血糖コントロールを進めるうえでは注意を払う必要があります。

まず、砂糖やみりんです。言うまでもなく急激に血糖値を上げやすい調味料です。カロリーも高く最小限の使用にとどめたいものです。これを低カロリーの人工甘味料で代用してはどうでしょう。最近では砂糖と同様の甘味をカロリーゼロでもとれる商品もあります。

一方の塩はカロリーゼロの調味料ですが、とり過ぎは高血圧につながります。高血圧と高血糖は共にメタボの要因で、誘発し合う性質があるので要注意です。高血糖の人は、工業塩をとると血圧が上がりやすくなるので、ミネラル成分が豊富な天然塩を使うといいでしょう。天然塩は血圧の上昇を抑え、血糖コントロールにも好影響をもたらしてくれます。

●低カロリーの人工甘味料と天然塩

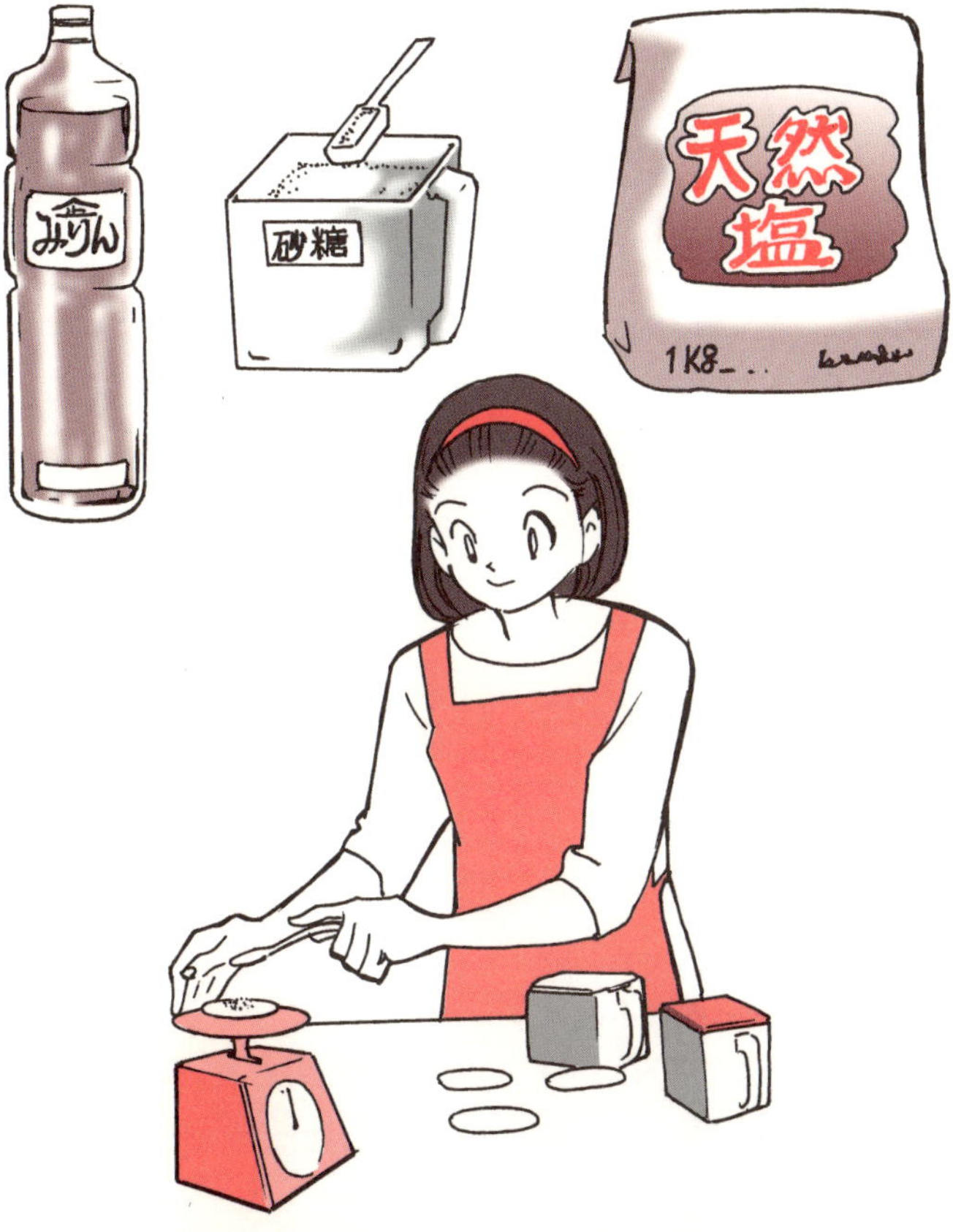

砂糖やみりんは急激に血糖値を上げやすい調味料です。
カロリーも高いので、低カロリーの人工甘味料で代用するのも一案です。
塩のとり過ぎは高血圧につながります。
高血圧と高血糖は誘発し合う性質があるので、
高血糖の人は、ミネラル成分が豊富な天然塩を使いましょう。
天然塩は血圧の上昇を抑え、血糖コントロールにも効果があります。

お酢や梅干しは善玉食品のエリート

Q 酸っぱい食べ物が効くって本当？

A

お酢には、食べたものを胃の中で保つ働きがあり、腸での吸収をゆっくりさせて、食後血糖値の急激な上昇を防ぐ効果があります。また、豊富に含まれる酢酸やクエン酸は、糖代謝を良くして血糖値を抑えます。

お酢は季節の野菜、タコなどの魚介類、モズクなどの海藻など、他の善玉食品との相性も良い万能選手です。できるだけ毎日一品、酢の物を食べるようにしましょう。

梅干しも酸っぱい食品の代表です。クエン酸を豊富に含むので、お酢と同様の血糖コントロール効果があります。梅エキスは抗酸化作用のあるポリフェノールも含み、さらに疲労回復効果やインスリンの働きを良くすることも分かってきました。

梅と酢を組み合わせた梅ドレッシングは、いいことずくめの理想の調味料。簡単に作れますので、ぜひ冷蔵庫に常備しておきましょう。

●血糖値の上昇を抑える酢と梅干し

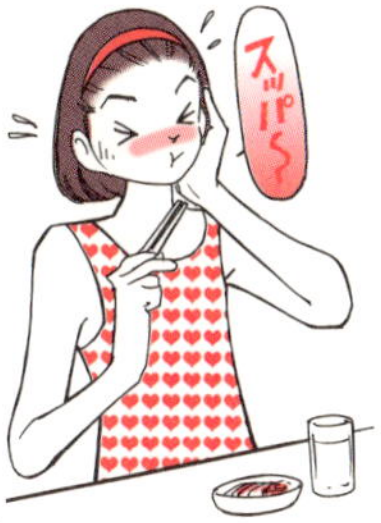

酢には、食べたものを胃の中で保つ働きがあり、
食後血糖値の急激な上昇を防ぐ効果が
あるとともに、
豊富に含まれる酢酸やクエン酸が、
糖代謝を良くして血糖値を抑えます。
梅干しはクエン酸を豊富に含むので、
酢と同様の血糖コントロール効果があります。
この酢と梅干しを組み合わせた梅ドレッシングは、
最高の調味料といえます。

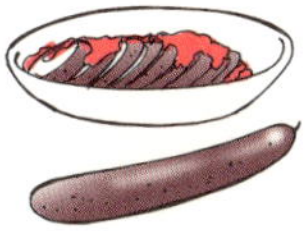

＊梅ドレッシングの作り方＊

材料（2人分）

- 梅干し…………2個
- 酢…………小さじ2
- しょうゆ…小さじ1
- 砂糖……ひとつまみ
- サラダ油…小さじ2

＜作り方＞

①梅干しは種を取り、包丁でたたいて細かく刻む。
②①と材料の調味料をよく混ぜ合わせる。

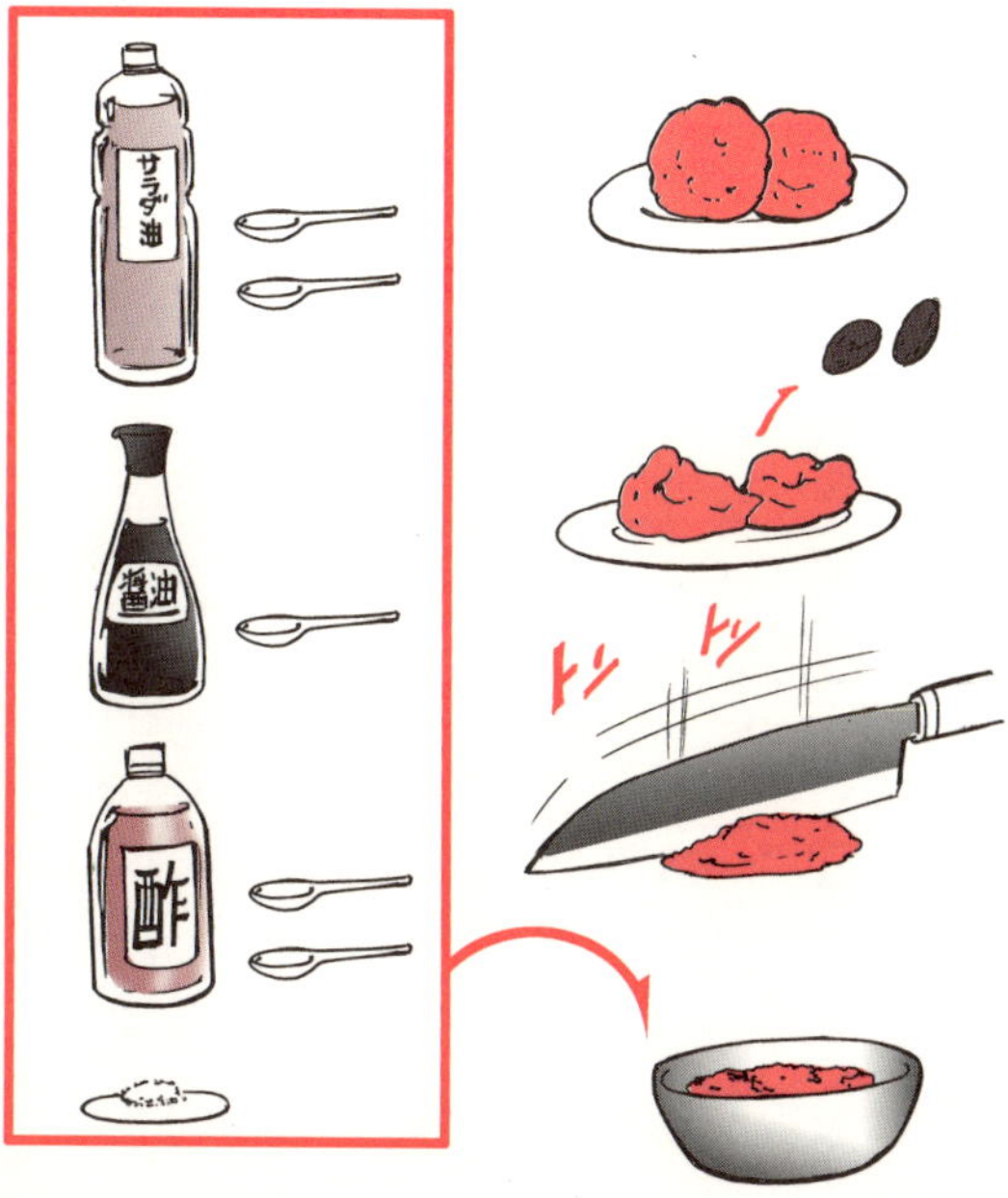

スパイスは健康の妙薬
高血糖にはシナモンが効果大！

Q スパイシーな料理は避けるべき？

A

世界各地で何千年にもわたって使われているスパイス。実は、さまざまな生活習慣病の予防に役立ち、血糖値をコントロールする効果も分かっています。

特にシナモンは、血糖値を下げるスパイスの代表といえます。２００３年にアメリカのリチャード・アンダーソン博士が行った調査では、60人の糖尿病患者が1日1グラムのシナモンを40日間摂取した結果、血糖値、中性脂肪値、コレステロール値のすべてが低下したことが報告されています。これはシナモンに含まれる成分がインスリンの分泌を増大させ、糖質代謝の効率を高めると考えられています。

また、ニンニクのにおい成分であるアリシンは、体内に取り込まれるとアリチアミンに変化し、糖代謝を促進します。さらにインスリンの分泌を助けて血糖値を下げる効果もあります。ウコン、ショウガ、トウガラシも代謝を活発にする効果が高いスパイスです。

●血糖値をコントロールするスパイス

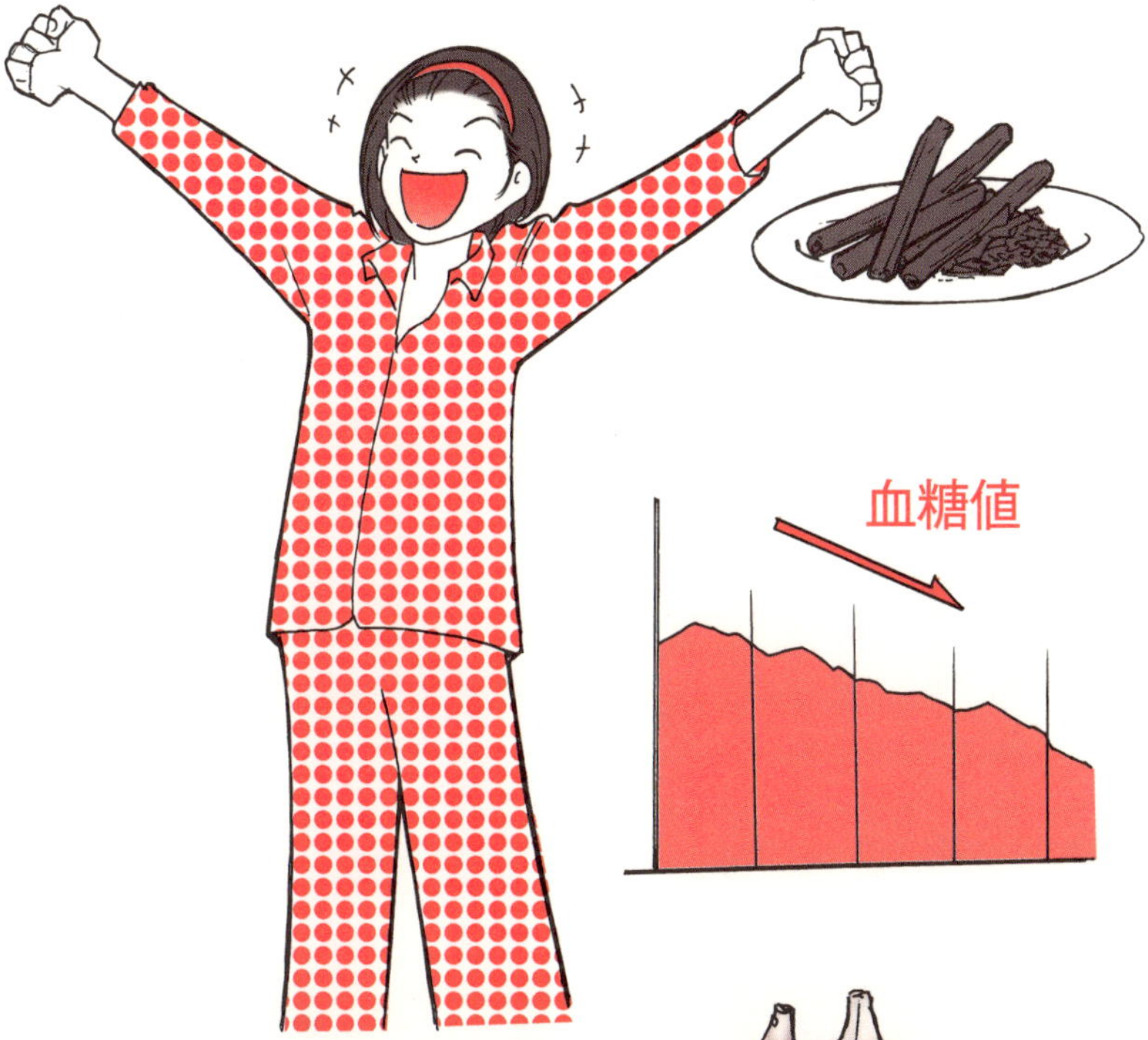

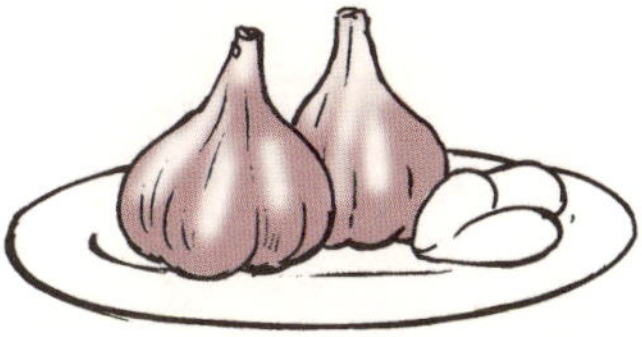

血糖値をコントロールする
代表的スパイスは
シナモンとニンニクです。
シナモンに含まれる成分が
インスリン分泌を増大させ、
糖質代謝の効率を高めると考えられています。
また、ニンニクは成分のアリシンが、糖代謝を促進し、
さらにインスリンの分泌を助けて
血糖値を下げる効果があります。

飲酒厳禁はウソ？お酒と上手に付き合うコツ

Q お酒は絶対にやめなければならない？

A

「禁酒してください」は医者の決まり文句ですが、接待など断れない酒もあるでしょう。お酒を我慢してストレスを抱えるなら、少し飲んだほうがマシともいえます。肝心なのは適量を楽しむことです。次の約束事を守って長く上手に付き合いましょう。

●**適量を守る**……左ページを参考に、1日の上限を決めてペース配分しましょう。

●**空腹で飲まない**……乾杯の前に必ずつまみを。食物繊維の多い野菜、海藻、酢の物など。

●**ヤケ酒はしない**……憂さ晴らしのお酒は飲み過ぎを招くため厳禁です。

●**休肝日を作る**……予備軍の人は週1～2日、糖尿病の人は週2～3日の休肝日を。肝機能が低下すると糖尿病が発症・増悪してきます。

●**飲んだ後にすぐ寝ない**……飲んだ後は食後と同様に一時的に血糖値が上がります。飲んだ後は散歩などで血糖値を下げてから寝るようにしましょう。

●血糖値コントロールに適した1日の飲酒量

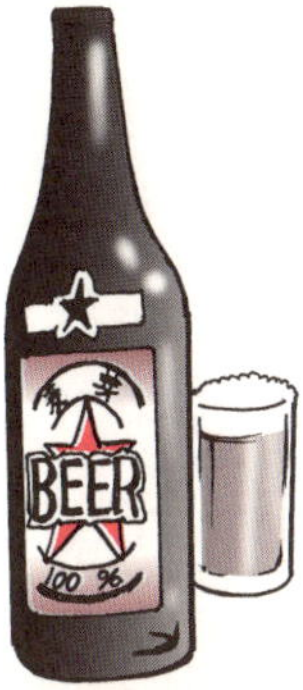

ビール（5%）
中ビン1本（500ml）

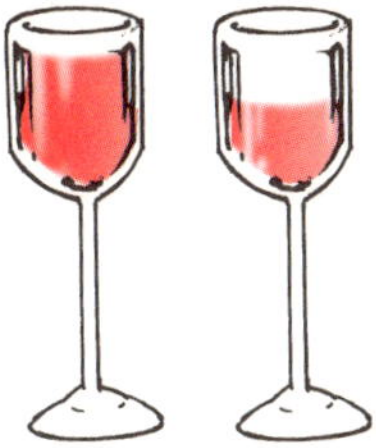

ワイン（11～14%）
グラス1.5杯

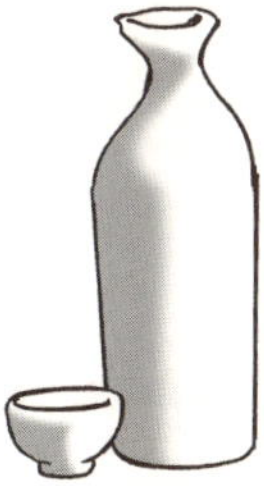

日本酒（12～14%）
1合（180ml）

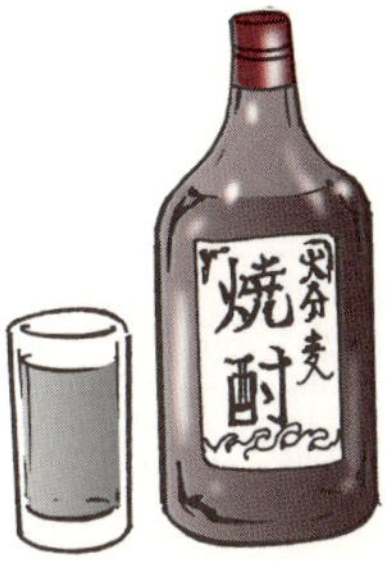

焼酎（20～25%）
0.6合（約110ml）

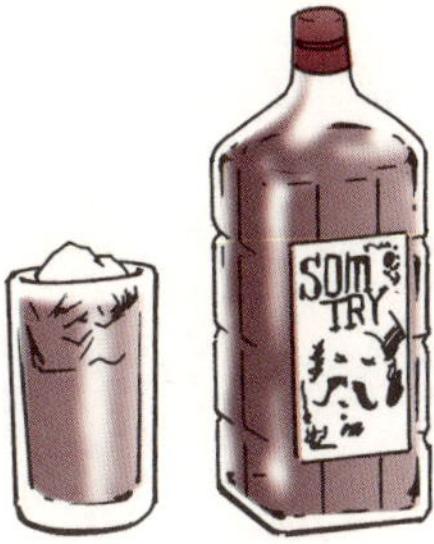

ウイスキー（40～43%）
50ml

これらは1種類飲む場合の
目安です。
複数種類のお酒を
この量ずつ飲んでもいいという
意味ではありません。
この目安を超えてしまったら、
翌日の食事にはいっそう気を配り、
野菜や果物など
低カロリー食にしましょう。

※カッコ内はアルコール標準濃度

ビール、日本酒、ワイン…飲むならどの酒がいい？

Q ビールや日本酒は高血糖に良くない？

A

お酒の影響は摂取する純アルコール量で決まります。よって「ビールや日本酒は良くないが、焼酎ならたくさん飲んでも大丈夫」ということにはなりません。あくまで前ページで紹介した適量を守ることがベースです。

ただ、あえて選ぶなら赤ワインがいいでしょう。赤ワインは活性酸素を抑えるポリフェノールを豊富に含み、血液をサラサラにします。赤ワインを1日に1杯飲む人は、アルコール摂取ゼロの人に比べて、糖尿病の発症率が4割も低いという調査結果もあります。同様に麦芽100％のビールもポリフェノールを多く含むので、ビール党の人は成分に注目してみてください。ただし発泡酒などにはこの効果はありません。

他では、糖分が多い日本酒や、度数の高いウイスキーよりは、糖分が少なく水やお湯で割れる焼酎のほうが血糖コントロールとの相性がいいでしょう。

●血糖コントロールに向いているお酒・向いていないお酒

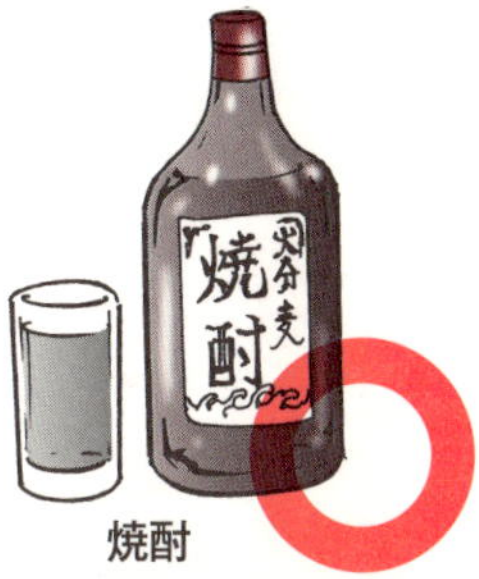

焼酎

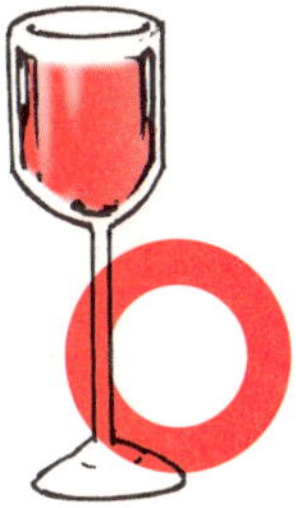

赤ワイン

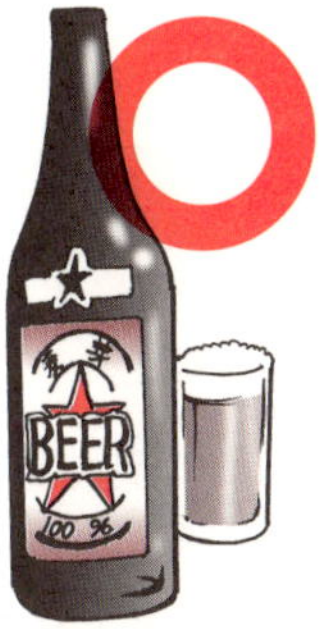

麦芽 100%のビール

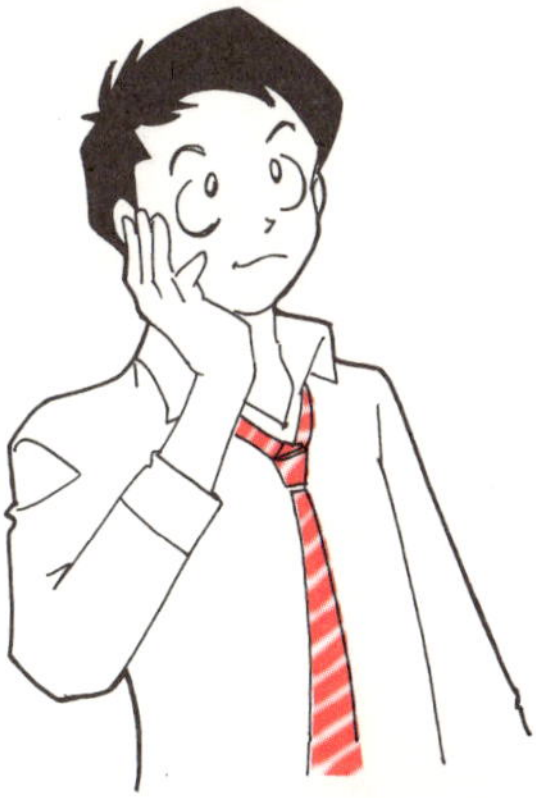

血糖コントロールに
向いているお酒でも、向いていないお酒でも、
115ページに掲載した
「1日の飲酒量」を超えて飲むのは
良くありません。
しかし、まったく飲まないことが
ベストとも言い切れません。
例外的ではありますが、適度の赤ワインは、
糖尿病リスクを下げる効果が
確認されています。

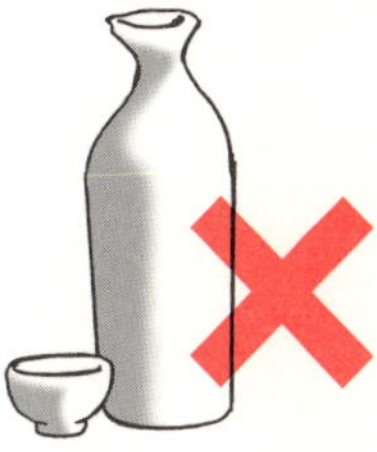

日本酒

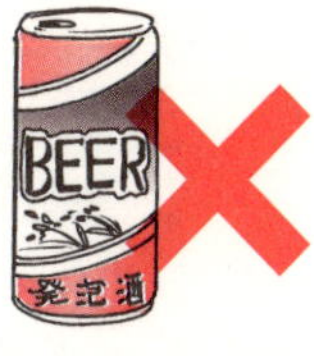

麦芽 100%でない
ビールや発泡酒など

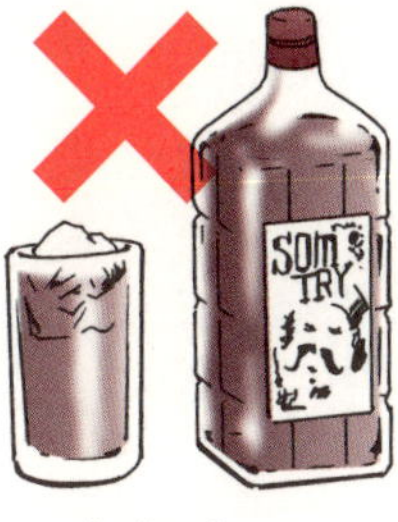

ウイスキー

食後のデザートをやめて「間食」としてスイーツを

Q 分かってはいるけど甘いものがやめられない

A

　肥満や糖尿病の人には甘いもの好きが多いものです。ケーキやお菓子に多量に含まれる糖質が食後血糖値を急激に上げることは十分に理解していると思いますが、「頭では分かっていても甘いものの誘惑に勝てない」というのが実情でしょう。

　ならば、勝てないなりのコツを身につけることです。

　食後のデザートやジュースは、ただでさえ食事で血糖値が上がっているところへ、さらに多量の糖質で追い打ちをかけることが問題です。そこで「食後のデザート」をやめて、「デザートは間食」という習慣に変えるのです。

　甘いケーキや菓子類は食後3時間頃に間食としてとります。もちろん前後の食事は量を減らすなどしてカロリー調整しましょう。58ページで紹介した「1日5食」の応用です。

こうすれば大好きなスイーツもやめる必要はありません。

●食後のデザートより３時のおやつ

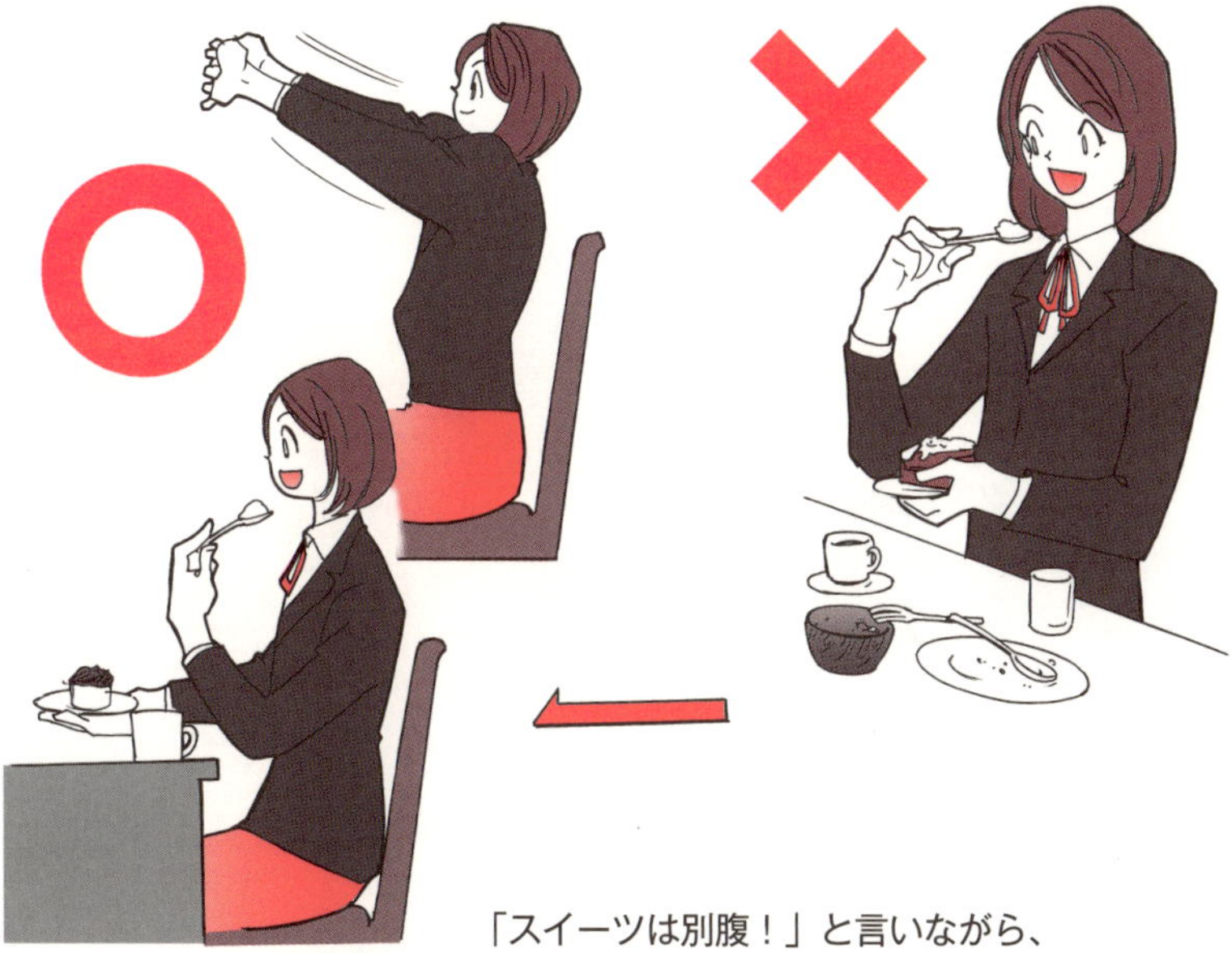

「スイーツは別腹！」と言いながら、
食後のデザートに心血を注ぐ人は
糖尿病へまっしぐらです。
スイーツ好きを否定はしませんが、
スイーツをいただくなら食後ではなく
10時や３時のおやつタイムのほうが
ずっと血糖コントロールには
適しています。

血糖コントロールと相性がいいスイーツたち

Q ケーキを選ぶなら何がいい？

A

生クリームたっぷりのショートケーキや、砂糖で煮たフルーツを使ったケーキなどは、残念ながら血糖値上昇に直結するのでおすすめできません。

ケーキを選ぶならば、ガトーショコラなどのチョコレート系が好ましいでしょう。チョコレートに含まれるカカオポリフェノールは、赤ワインのポリフェノールと同様の抗酸化作用を持っています。なるべくミルクや砂糖が入っていない、苦みのきいたブラックやビタータイプを選んでください。なお、ホワイトチョコレートにはポリフェノールが含まれておらず、カカオバターを使っているので避けたほうがいいでしょう。

マーガリンなどに多いトランス脂肪酸を含む油脂を使った焼き菓子もNGです。

間食に向くデザートとしては、糖分の少ないフルーツ、無糖ヨーグルト、きなこを使ったお菓子、寒天ゼリー、塩分や糖分の少ない豆菓子などがいいでしょう。

●生クリーム系より チョコレート系

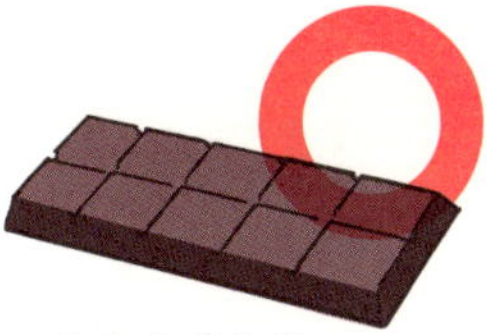

カカオ成分を
多く含む
ビターチョコレート

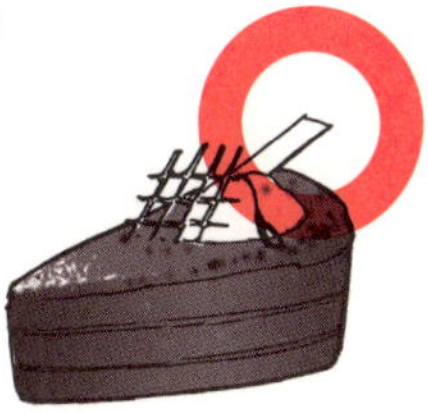

ガトーショコラなどの
チョコレート
ケーキ

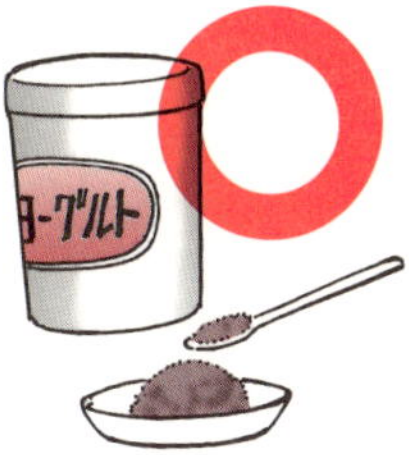

プレーン
ヨーグルトの
きなこがけ

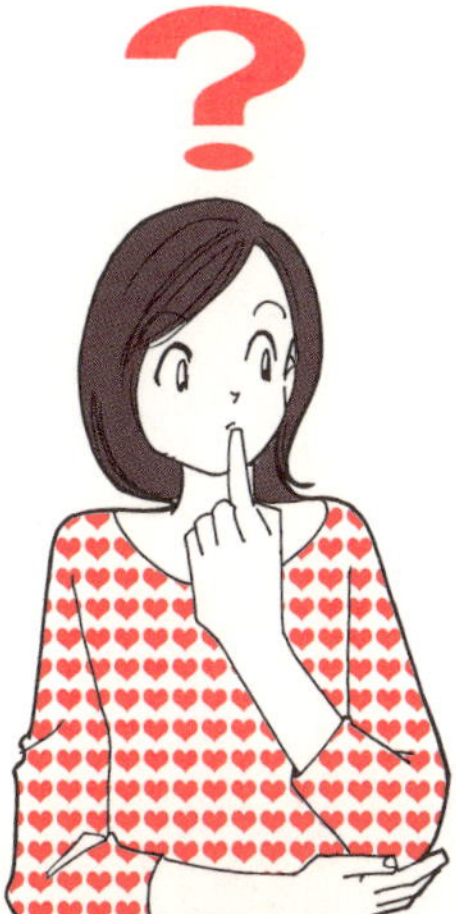

スイーツは「甘い（もの）」という意味。
スイーツ好きに「甘くないものを！」と
要求するのは残酷なことです。
要は、甘味＝糖分とそのデメリットを補う
成分（ポリフェノールなど）の綱引き。
ポリフェノールの含有量が高い
スイーツのほうが、
血糖コントロールには
適しているということです。

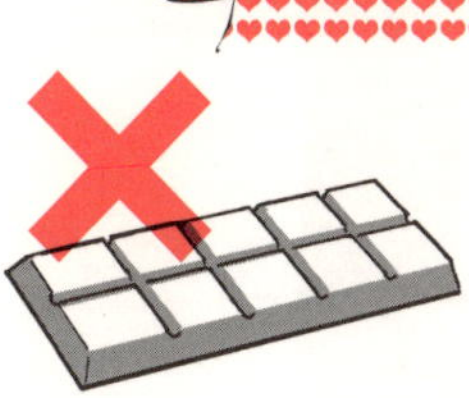

ホワイト
チョコレート

ショートケーキなどの
生クリーム系ケーキ

甘いフルーツなどを
ふんだんに使った
タルト類

スナック菓子は小分け包装タイプを買う

Q ポテトチップなどのスナック菓子は大丈夫？

A

スナック菓子は油で揚げているのでカロリーが高く、塩分も多いので血圧にも良くありません。さらにポテトチップなどのいも類は炭水化物ですから、食べるとすぐに血糖値を上げてしまいます。最も避けたい食品のひとつといえるでしょう。

実際、2011年にハンガリーでは国民の肥満防止を目的に、スナック菓子や清涼飲料水など糖分や塩分が特に多い食品への課税が導入されました。通称「ポテトチップス税」です。これはいかに先進諸国で生活習慣病のリスクが広がっているかを表しています。

どうしてもスナック菓子を食べたければ、ノンフライ製法のものや塩分・糖分の少ない豆類などを選びましょう。

また、封を開けるとつい一気に食べてしまう危険も。1回分ずつ皿に出すか、少量サイズ、小分け包装のものを買うことがポイントです。

●どうしてもスナック菓子が食べたくなったら…

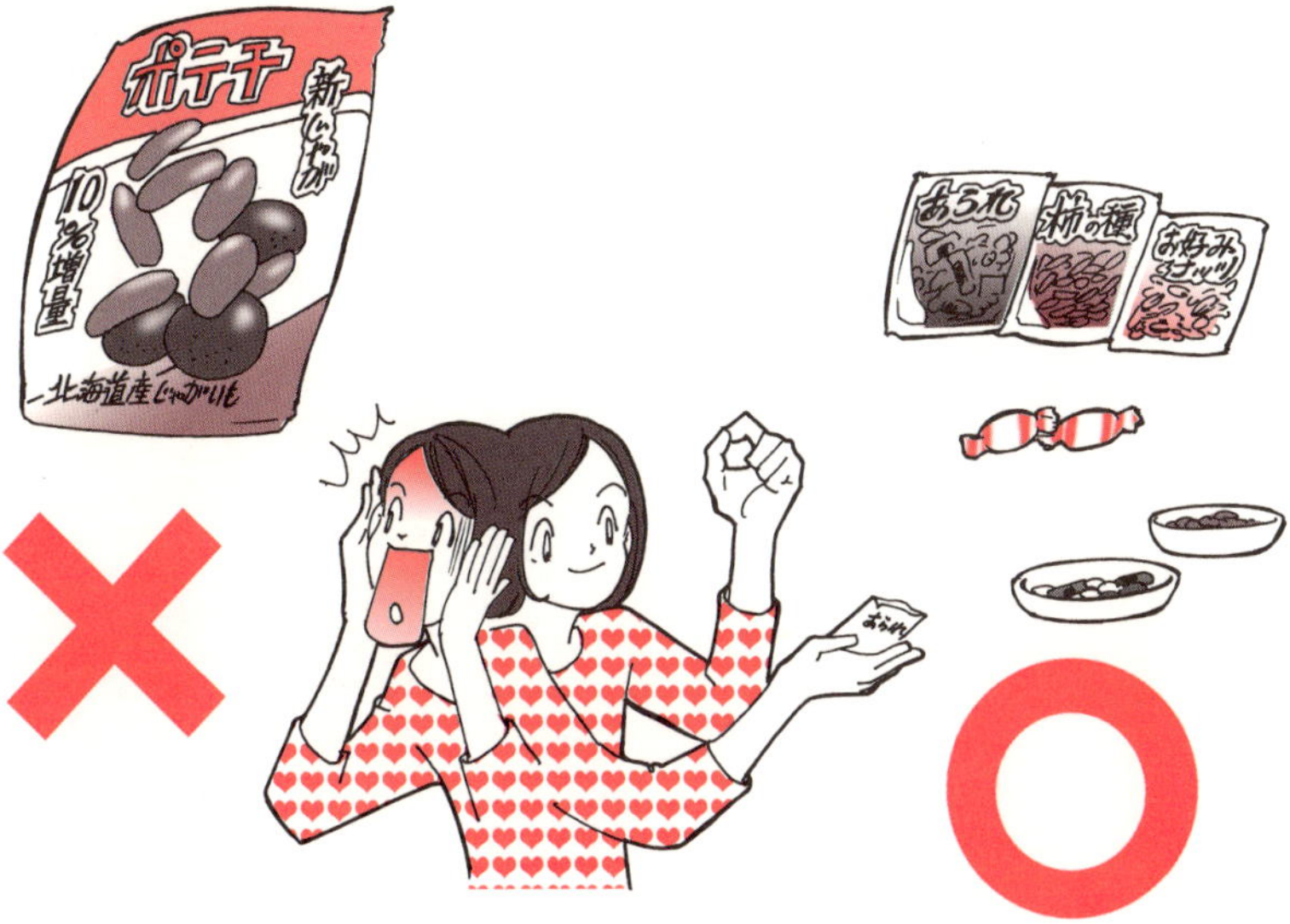

基本、スナック菓子は
ＮＧと考えてください。
上のイラストの「○」は
“良い”ではなく、“まだまし”という意味です。
ジャガイモを油で揚げたポテトチップより、
米から作った焼き菓子である
あられや柿の種のほうが“まだまし”であり、
その場合も小分けパックにしましょう。

ペットボトルを買うならカロリーゼロ飲料を選ぶ

Q 暑い夏や運動後、ゴクゴク飲むなら何がいい？

A

肥満や糖尿病の患者さんの多くは、清涼飲料水を常飲していました。これは高血糖を招く「ペットボトル症候群」と呼ばれます。

清涼飲料水はいわば砂糖水です。200mlに約15gもの砂糖が含まれています。そして脂質は含まないのでブドウ糖の吸収速度が速く、ダイレクトに血糖値を上昇させます。ブドウ糖負荷試験では砂糖入りサイダーを飲んで一時的な高血糖を導きますよね。つまり清涼飲料水は、確実に高血糖を引き起こす悪玉のストライカーなのです。

のどが渇いたときには、やはりカロリーのない水やお茶を選ぶのが一番です。最近評判のカロリーゼロのコーラなどもよいでしょう。一方、健康飲料のイメージがあるスポーツドリンクは意外にも砂糖の量が多くおすすめできません。また、野菜や果物のジュースは果汁濃度が低いほど甘味料を加えている傾向があるので注意してください。

●清涼飲料水はカロリーゼロを選ぼう

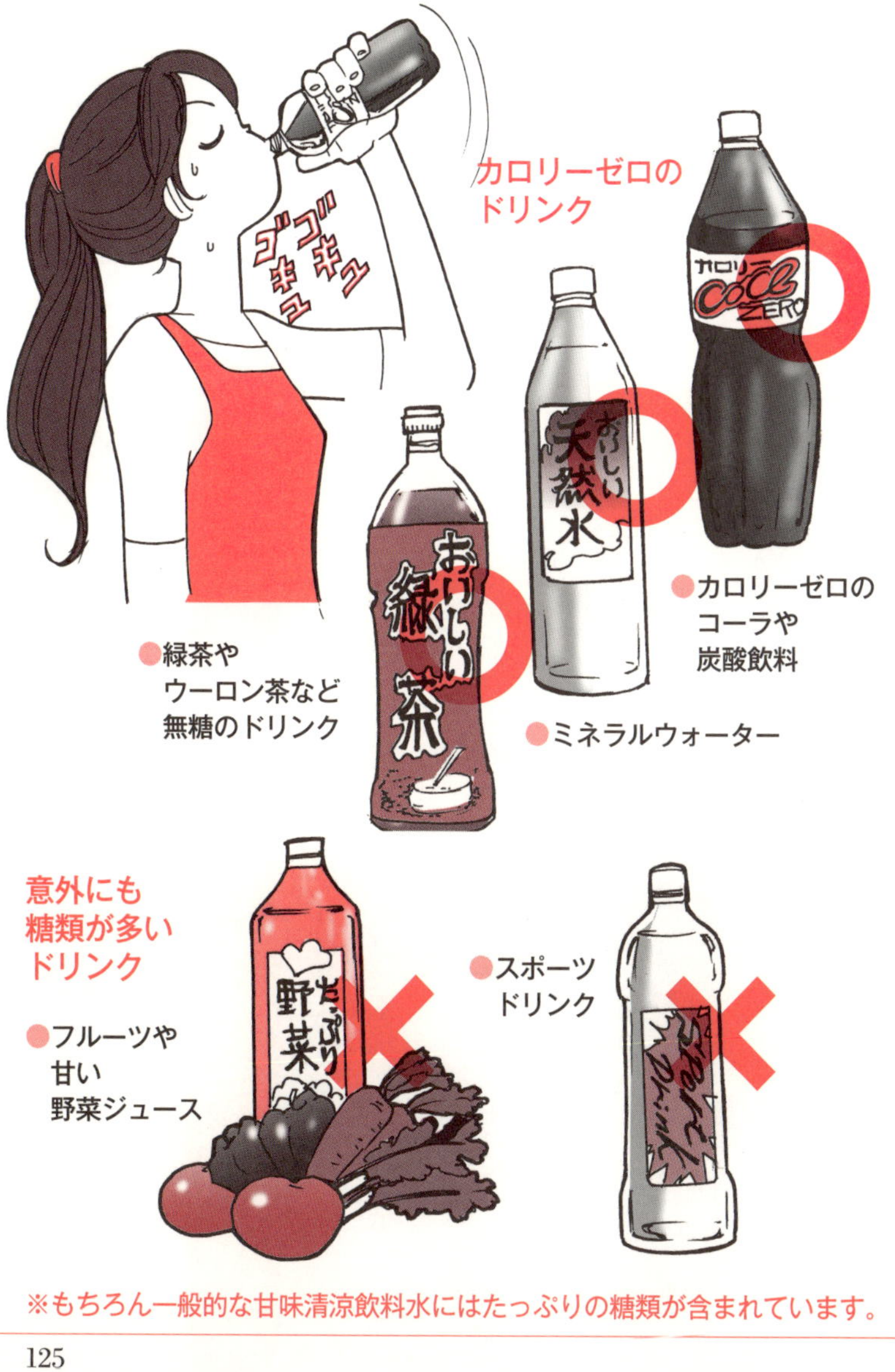
カロリーゼロの
ドリンク
●カロリーゼロの
コーラや
炭酸飲料
●緑茶や
ウーロン茶など
無糖のドリンク
●ミネラルウォーター
意外にも
糖類が多い
ドリンク
●フルーツや
甘い
野菜ジュース
●スポーツ
ドリンク

※もちろん一般的な甘味清涼飲料水にはたっぷりの糖類が含まれています。

外食は食事療法の天敵
カロリー表示のある店を選ぶ

Q 外食することが多い。注意点は？

A 食事療法を行ううえで、外食とどう付き合うかは、とても重要な問題です。自宅では過食・偏食も管理しやすいけれど、外食のメニューは炭水化物と脂質が過剰となり、思うようにコントロールできません。

外食とうまく付き合うには、メニューからだいたいのカロリーを推測できるようになることがポイントになります。ファミリーレストランなど、最近ではメニューにカロリーを表示してあるところもあるので、そういう店を選ぶことも有効ですね。

そのうえで1日の摂取カロリーの帳尻を合わせましょう。たとえば、朝食で400kcalをとり、ランチに700kcalの天丼を食べるとします。1日の適正エネルギー摂取量（64ページ）が1600kcalの人ならば、「夕食はあと500kcalだな」と計算することができます。ぜひ意識的に取り組んでみてください。

●主な外食メニューのカロリー

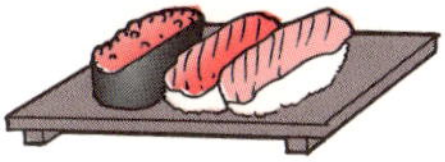

握りずし
400 ~ 560kcal

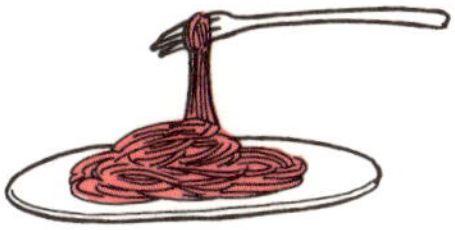

スパゲティ類
560 ~ 800kcal

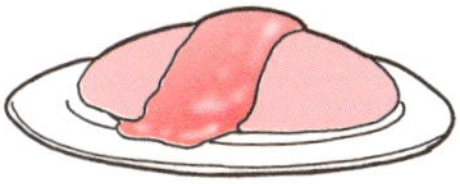

オムライス
660 ~ 800kcal

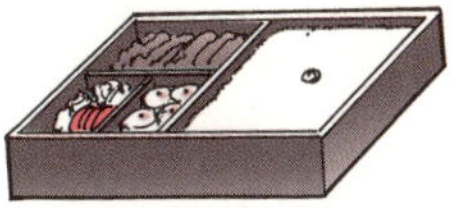

幕の内弁当
640 ~ 800kcal

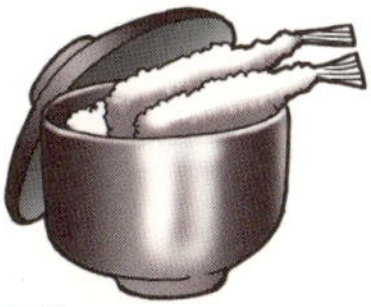

天丼
640 ~ 880kcal

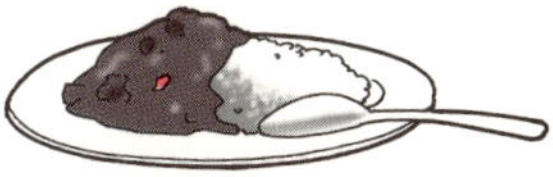

カレーライス
560 ~ 720kcal

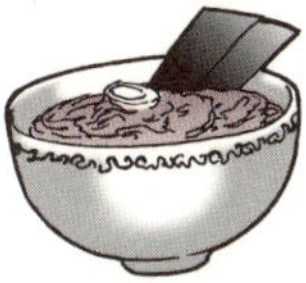

ラーメン
400 ~ 560kcal

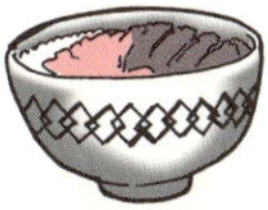

カツ丼
720 ~ 950kcal

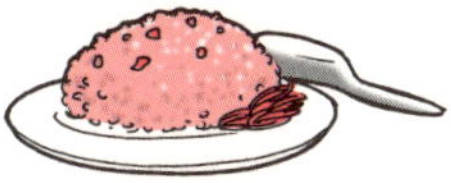

チャーハン
560 ~ 720kcal

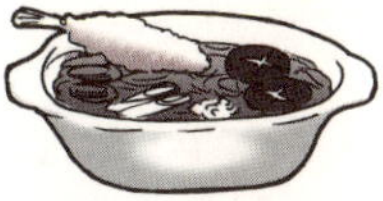

鍋焼きうどん
400 ~ 560kcal

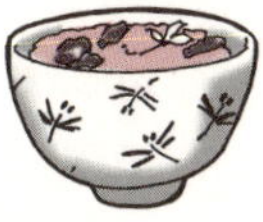

親子丼
560 ~ 640kcal

丼物をやめて定食に外食の前にコンビニへ

Q 外食を思い切り楽しむ方法はない？

A

外食のとり方として、よくご飯を残したり、揚げ物のころもをはがすことが勧められます。カロリーを抑えることは大切ですが、食事が味気ないものとなり、食事療法に嫌気がさすようでは困ります。引き算ではなく、足し算の思考に転換しましょう。

まず、丼物やラーメンなどの単品料理ではなく定食やコースを選ぶことです。たとえばカツ丼をカツ定食にすれば、たっぷりのキャベツに副菜や味噌汁もつくでしょう。そして食べ順の法則（56ページ）に沿ってキャベツ、味噌汁を先に食べることで、血糖値の上昇を軽減してあげましょう。食後に軽い散歩もプラスすれば完璧です。

また、最近ではコンビニでもめかぶやもずく酢を置いているところがあります。外食するときは、店に行く前にこれらを1パック食べる習慣をつけてはどうでしょう。手早く食べられ、食物繊維も豊富。血糖コントロールの便利アイテムとしておすすめします。

●単品より定食を

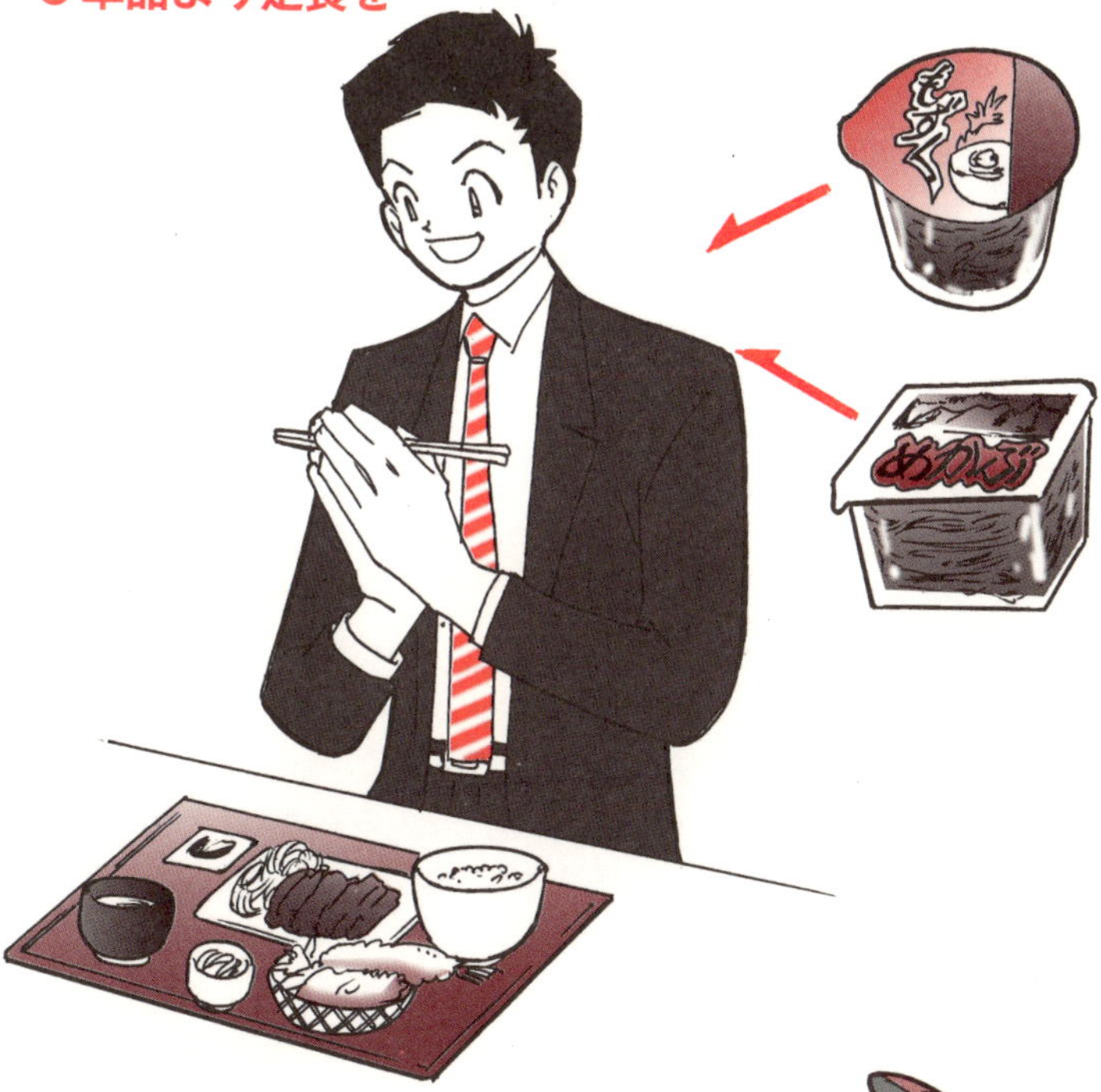

「外食に出かける前に、
もずく酢やめかぶを
食べましょう」と言われて、
「そんな現実離れしたことは無理」と
受け止めてしまう人も
少なくないでしょう。
血糖値の問題で悩んでいるなら、
まずその考えを捨ててください。
もずく酢やめかぶをとれば、
その後の外食での我慢が
軽減されるのですから、
試してみる価値は大いにあるはずです。

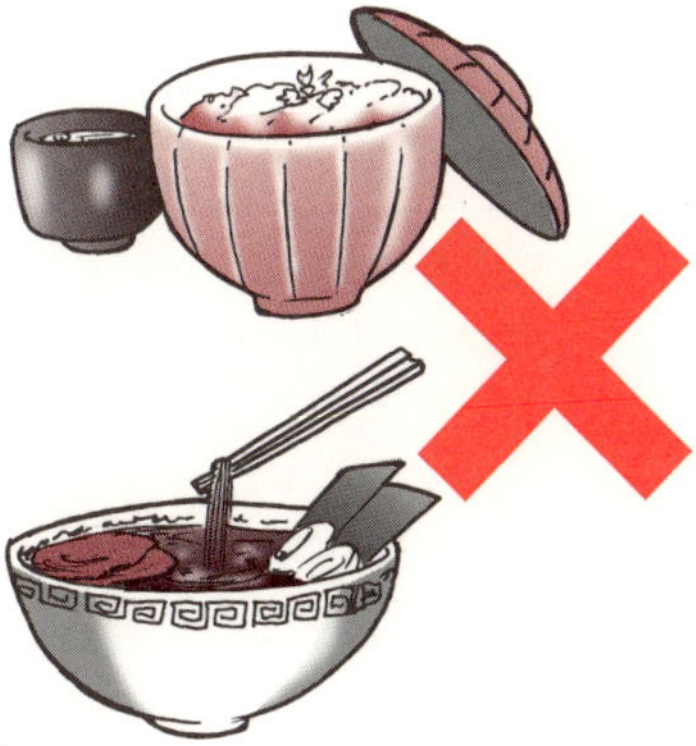

COLUMN 2

食事療法のおさらいクイズ！やってはいけない食事はどれでしょう？

次の食事のうち、最も好ましくないものはどれでしょう？

①職場のみんなと焼き肉の食べ放題の店へ。大好きなお肉をたっぷりいただきました。
②取引先の接待でおすし屋さんへ。中トロ、イカ、貝などのお刺身と焼酎の水割りを少々。
③残業で遅くなったので立ち食いうどん。帰りにコンビニに寄り、ポテトサンドと缶コーヒーを買って夜食にしました。

さっそく、答え合わせをしてみましょう。
①焼き肉なんてとんでもない、と思われますが実はそうでもありません。肉のGI値はそれほど高くなく、血糖値は拍子抜けするほど上がらないはず。肥満を招くので食べ過ぎは要注意ですが、網焼きの肉は脂肪が落ちるので、目くじらを立てることはありません。
②注目はおすしではなくお刺身を食べている点。炭水化物をとっていないので理想的な食事といえます。糖分の少ない焼酎を水割りにしているのも高評価です。
③一見、質素な食事に見えますが、時間がないとはいえ立ち食いうどんは最悪の選択。GI値の高い炭水化物を早食いして、食後血糖値は跳ね上がったはずです。さらに就寝前の夜食がいずれも血糖コントロールの大敵であることは、この章でご紹介したとおりです。

というわけで答えは③でした。皆さんの理解度はいかがだったでしょうか？　間違ってしまった人は第２章をもう一度おさらいしておきましょう。

第3章

糖尿病に効果的な運動・ストレッチ

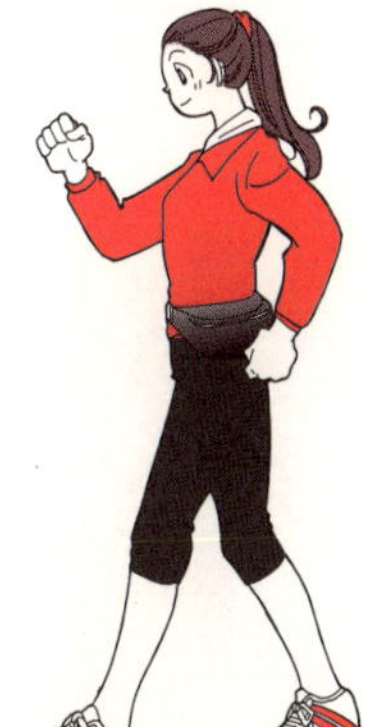

運動療法で血糖値が下がるワケ

Q 運動療法にはどんな効果があるの？

A 運動療法には、「急性効果」と「慢性効果」の2種類の効果が期待できます。

急性効果とは、運動の直後に現れる血糖値の低下です。運動をすると筋肉がエネルギーを必要とするため、血液中のブドウ糖が使われ、その分だけ血糖値が下がります。高血糖の人は、食後に血糖値が上がるとなかなか下がらないのが悩みのタネですが、そこで運動をすると食後血糖値の上昇を抑制することができます。

もう一方の慢性効果は、運動を長く続けることで現れる基礎代謝や基礎体力の改善です。筋肉がつくとインスリンの働きが向上し、血糖値が上がりにくくなります。また、血液中のブドウ糖を筋肉に取り込むためのたんぱく質が増え、効率よくブドウ糖が消費されるようにもなります。高血糖の天敵である肥満の解消にもなり、いいことずくめですね。

この章では、無理なく続けられる運動療法の裏ワザをご説明していきましょう。

●運動療法で期待できる２種類の効果

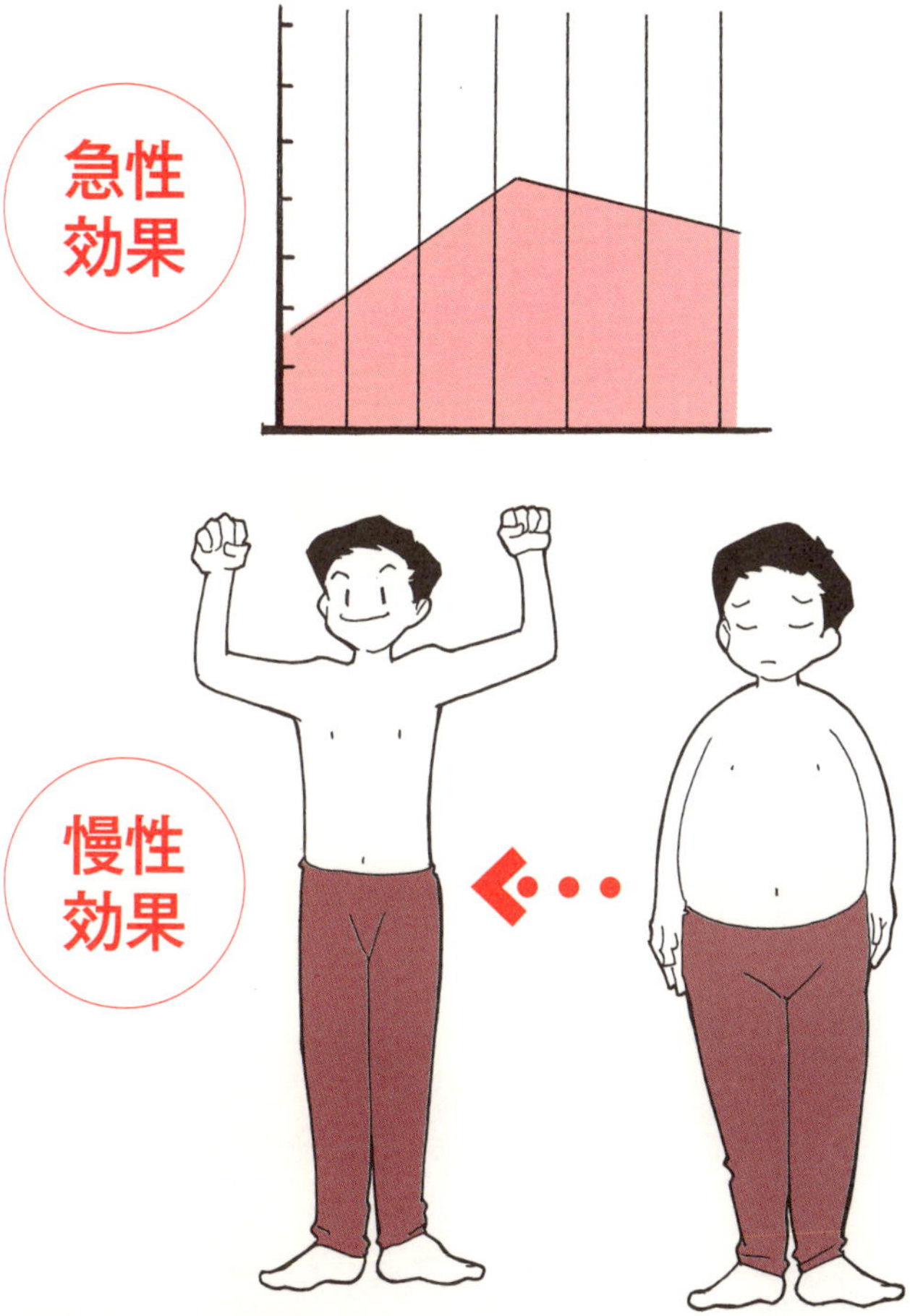

運動療法には、「急性効果」と「慢性効果」の
２種類の効果があります。
急性効果とは、運動の直後に現れる血糖値の低下で、
慢性効果は、運動を長く続けることで
現れる基礎代謝や基礎体力の改善です。

有酸素運動と軽い筋トレが基本

Q どんな運動をすればいいのですか?

A 血糖コントロールに適した運動は、「有酸素運動」と「軽い筋力トレーニング」です。有酸素運動はダイレクトに血糖値を下げる即効性があります。昔から「糖尿病は歩いて治す」といわれるように、有酸素運動のなかでもウォーキングは特に血糖コントロールに適しています。ほかに水泳やエアロバイク、ラジオ体操などもおすすめの有酸素運動ですが、場所・時間・器具など制約が付いてしまうのが難点。ウォーキングといっても毎日ちょこっと歩くくらいの意識でOK。これならすぐにできますよね。

さらに軽い筋力トレーニングをプラスすると、前項で説明した慢性効果が現れます。つまり筋肉をつけておけば黙っていてもエネルギーが消費され、血糖コントロールも自然な形で進みます。重いダンベルを上げる必要はありません。テレビを見ながら足を上げてみるとか、通勤電車でつま先立ちしてみるとか、そんなところから始めてみましょう。

●血糖値を下げる運動療法

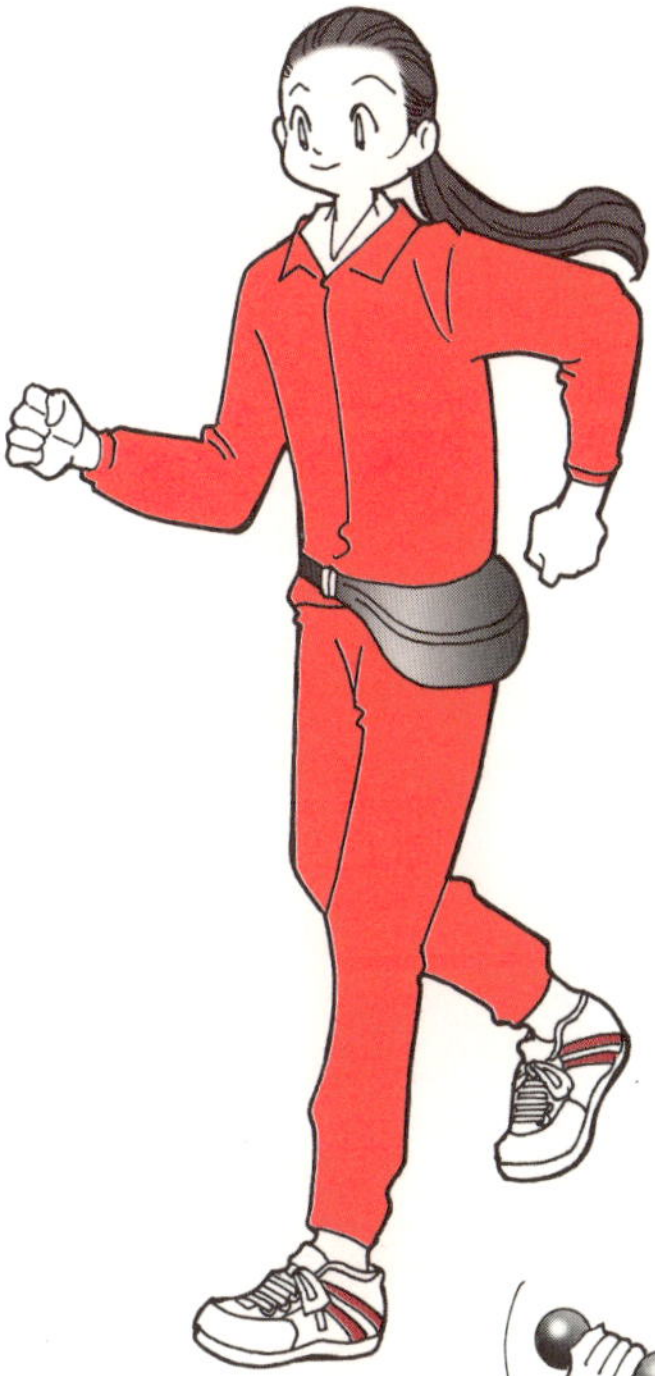

運動療法は大きく分けて、
「有酸素運動」と
「筋力トレーニング」の
２種類があります。
有酸素運動は血糖値を下げる
即効性があり、
中でもウォーキングは
特に血糖コントロールに効果的です。
有酸素運動に軽い筋力トレーニングを
加えると、前項で説明した
慢性効果が期待されます。

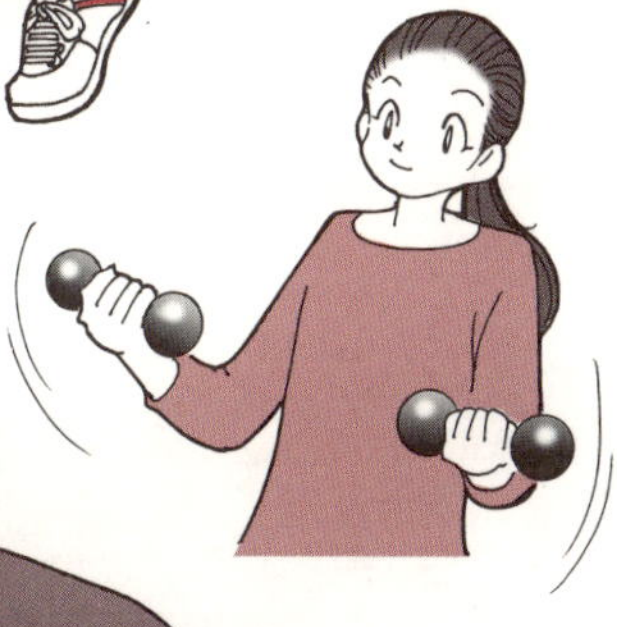

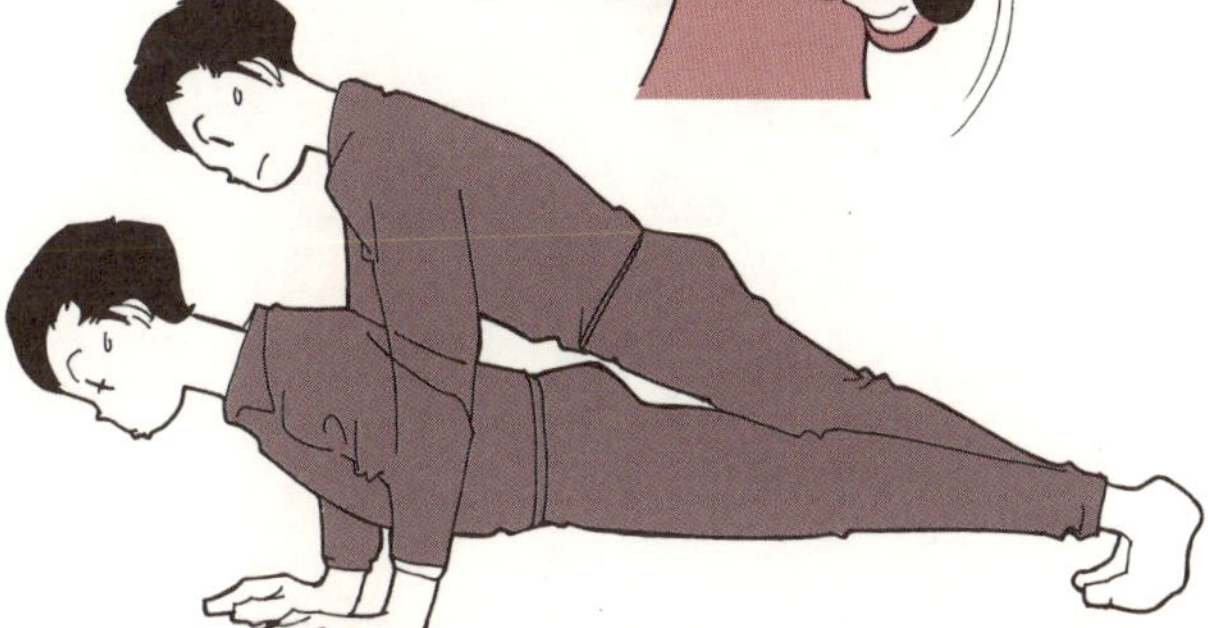

食後30分～1時間が運動するベストタイミング！

Q 食前、食後、寝る前？ 運動するならいつ？

A

運動を行う適切なタイミングは、食後30分～1時間（遅くとも2時間後）です。重要なのは、毎食後にいったん上がった血糖値をできるだけ下げてあげることです。通常、食後30分を経過すると血糖値が上昇してきます。そのタイミングを見はからって運動すればブドウ糖を効率よく消費でき、糖代謝を行うすい臓の負担も軽減できます。

1日のなかでは、特にランチ後に軽い運動やレクリエーション活動をするのが理想です。逆に食前の運動は非効率的です。最悪なのは、運動後にビールを飲んだりガッツリ食べてしまうケース。会社の帰りにジムで汗を流し、帰宅しておなかいっぱい食べて寝る。これでは運動の意味が半減してしまいます。

また、血糖値が上がったまま寝てしまうのもNG。夕食を食べ過ぎたり、接待でお酒を飲み過ぎたときには遠回りしたり、少し散歩してから帰宅しましょう。

●食後30分～1時間が運動を行うタイミング

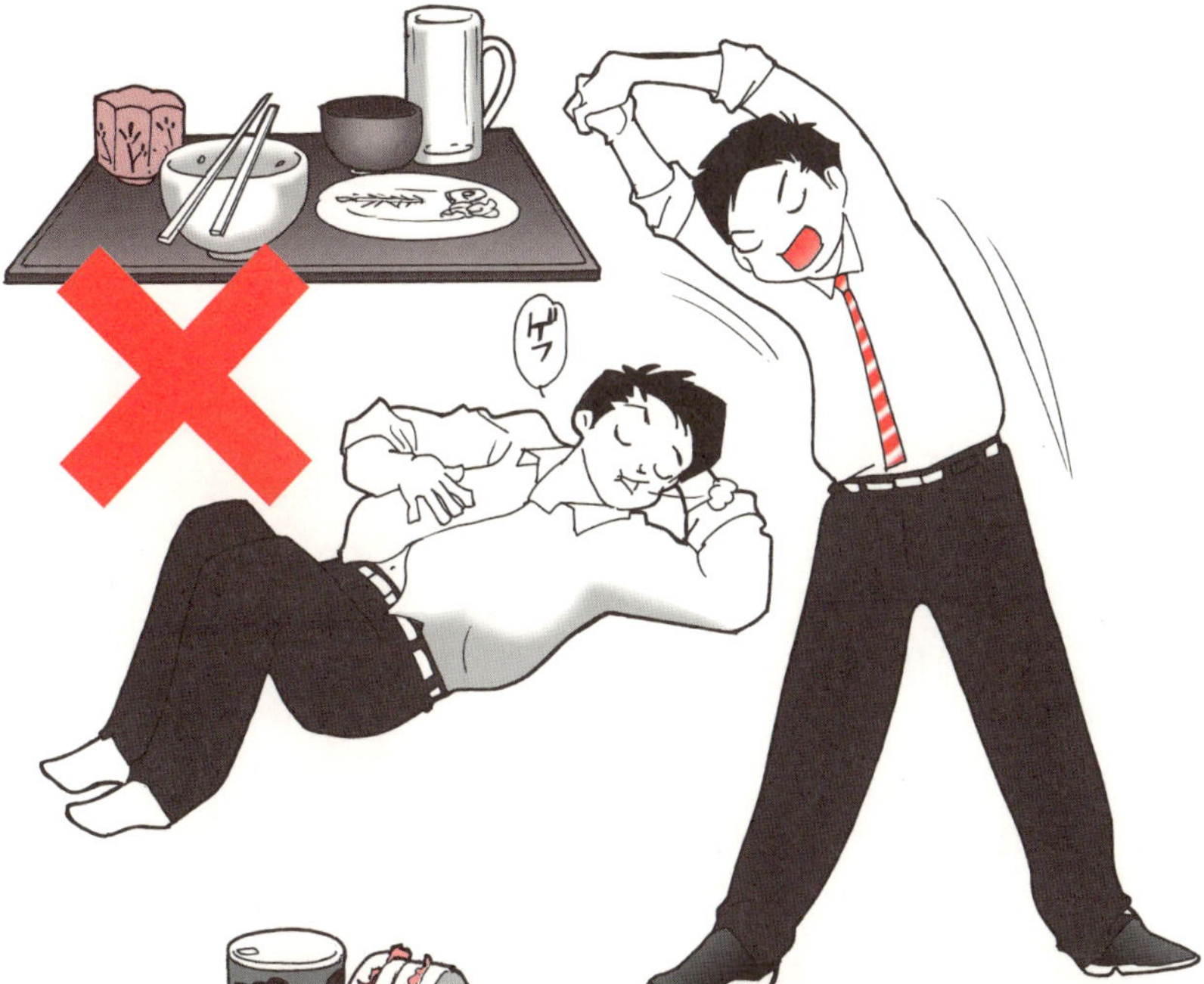

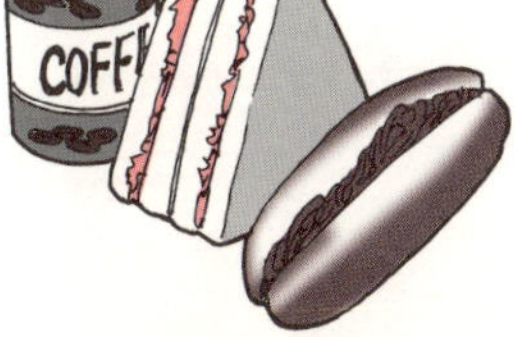

食後30分

通常、
食後30分を過ぎると
血糖値が上がってくるので、
そのタイミングで
運動をすると
ブドウ糖を効率的に
消費できます。

目安は1日10分×3回毎日ちょこちょこがポイント

Q どれくらい運動すればいい？ 適切な運動量は？

A

運動療法というと、ハードルが高く感じられるかもしれません。いきなり生活リズムを変えるのも、そう簡単にはいきませんよね。でも、運動をしなきゃいけない、歩かなきゃいけないと難しく考えないでください。大切なのは、無理なく続けることです。よく、「1日30分以上の運動をしましょう」といわれますが、実際は、1回10分以上の運動をすることで血液中のブドウ糖は燃え始めます。ですから、「1日に10分×3回」でも効果はあるのです。そう考えると日常生活のなかでも何かできそうですよね？

あとは、「今夜は食べ過ぎたから少し余計に運動してから寝よう」というように、その日の食事量に比例して、自分で運動量を調整できればパーフェクトです。

運動をライフスタイルに上手に取り入れることが長続きの秘訣。ほんの少しの時間でもいいので、毎日ちょこちょこ体を動かす意識を持ちましょう。

●100kcal 消費する運動と時間（体重 60kg の場合）

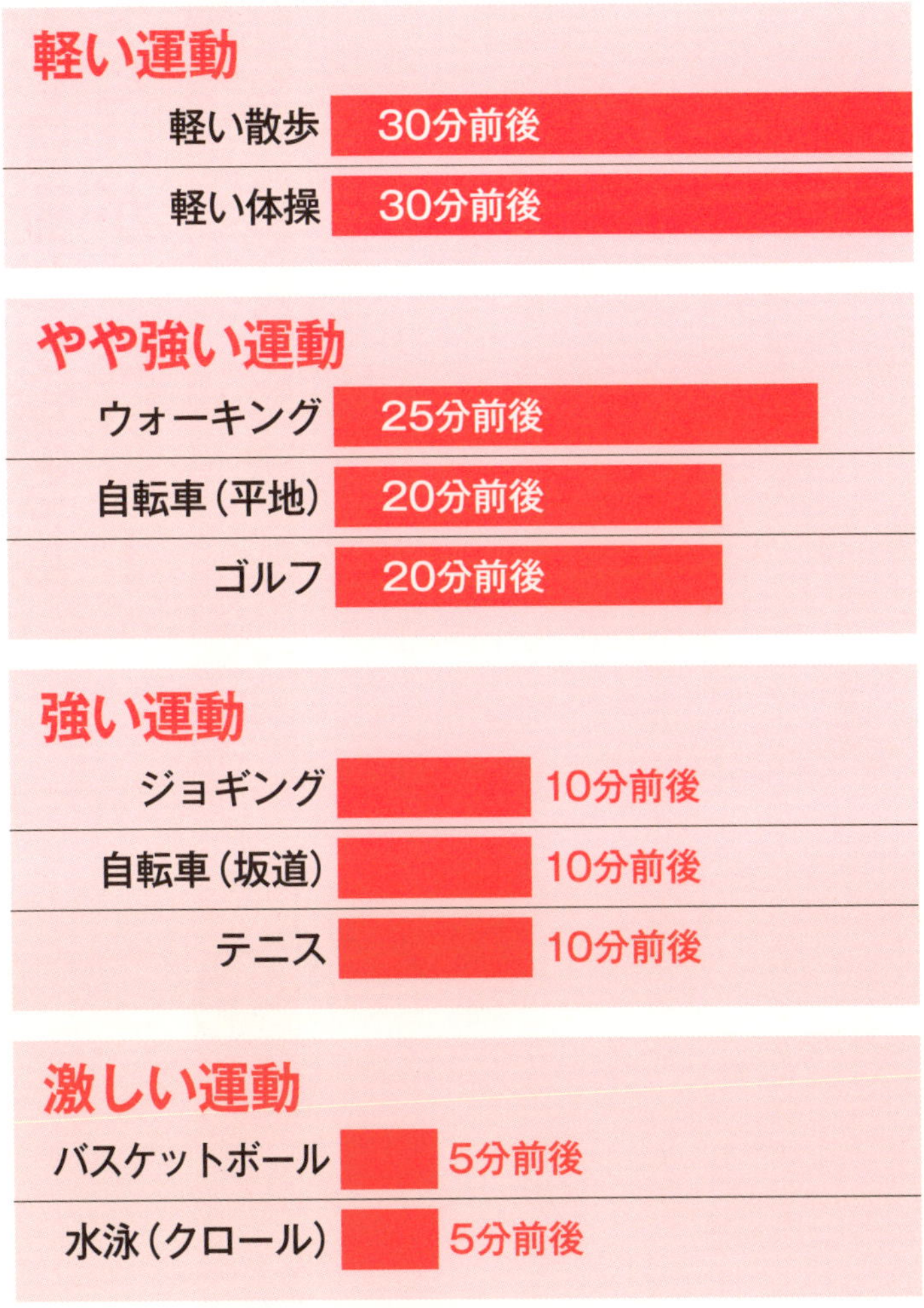

軽い運動
軽い散歩
30分前後
軽い体操
30分前後
やや強い運動
ウォーキング
25分前後
自転車（平地）
20分前後
ゴルフ
20分前後
強い運動
ジョギング
10分前後
自転車（坂道）
10分前後
テニス
10分前後
激しい運動
バスケットボール
5分前後
水泳（クロール）
5分前後

参考資料：日本糖尿病学会編「糖尿病治療ガイド 2004-2005」（文光堂）

激しい運動は必要なし歩くだけが一番いい！

Q ジョギングとウォーキング、どっちがいい？

A ウォーキングをおすすめします。歩くだけの軽い運動が最も適しています。運動がいいとはいっても、実は激し過ぎると逆効果になりかねません。同じ有酸素運動でも、ジョギングやテニスなどのように激しく体を動かすと、体は脂肪を燃焼させて血液中の活性酸素を増加させてしまいます。また、筋肉疲労によって乳酸が体内に蓄積され、体の酸性化を引き起こすことがあるのです。

ウォーキングを続けると、血液中のブドウ糖がエネルギーとして使われ、血糖値を下げる即効性があります。内臓脂肪が燃焼され、中性脂肪やコレステロール値も改善されます。正しい姿勢で歩くことで肩こりや腰痛も改善し、さらにストレス解消、老化防止など、さまざまな効果が期待できます。

一番の魅力は気軽さですね。散歩感覚でいいのです。今日から歩き始めましょう！

●正しいウォーキングフォーム

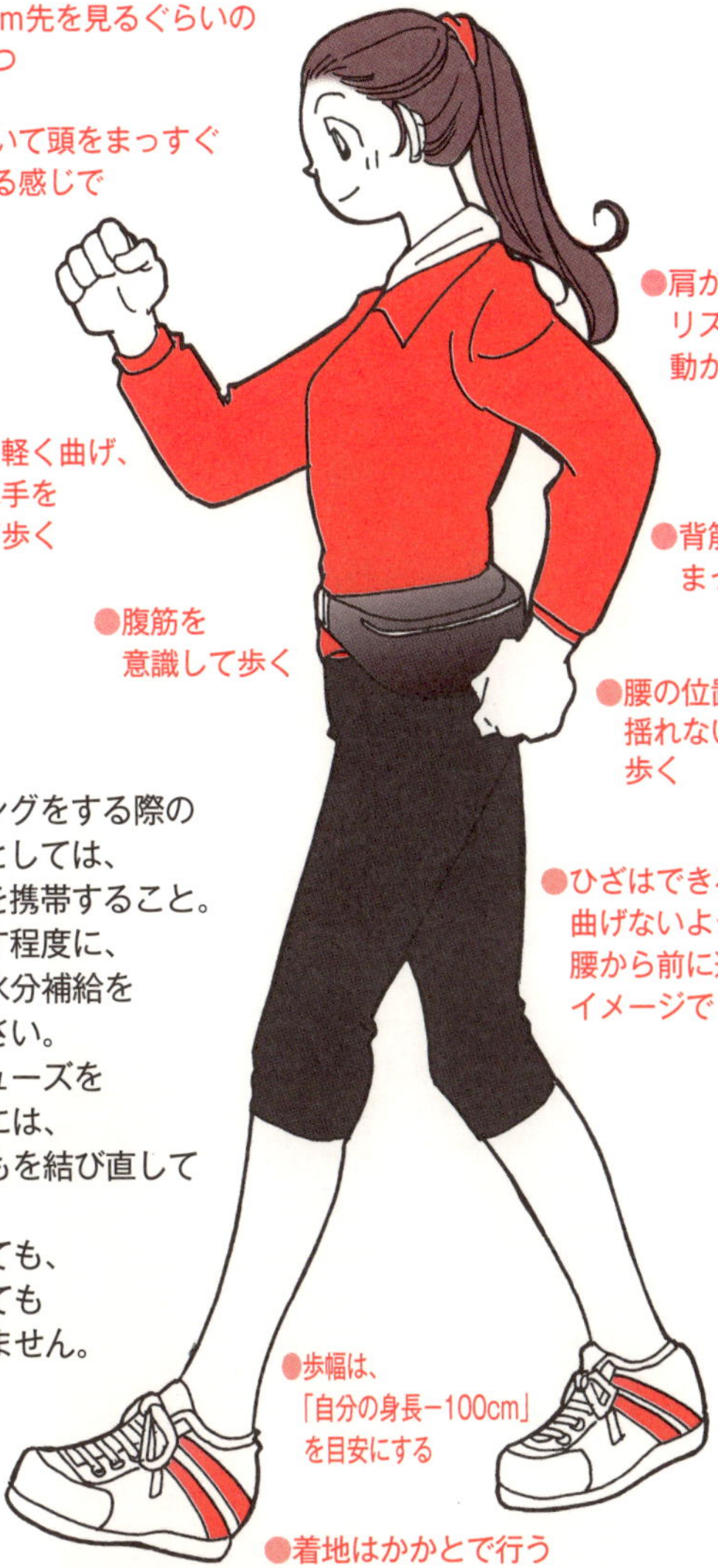
●10～15ｍ先を見るぐらいの目線を保つ
●あごを引いて頭をまっすぐ上に引っ張る感じで
●肩から腕をリズミカルに動かす
●ひじを軽く曲げ、前後に手を振って歩く
●背筋はまっすぐに
●腹筋を意識して歩く
●腰の位置が上下に揺れないように歩く
●ひざはできるだけ曲げないようにし、腰から前に運ぶイメージで
●歩幅は、「自分の身長−100cm」を目安にする
●着地はかかとで行う

ウォーキングをする際の
注意事項としては、
まず、水を携帯すること。
口を濡らす程度に、
こまめに水分補給を
してください。
また、シューズを
履くときには、
必ず靴ひもを結び直して
ください。
ゆる過ぎても、
きつ過ぎても
良くありません。

いつもの通勤や家事の時間を運動タイムに転換する

Q 時間もないし、わざわざ運動する気になれない

A 「遠回り健康法」はいかがでしょう。いつもの通勤路をちょっと変えて遠回りしてみる。ひとつ手前の駅で降りて歩いてみる。少し遠いスーパーに行ってみるなどです。それまで知らなかった近所の公園や安い店など、新しい発見に出会える楽しみもあります。

その時間も惜しければ、「脱エスカレーター」です。駅やビルのエスカレーターに乗っている時間がありますよね。せめてエスカレーターの上を歩きましょう。続けていると体が軽く感じられます。そうなったら、もうラクラク階段を歩けるはず。階段の上り下りは1分間で6kcalも消費できます。素晴らしい運動ですね。

休日は家事を手伝いましょう。お風呂掃除、窓拭き、布団干しなど、家事の消費カロリーもかなりのもの。犬を飼ってみることで、散歩の習慣が身についたという人もいます。

このような簡単な工夫で、いつもの生活を運動に転換してしまいましょう。

●通勤時間や家事でも運動はできる

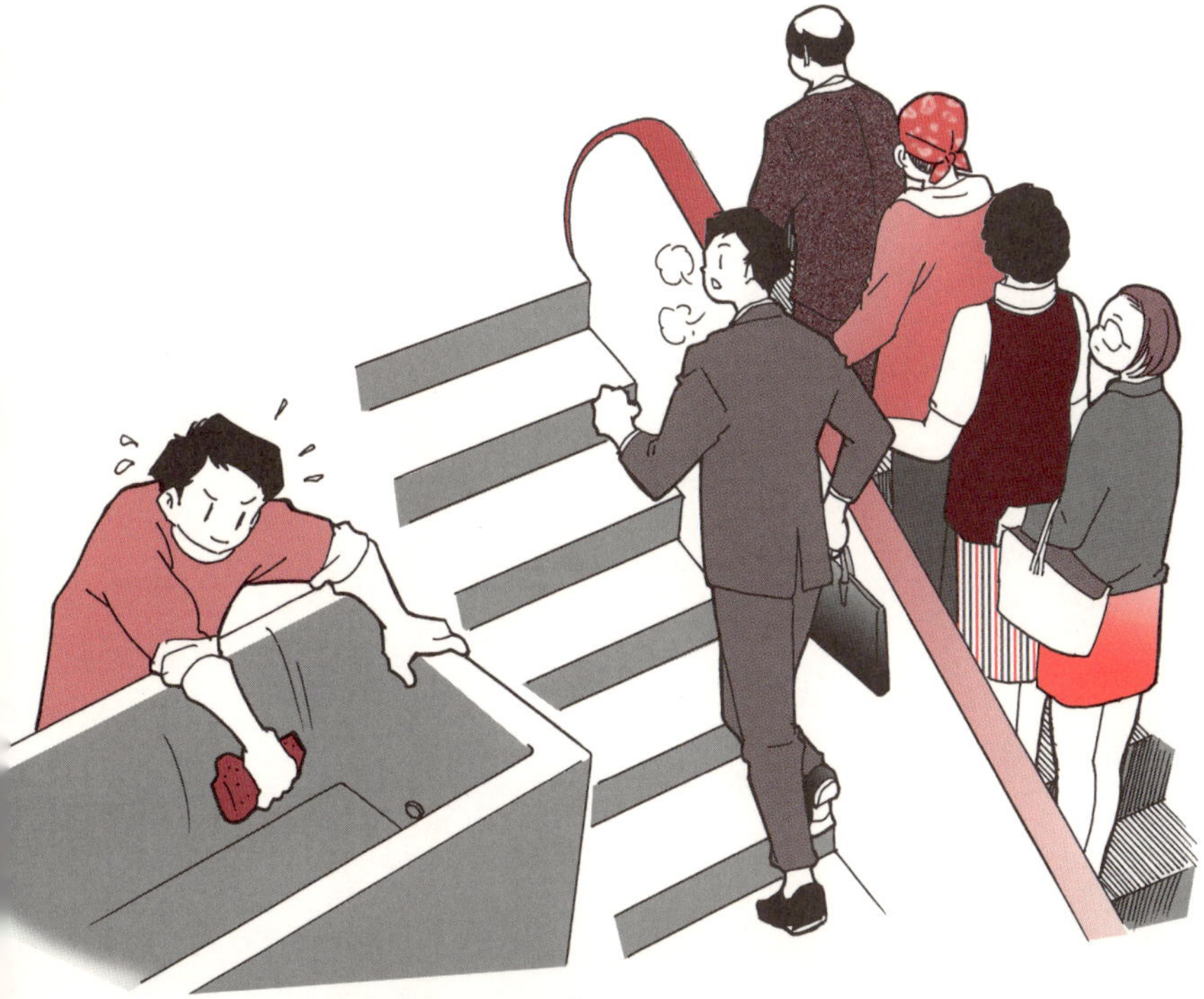

通勤するときも運動はできます。
いつも利用する駅よりひとつ手前の駅で降りて歩くとか、
エスカレーターは使わず階段を利用するなど
いろいろ工夫してみましょう。
また、家事では風呂掃除や窓拭きなどが、
思いのほかカロリーが消費できます。

家でごろ寝しながらでも筋力はつけられる

Q 運動は嫌いだし、外に出るのも億劫なのですが？

A 血糖コントロールには運動がいいと分かっていても、体を動かすのは苦手。家でゴロゴロしていたいという人の気持ちも分かります。

でも運動は、家で寝転がったままでもできます。

たとえば、床に仰向けで寝て、足と腕を上に上げてぶらぶらさせてみてください。これは「ゴキブリ運動法」なんて呼ばれますがけっこう運動になります。また、両ひざを抱えて腰を支点にゴロゴロ転がると腹筋や背筋のトレーニングになります。簡単でしょう？

テレビを見ながらペットボトルを持ち上げたり、ゴムボールを握るだけでも筋力を高めます。イスに座っているときなら、ひざをそろえて上下させると足の筋肉が鍛えられます。

運動や外出が苦手な人は、特に筋力ダウンには注意が必要です。この章の後半に、家でできる簡単な体操を紹介しますので、少しずつトライしてみてください。

●室内でできる筋肉トレーニング

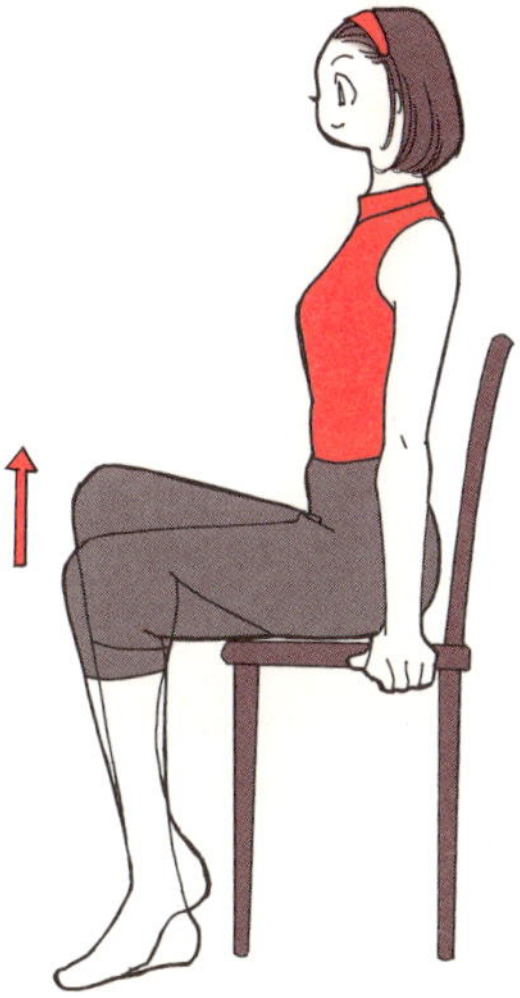

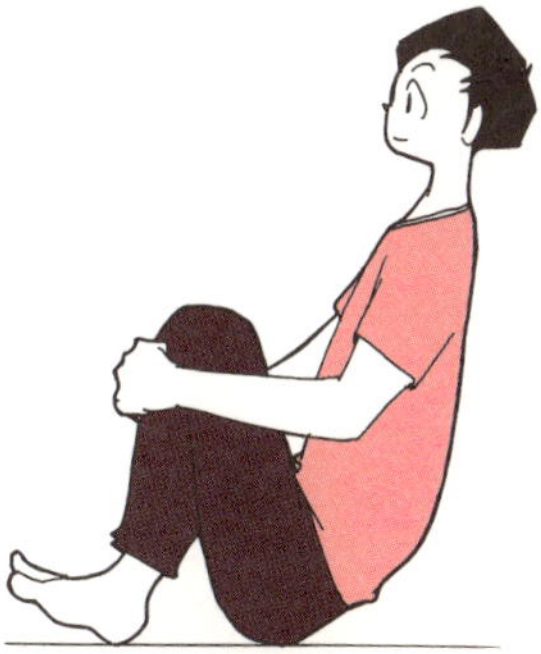

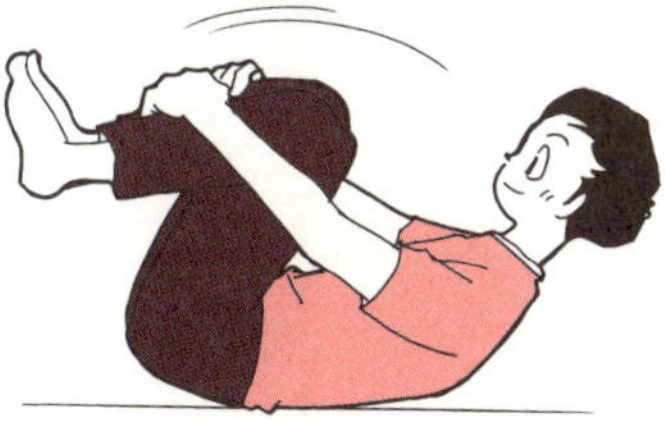

●イス体操

イスに浅く座り、
ひざをそろえて上下させます。
手は両脇に置き、
イスの座面を持ちます。
上げ下げ 10 回で 1 セットです。
次に足を伸ばして
左右交互に上下させます。
こちらも 10 回で 1 セットです。

●だるまストレッチ

仰向けに寝て、両ひざを抱え、
上下に転がります。
3回に1回起き上がり、
お尻を支点にして、
足を床につけずに停止します。
静止 5 回で 1 セットです。

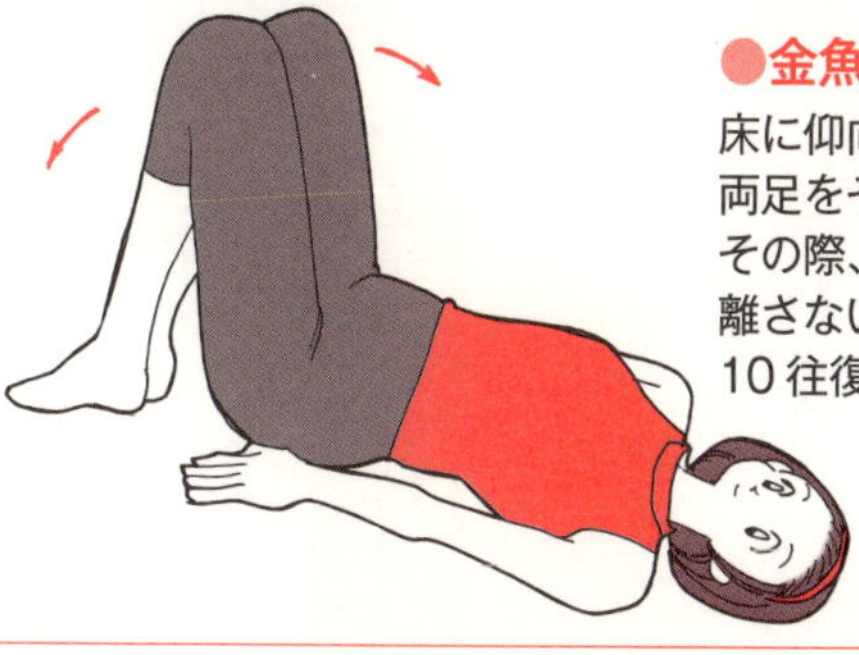

●金魚体操

床に仰向けに寝てひざを立て、
両足をそろえて左右に揺らします。
その際、肩は床から
離さないでください。
10 往復で 1 セットです。

移動時間にこっそり車内トレーニング

Q 長い通勤時間にできることはないですか？

A その気になれば、通勤電車は格好のトレーニングジムになります。電車内ではなるべく立ちましょう。電車の揺れは程よいバランスキープ運動になります。つま先立ちも足の筋肉を引き締めるのに効果的です。

また、棚の横棒や吊り革をうまく利用すれば、ちょっとした筋力トレーニングも可能です。次ページ以降にいくつかアイディアを紹介しますので、ぜひ参考にしてみてください。

ただし、ずっと立っている必要はありません。1駅分から始めて、2駅分、3駅分…と、だんだん時間を長くしていくといいでしょう。

最初から毎日行うのがきついようでしたら、週2～3日だけ「車内トレーニングデー」を決めてしまいます。一気にやらず、無理なく習慣化することを心がけてください。

なお混雑時は避け、他の人の迷惑にならないようマナーと安全を守って行いましょう。

●簡単にできる通勤電車トレーニング

●横棒引き＆手のひら押し

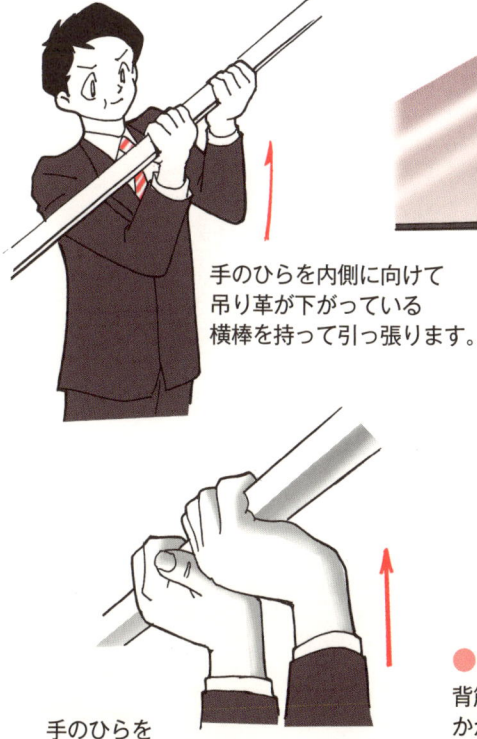

手のひらを内側に向けて
吊り革が下がっている
横棒を持って引っ張ります。

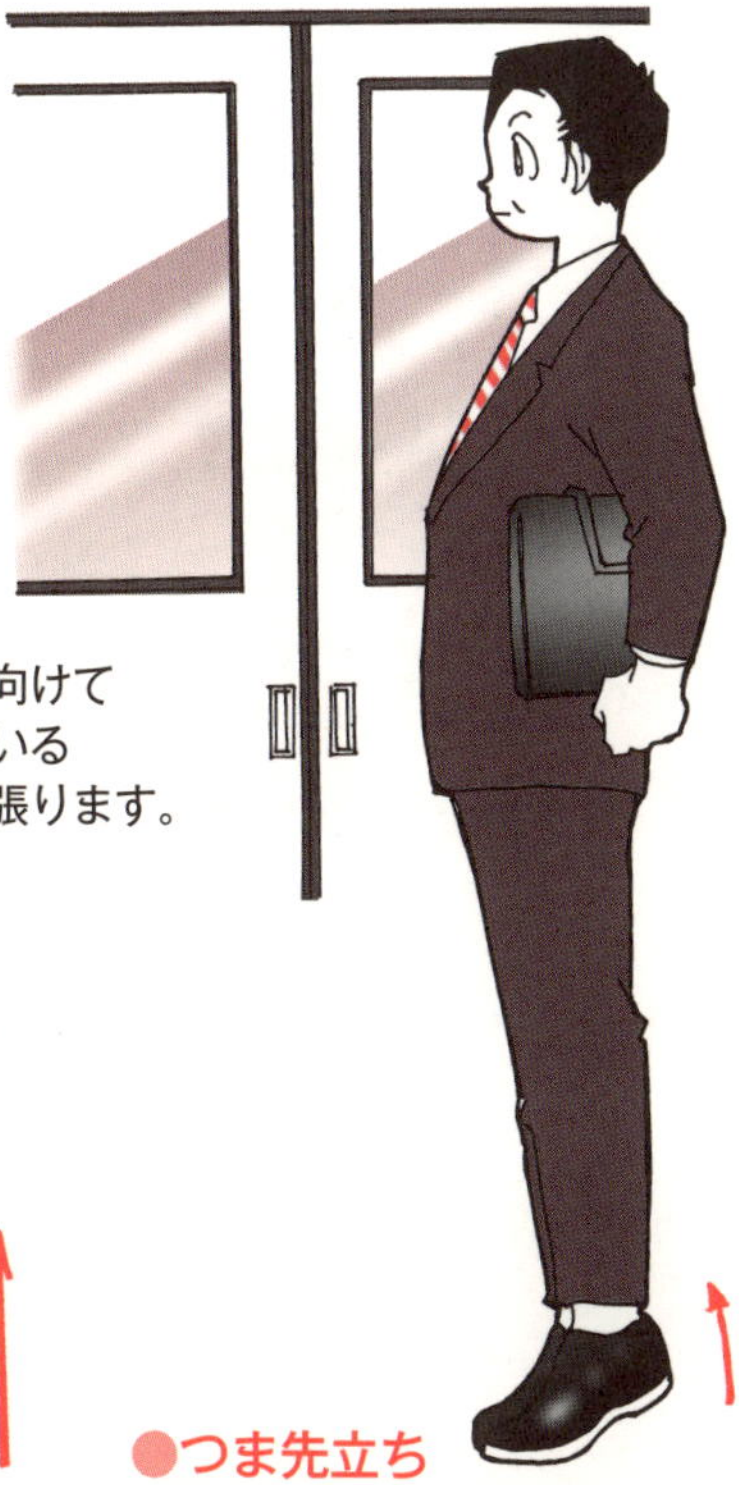

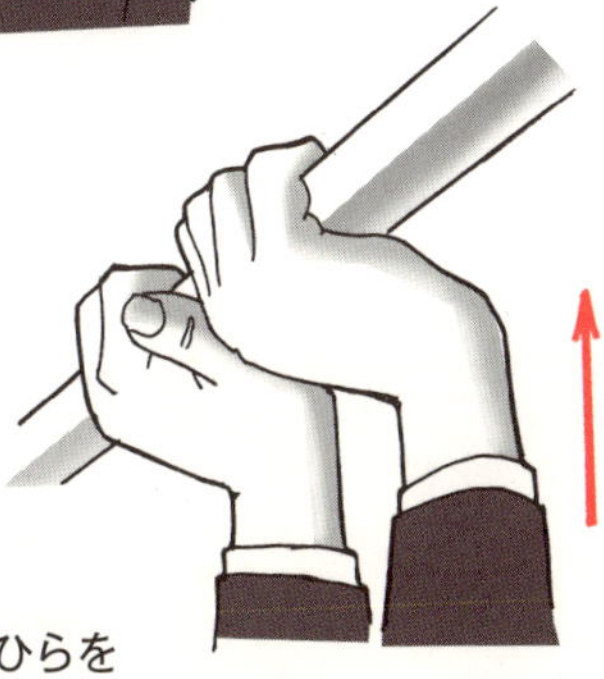

手のひらを
向こう側に向けて
横棒を持って押します。

●つま先立ち

背筋をなるべく伸ばし、
かかとを浮かせて、
足の親指のつけ根近くの
ふくらみ部分（拇指球）で
立ちます。

● ドア近くで上半身を前傾・後傾

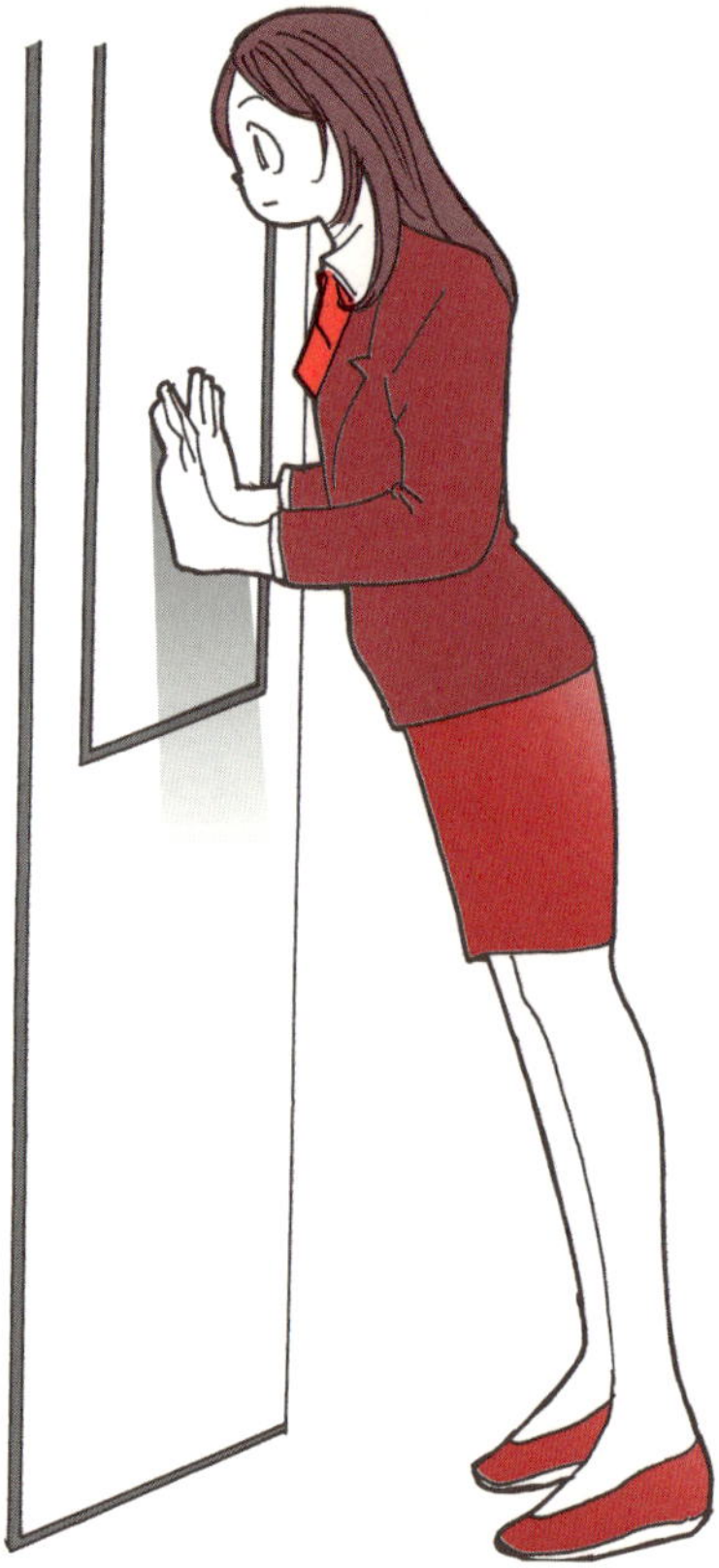

ドアの近くで体を支えながら、
腹筋に力を入れて
上半身を前傾させます。

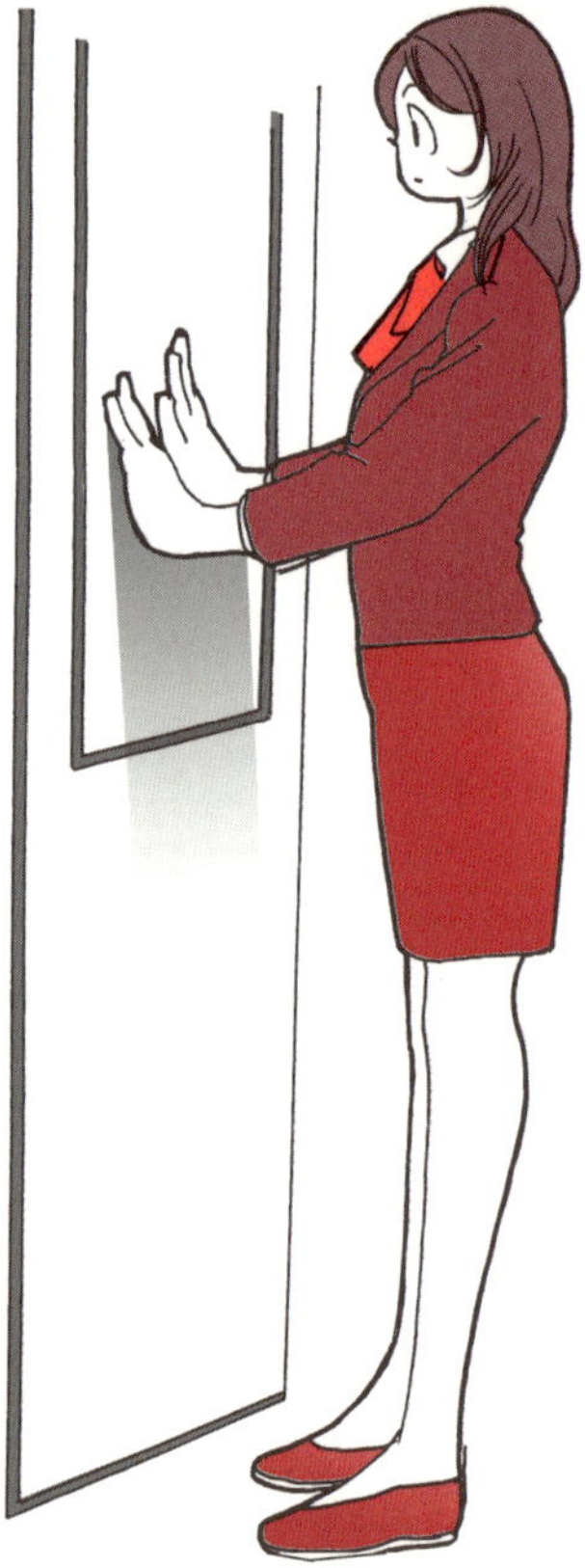

次に同じように
上半身を後傾させます。

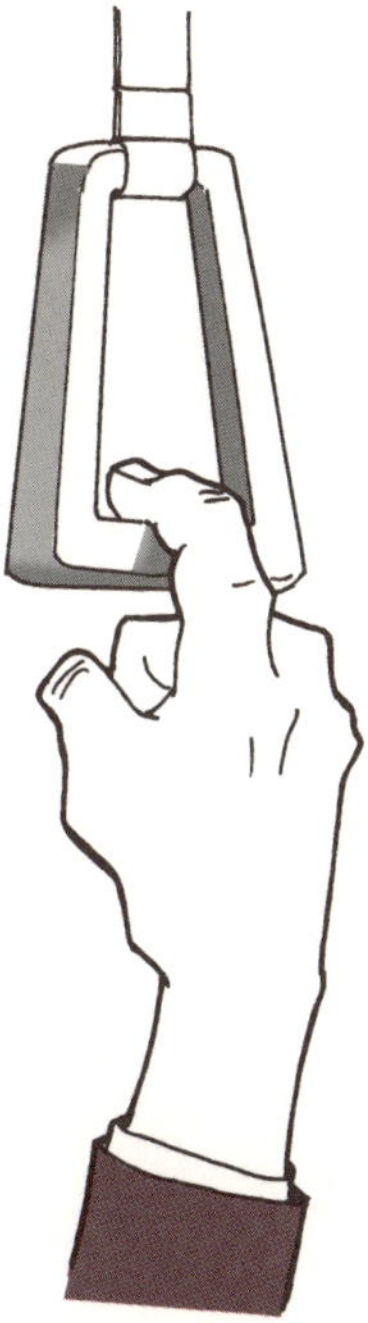

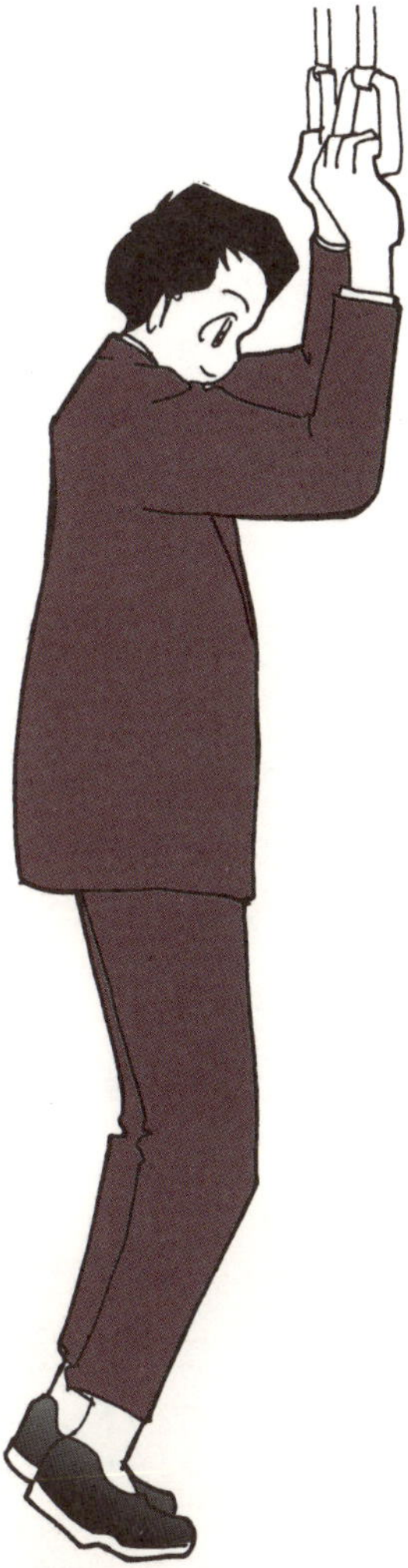

●電車内バランス運動

走っている電車内で、どこにも
立っていられるようにしましょう。
まず、吊り革に指１本で
つかまった状態でバランスをとります。
次にどこにもつかまらず、
自分の体だけでバランスをとります。
この運動では、バランス能力が向上し、
特に足裏筋が鍛えられ、
太ももや股関節周りの
筋肉強化になります。

●吊り革両手引き

両手で吊り革を持って引っ張り、
腹筋を締めるように
おへそのあたりを見ます。
腕から肩の筋肉を鍛えます。

まとめ買いをやめると健康になる!?

Q 家事が忙しくて運動ができないのですが?

A 掃除や洗濯、買い物に炊事と、主婦の方は日々の家事をこなすだけでもかなりの運動をしているといえます。

家の中でもこまめに体を動かすことで基礎代謝量はアップしますので、エネルギー消費が高まり、血糖コントロールも自然な形で働くようになります。家事を健康エクササイズととらえて意識的に行うと効果的です。たとえば、雑巾がけは腕だけでなく全身運動にもなり、おなかの引き締め効果もあるのですよ。男性もぜひ試してみてください。

また、買い物はウォーキングのビッグチャンス。スーパーや商店街を歩き回るだけでも10分や20分の運動はあっさりクリアできます。そこでおすすめしたいのは、「まとめ買いをしない」ことです。まとめ買いをすると、買い物に行く回数自体が減ってしまうからです。気分転換もかねてこまめに買い物に出かけ、健康と新鮮な食材を手に入れましょう。

●簡単な家事トレーニング

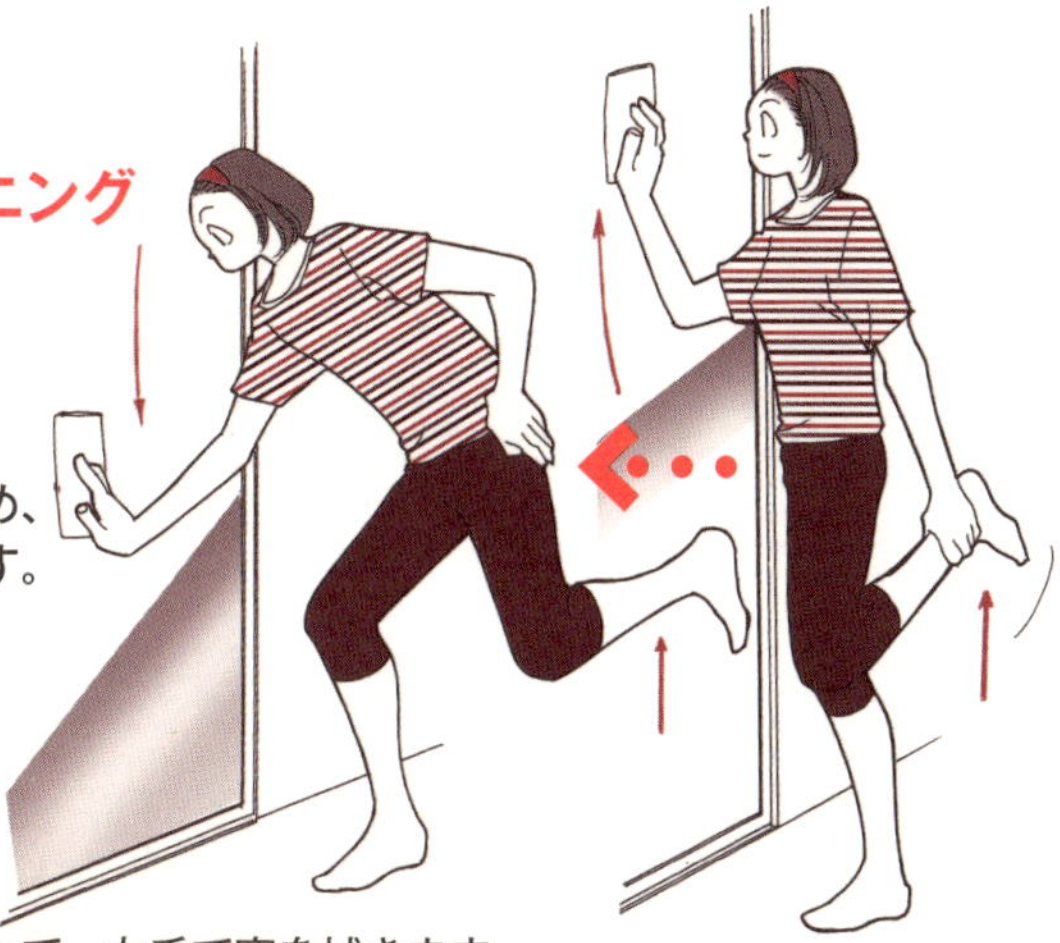

窓拭きバランス立ち

腕、足、腰をはじめ、全身運動になります。

①右足で立って右手で窓を拭きます。
②次に左手で窓を拭きます。
③続いて左足で立って、左手で窓を拭きます。
④次に右手で窓を拭きます。

買い物袋トレーニング

荷物の入ったスーパーの袋をダンベル代わりにして上半身と腕を鍛える運動です

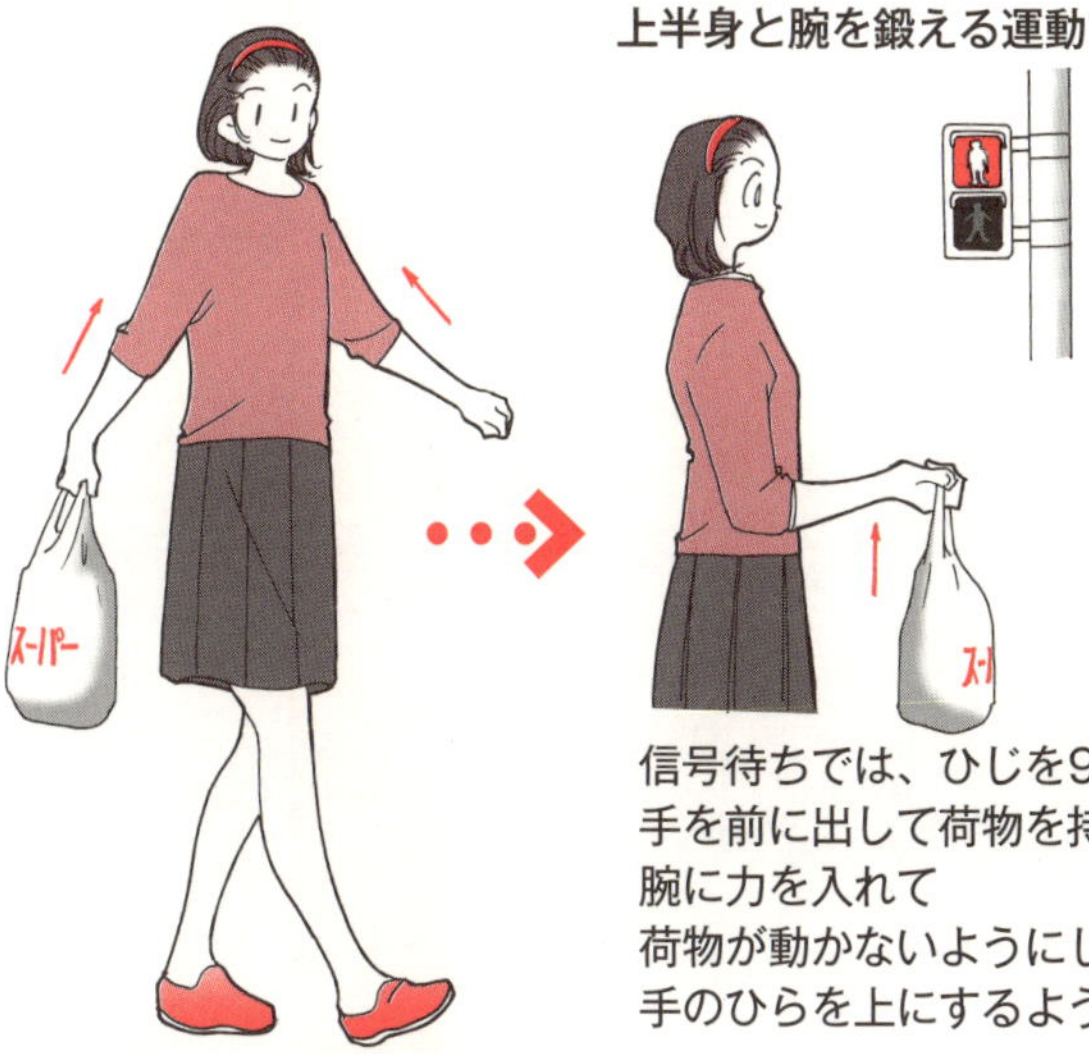

信号待ちでは、ひじを90度に曲げて
手を前に出して荷物を持ち、
腕に力を入れて
荷物が動かないようにします。
手のひらを上にするようにしてください。

体の脇をぴんと張った状態で、
体をまっすぐにして歩きます。

糖代謝を助ける「手」のツボ

Q 血糖値が下がるツボがある？（手）

A ツボ刺激は血糖コントロールに効果があるという報告があります。

手の甲にあるツボ「腕骨」は、古くから糖尿病の治療に使われてきました。ひじの痛みに効くツボとして知られていますが、糖代謝を助け、内分泌系の働きも促進します。

中指の先にある「中衝」は、全身の血液循環と糖代謝を促し、血糖値をコントロールしやすくするツボとして知られています。末梢部の血流を良くして糖尿病の合併症を予防するほか、血圧を下げたり、高血圧に伴う胃痛、頭痛、めまい、耳鳴り、不眠などを緩和するといわれています。

効果を上げるためには専門医の指導を受けるのが一番ですが、手のツボ刺激は、いつでもどこでも気軽に行えるのが利点です。自分で行う場合は、食事の前後や、入浴前後はなるべく避けて、毎日続けることが大切です。

●糖尿病に効く手のツボ

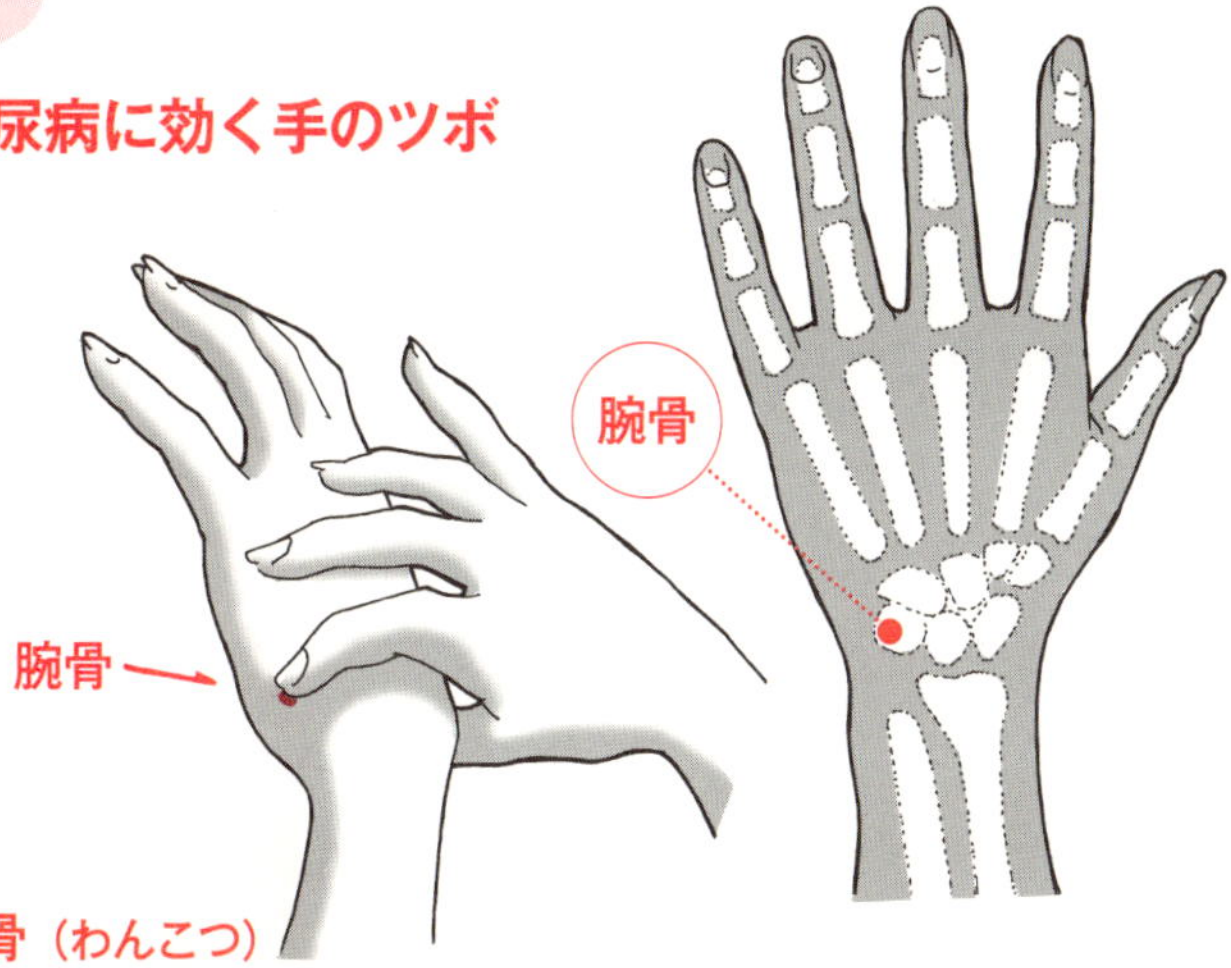

●腕骨（わんこつ）

小指の側の手首に近いところの骨の端にあります。

刺激法は、人さし指の先で垂直に押します。

または、ツボの皮膚をつまみ上げるようにして強めに刺激するか、軽くつねるようにしても結構です。１回５秒間、10 回行います。

●中衝（ちゅうしょう）

中指の爪の生え際の人さし指側にあります。

刺激法は、親指の先で垂直に押します。

朝と夜に、１回５秒間、10 回行います。

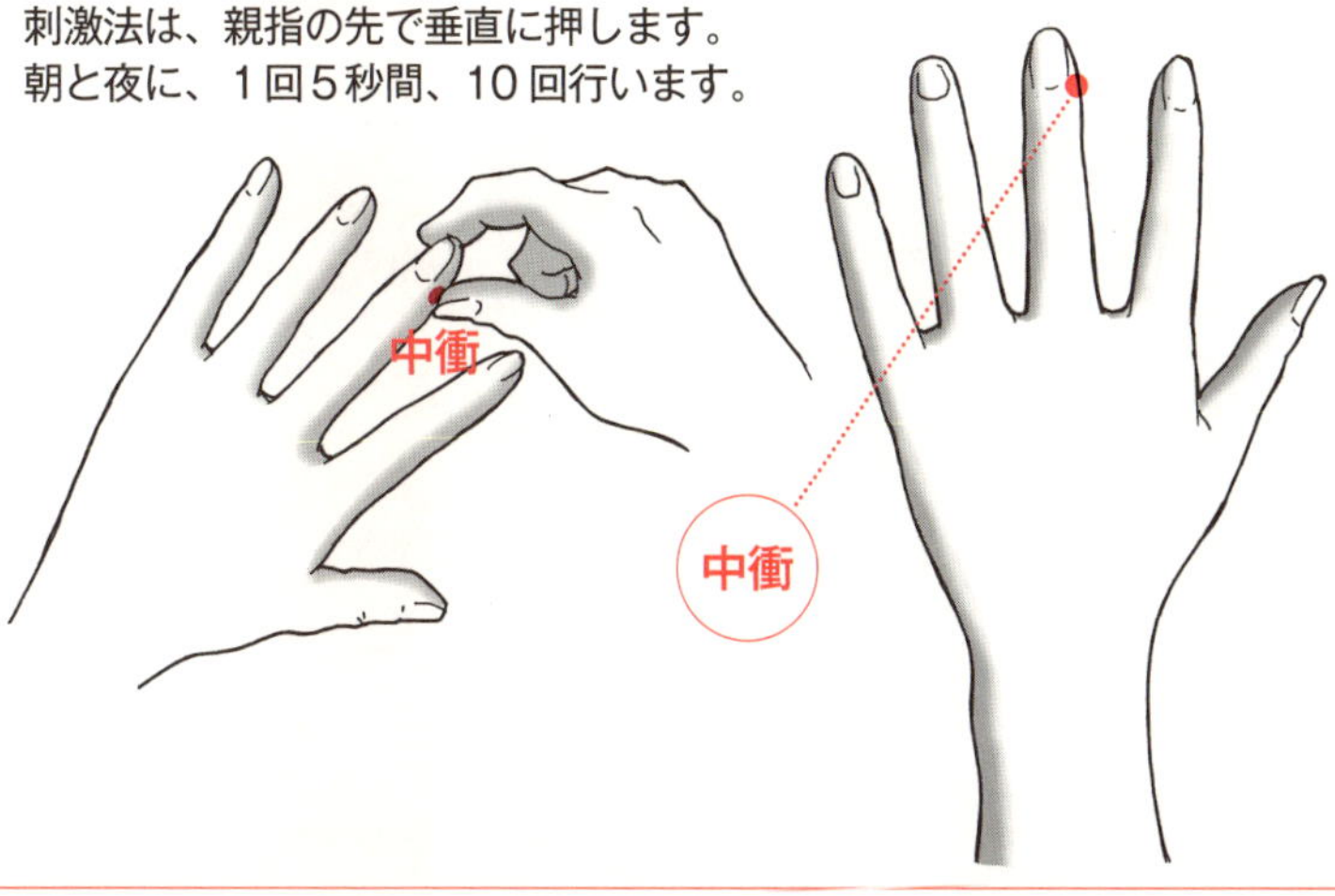

インスリン分泌を促す「耳」のツボ

Q 血糖値が下がるツボがある？（耳）

A

耳には14本のおもな経絡がすべて通り、全身に関わるツボが集中しています。体のさまざまな症状を改善する〝ツボの宝庫〟ともいわれ、高血糖に効くツボがあることもよく知られています。

耳たぶの上にある「内分泌」と「肺」のツボがその代表です。「内分泌」のツボは、インスリン分泌を促進する効果があり、血糖コントロールを助けます。一方の「肺」は食欲を抑える効果のあるツボで、肥満予防にも役立ちます。いずれも朝晩の毎日2回、忘れずに行いましょう。

なお、左右片方ずつでも同時でも差し支えありませんが、両方の耳を同じ回数ずつ刺激するよりも、どちらか気持ちいいと感じるほうを重点的に行うほうが効果が十分に得られます。

●糖尿病に効く耳のツボ

●内分泌

耳たぶの上にある切れ込みの縁の内側にあります。
刺激法は、つまようじ５本を束ね、
頭のほうを使って強めに押します。
３秒押して１秒休むをリズミカルに
繰り返して５分間刺激します。
左と右の両方を行いますが、気持ちいいほうをより長く行います。
朝と夜の２回行いましょう。

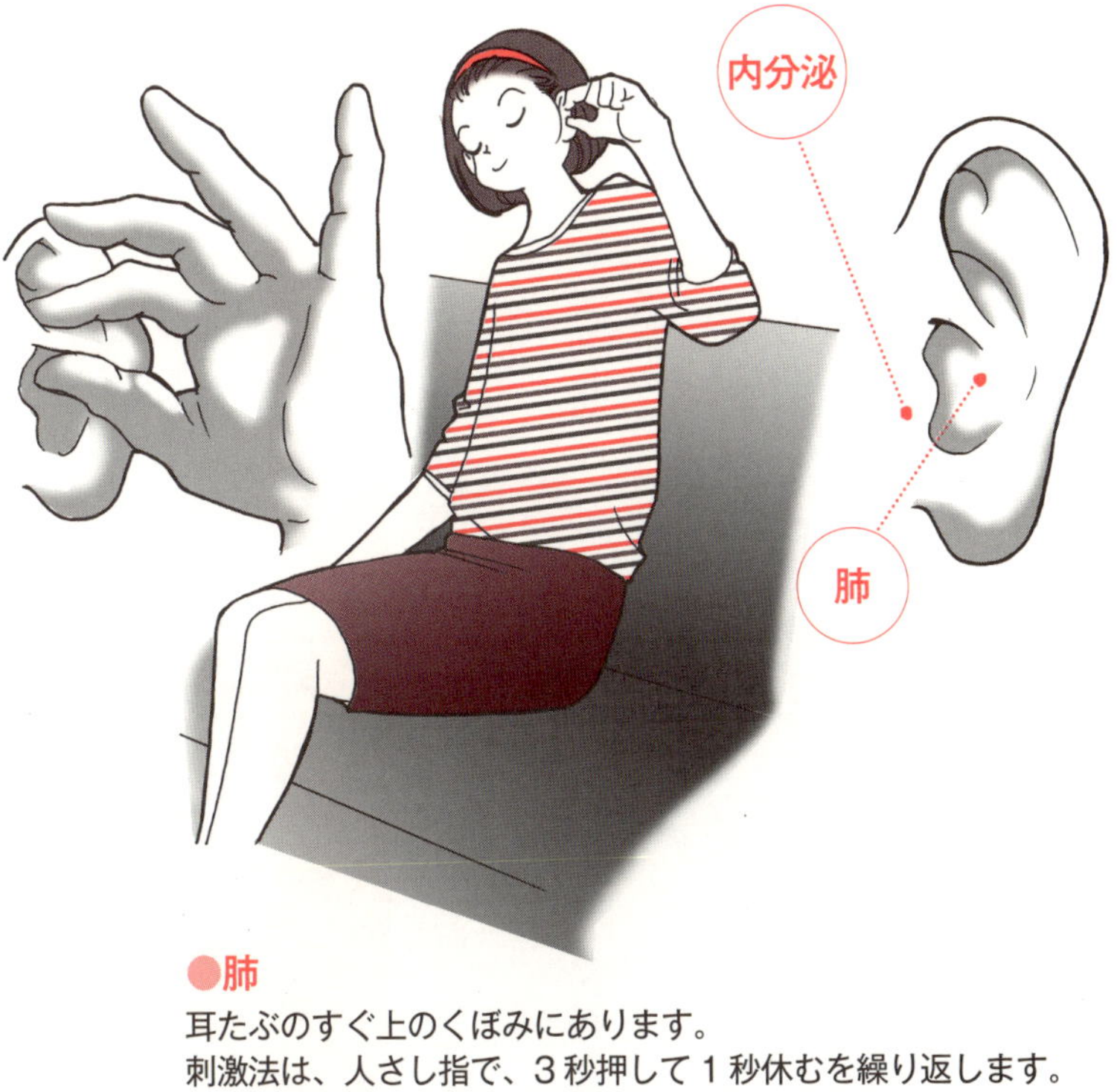

●肺

耳たぶのすぐ上のくぼみにあります。
刺激法は、人さし指で、３秒押して１秒休むを繰り返します。
朝と夜の２回、左右それぞれ５分間刺激します。

高血糖の症状を改善する「足」のツボ

Q 血糖値が下がるツボがある？（足）

A 疲れやすい、夜中に何度もトイレに行くようになった、という人には足のツボ刺激がおすすめです。

これらの症状は、高血糖により腎臓の働きが低下すると現れる症状です。そこで足にある腎経のツボを刺激することで正常な働きを取り戻しましょう。

足首にある「太谿（たいけい）」は、腎経の生命エネルギーが流れ込むツボとされています。この太谿を刺激すると、腎臓など循環器系のトラブルを改善する効果があります。

また、足の血行を改善して、高血糖によるだるさや疲れを取り除いたり、口の渇きを抑える効果もあります。

左足は左手で、右足は右手で刺激しましょう。温めると効果が上がるので、時間があるときは市販の簡単灸《きゅう》を使ってみるのも良いでしょう。

●糖尿病に効く足のツボ

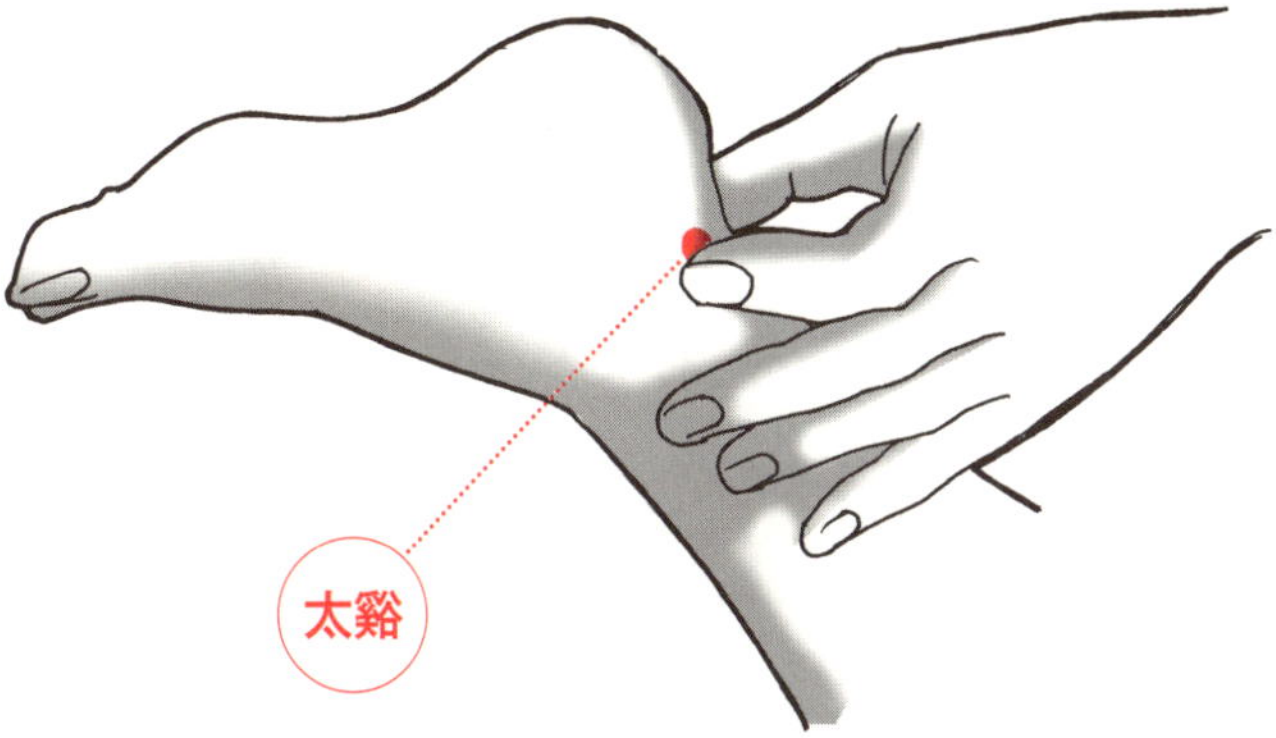

●太谿（たいけい）

足の内くるぶしと
アキレス腱の間にあるくぼみです。
刺激法は、親指の腹で
ずしんと響く感じがするまで
ゆっくりとかかとのほうに押します。
朝と夜の２回、３秒押して
１秒休むを繰り返し２分押します。
左足の太谿は左手で、
右足の太谿は右手で押すと
効果的です。

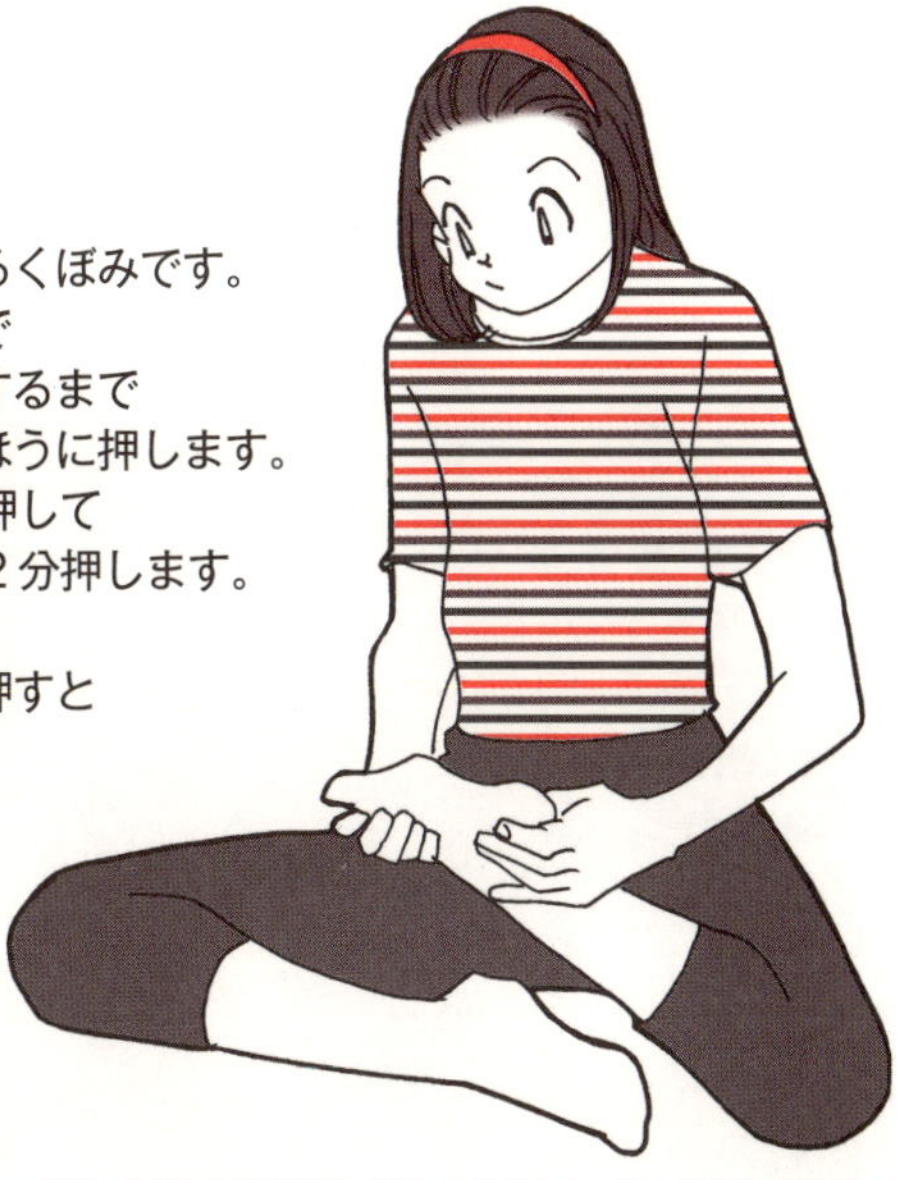

強い運動ができないときは「ごろ寝体操」

Q 体の弱いお年寄りはどうすればいいですか？

A

運動療法は、お年寄りや体の具合が悪い人にはなかなか困難な場合もあります。そんな方のために考案された、簡単で効果的な体操をご紹介しましょう。

「ごろ寝体操」は、名称のとおり、床に寝そべって手軽に行える体操です。足上げ動作と、ひざ抱え動作の2種類の運動で構成されています。

足上げ動作では、足の内側と外側の筋肉を鍛えます。普段から運動不足になっている人は足を上げただけで筋肉の震えを実感するでしょう。また、ひざ抱え動作では腹筋を鍛えることができます。これらの運動で使う筋肉はいずれも大きな筋肉なので、ケガの心配がなく、効果が上がりやすいという利点があります。

この体操には体の歪みを正す効果もあります。糖尿病の患者さんは背中を丸めている人が多いのですが、背筋をまっすぐに伸ばすと血糖値が改善するという例もあるのです。

●ごろ寝体操

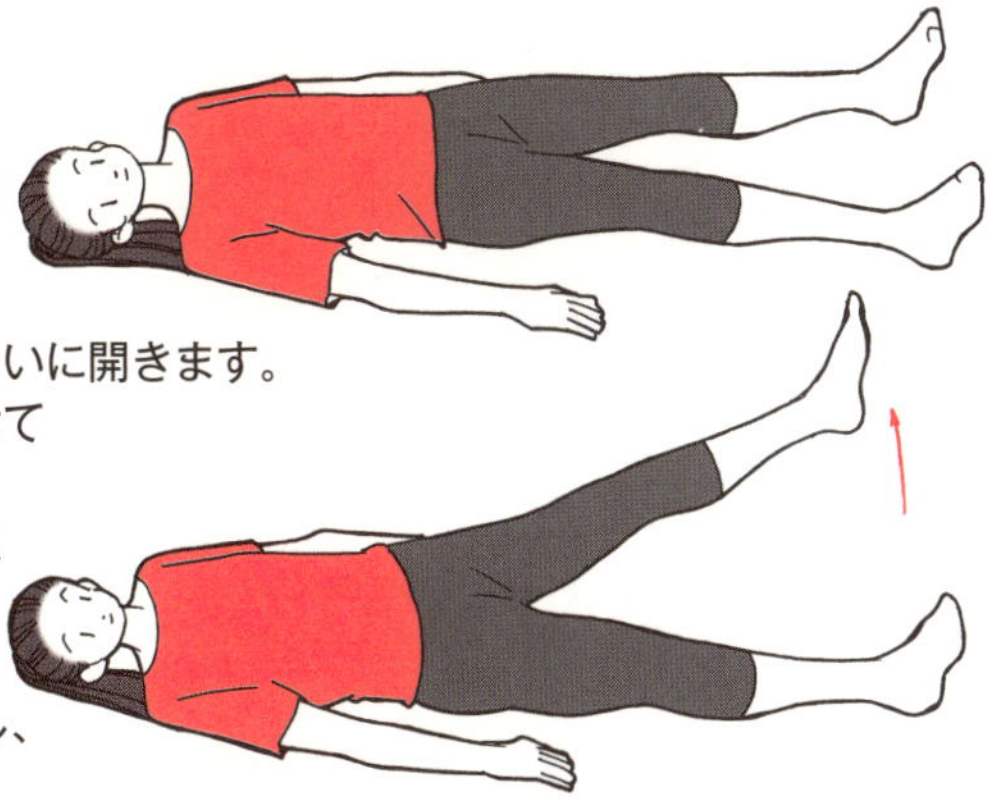

1.

足を肩幅と同じぐらいに開きます。
1、2の声に合わせて
左足を左斜め上に
30度の角度で上げ、
3、4で止めて、
5で下ろします。
これを5回繰り返し、
右足でも行います。

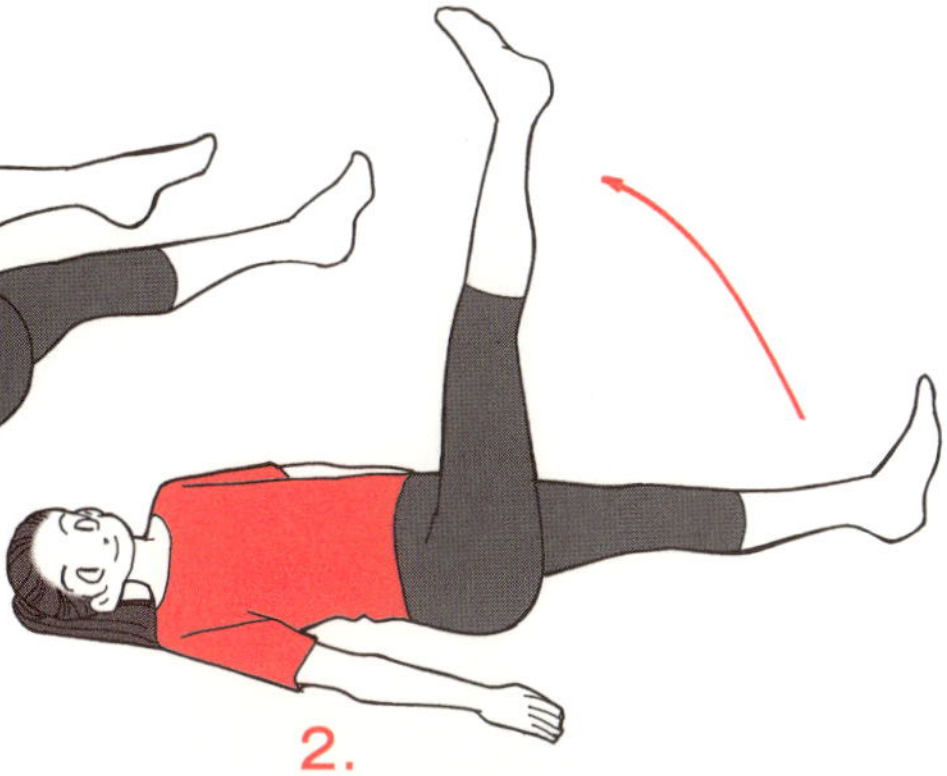

2.

次に足の幅をやや狭め、
右足を1、2で左足と
交差する角度に上げます。
角度は60度ぐらい。
3、4で止めて、
5で下に下ろします。
左足も同様に行います。

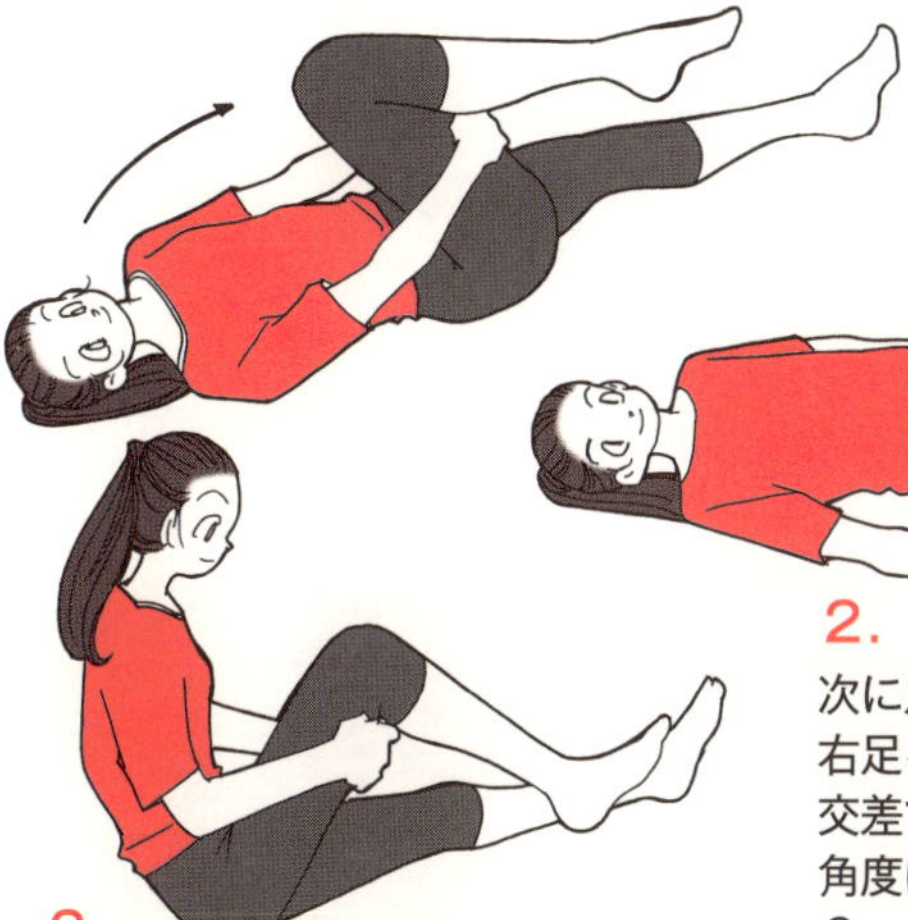

3.

仰向けから
右足を胸に引きつけるように抱え、
この状態で起き上がります。
また、仰向けになり、
この動作を
7～12回繰り返します。

雨にも風にも負けない「水平足踏み」

Q 梅雨時や寒い冬は、運動が続かないのですが？

A

雨の日や寒い日には外に出るのが億劫になり、結局ウォーキングもやめてしまった…という経験のある人は多いようです。

そんな方にぜひおすすめしたいのが、加藤内科医院の加藤治秀先生が考案した「水平足踏み」運動です。

背筋を伸ばして立ち、太ももを床と平行になるまで上げて足踏みするだけのごく簡単な運動なのですが、やってみると立派な筋トレ。太ももの前後、お尻の筋肉、おなかの奥にある筋肉など、ウォーキングと同様に全身が鍛えられていることが実感できるはずです。

運動するときは腹式呼吸を意識するとより効果的です。鼻から2回吸って、口から小さく6回吐くようにします。これを足踏みに合わせて行うと自律神経が整います。まずは10～20回程度から始め、だんだん回数を増やしていきましょう。

●水平足踏み運動

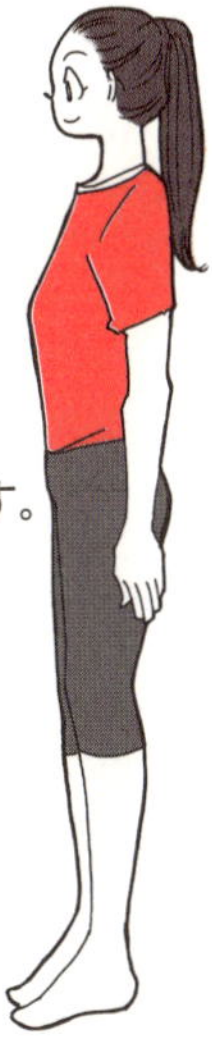

1.

背筋を伸ばして
直立し、
肩の力を抜きます。
手足の指先まで
まっすぐ
伸ばします。

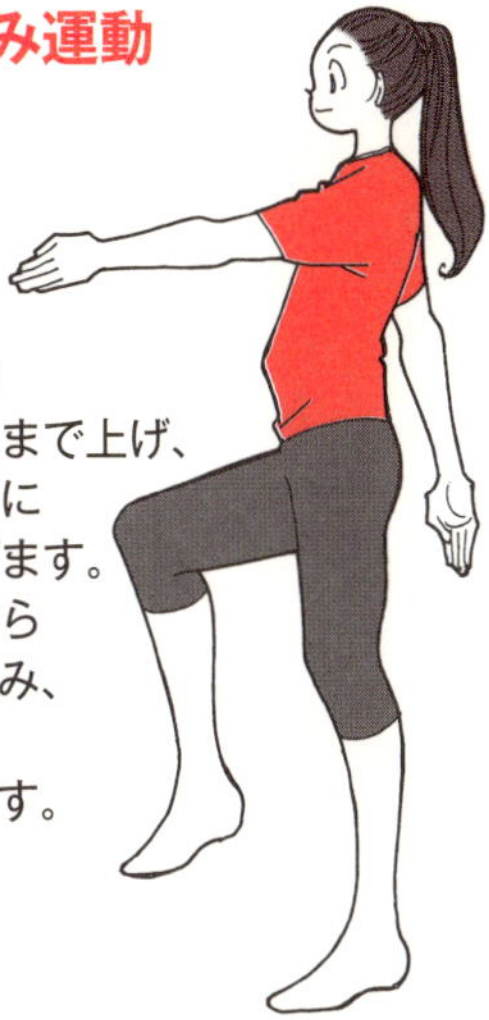

2.

右足の太ももが
床と平行になるまで上げ、
左手も床と平行に
なるように上げます。
このとき、鼻から
2回息を吸い込み、
口から小さく
6回息を吐きます。

3.

手足の左右を
入れ替えて、
まずは
10～20セット
行ってください。

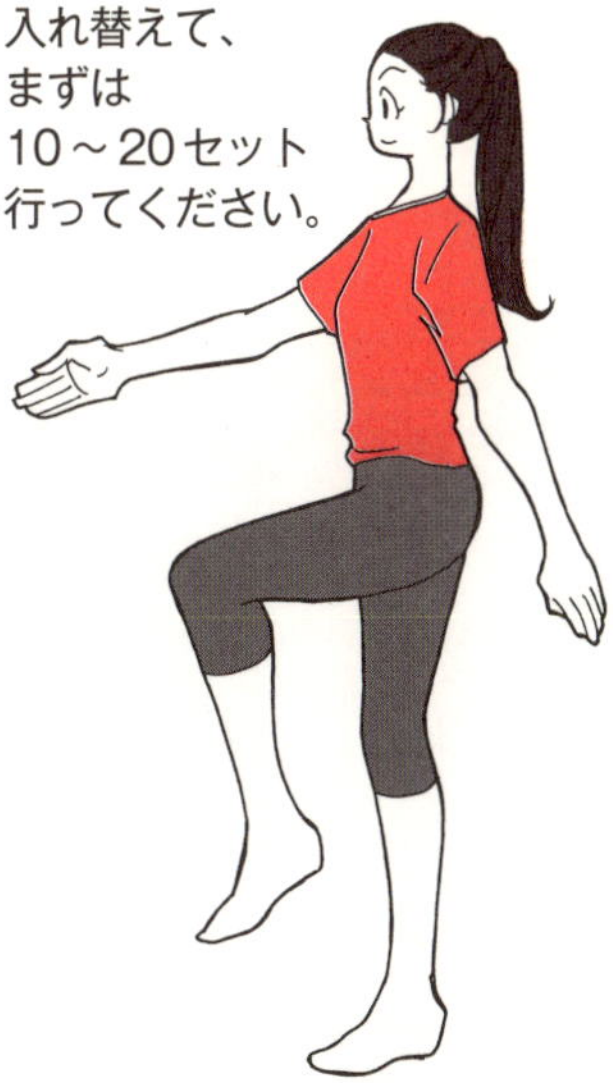

太ももが高く
上がらない人は、
イスの背などに
手を添えるとラクに
足を上げることが
できます。

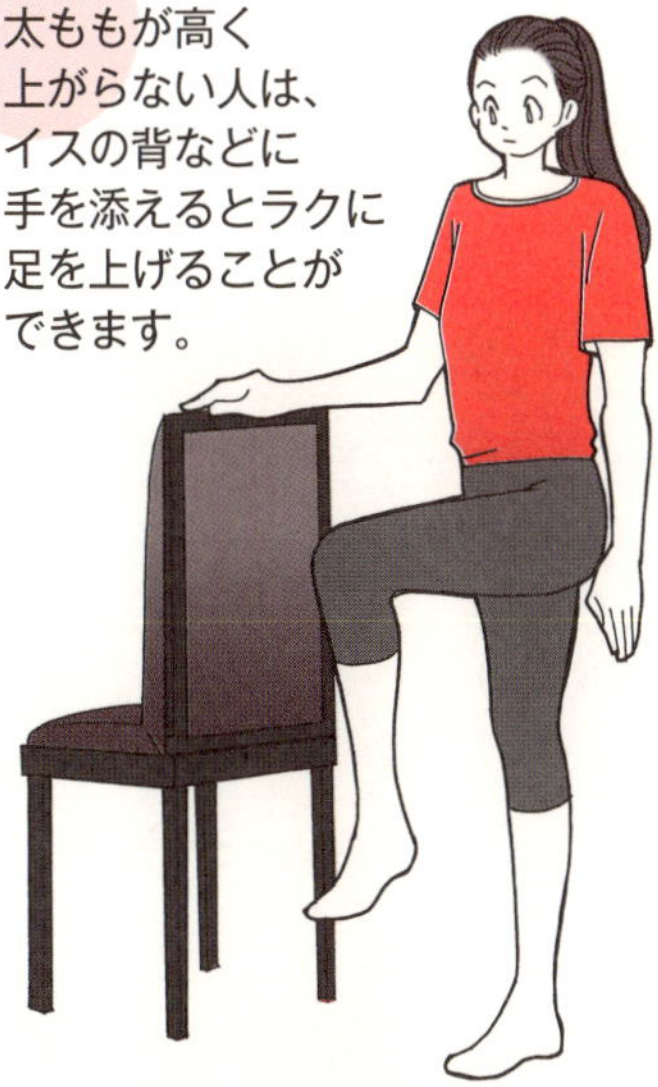

すい臓を元気にする「手のひらもみ」

Q マッサージの効果はありますか？（手）

A
糖尿病は血液中の糖分が高くなり、血液の流れが悪くなる病気ですから、マッサージによって血行を高めるのは非常に有効です。

手のひらには細かな血管が集まり、自律神経が通っています。自律神経は内臓の働きをコントロールしている大切な神経です。そこで、「手のひらもみ」で自律神経を刺激し、各臓器の働きを活発にしましょう。

血糖値が高い人は、左の図を参考に、すい臓につながる自律神経の位置をもんでみてください。すい臓の働きが活発になるとインスリンの分泌が高まり、血糖コントロールがしやすくなります。目安として1日5分以上は行いましょう。

ほかにもたくさんの自律神経が通っていますので、テレビを見ながらでも、手のひらをグイグイもみほぐしてあげてください。

●手のひらのツボを的確にもみほぐす

●労宮（ろうきゅう）

不安や緊張など
不安定な気持ちをときほぐす、
精神安定のツボが「労宮」。
気持ちが落ち着くことで、
血糖値が下がる効果が期待できます。
場所は手のひらを軽く握り、
中指と薬指が当たる
部分の中央です。

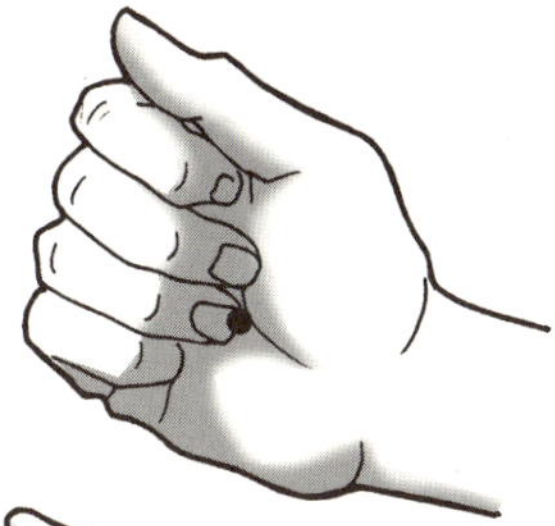

労宮の場所が分かったら、
反対の手の親指で
ちょっと力を入れて
揺するように押します。
左右の手で１回１分ずつ、
１日３回行います。

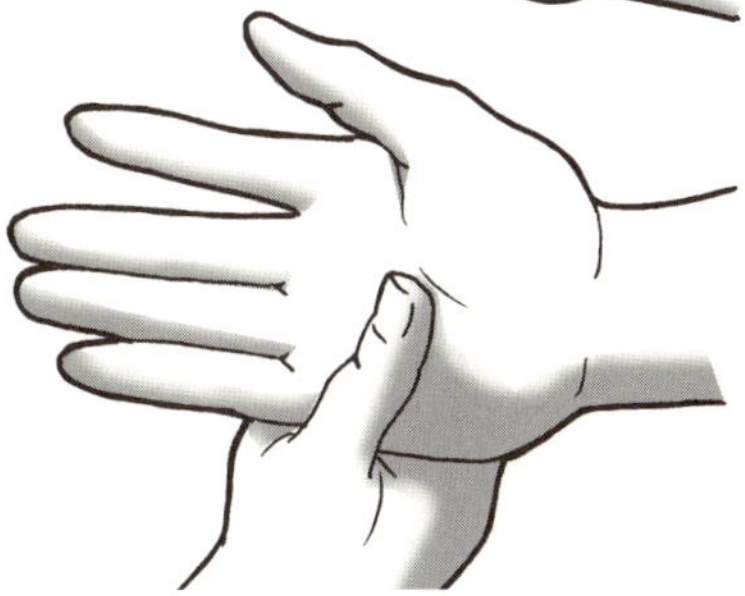

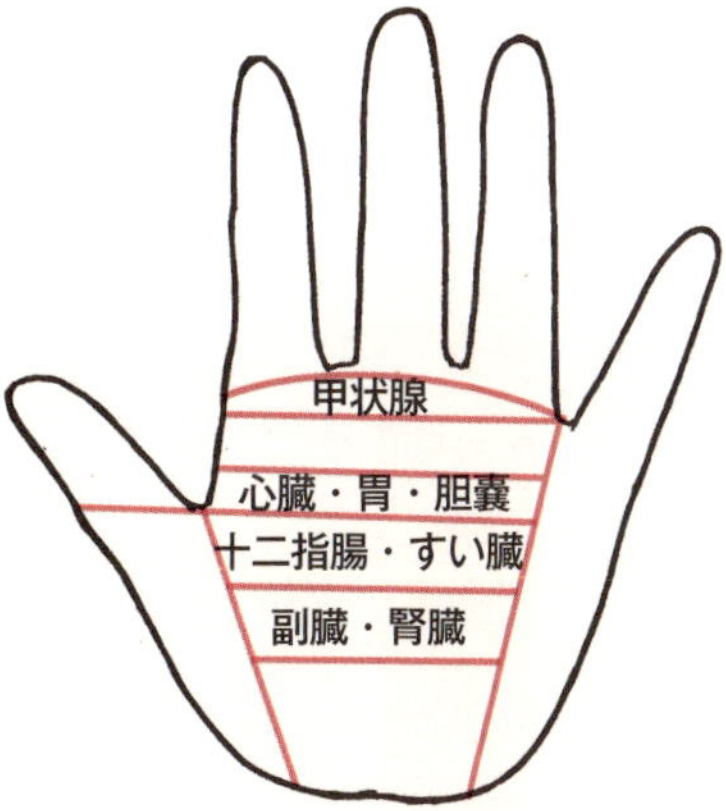

手の甲

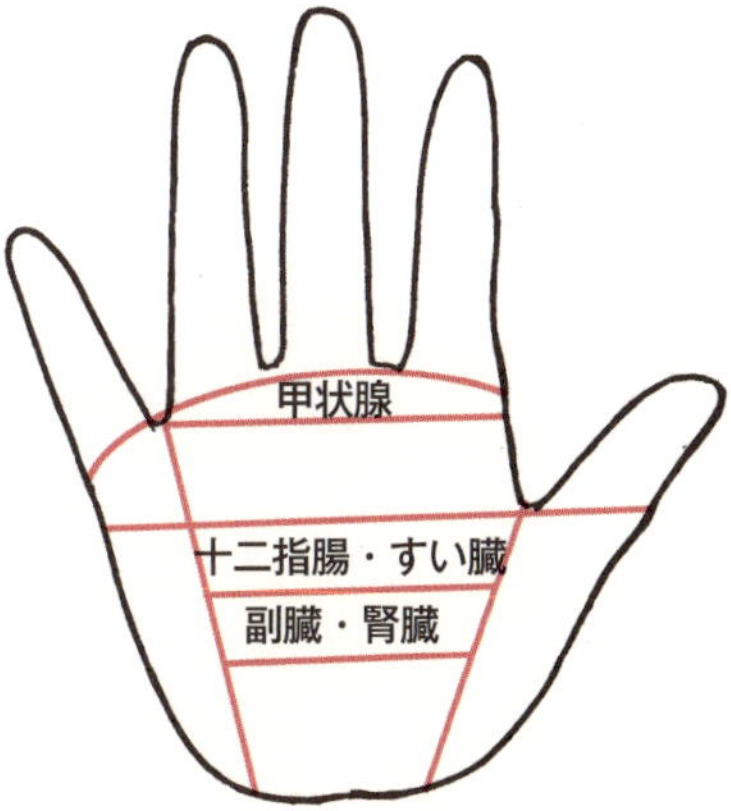

手のひら

足から全身の血行を高める「ふくらはぎもみ」

Q マッサージの効果はありますか？（足）

A

ふくらはぎや足裏のマッサージは血行促進の大きなサポートになります。

血液は心臓のポンプで押し出され、動脈を流れて体中を巡ります。その後、静脈を流れて心臓へと戻ってきます。このとき静脈は、筋肉によってもみ上げられて血液を心臓へ押し戻しています。この乳搾りのような動きをミルキングといいます。

ふくらはぎや足裏の筋肉は、歩くほかにこのミルキングという大事な役目を担っています。重力に逆らって血液を心臓に押し戻すのですから、強い力が必要です。

そこで考案されたのが、「ふくらはぎもみ」です。ふくらはぎや足裏をもみほぐすことで、全身の血流を高めることができるわけです。

もみながら、血行状態も確認しましょう。弾力があるか、温かいか、皮膚に張りがあるかなどがチェックポイントです。

●ふくらはぎもみ

1.

床に足を開いて座り、
ふくらはぎの内側が
上を向くように、
内側に片ひざを曲げます。
骨に沿って指を当てて、
ふくらはぎを
押します。

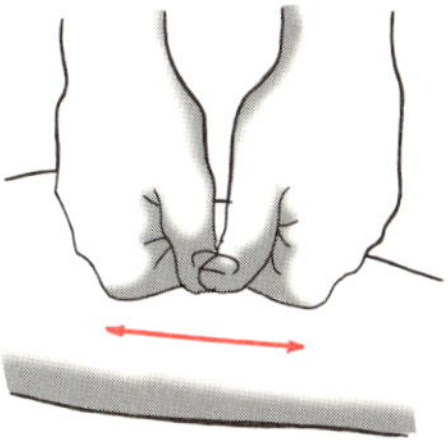

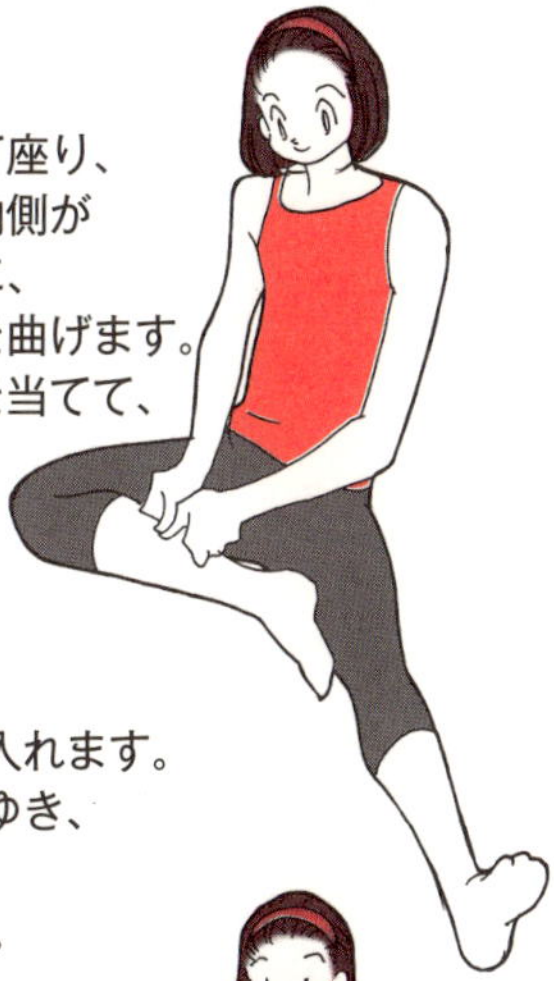

ふくらはぎを押すときには、
両手の親指を重ね、少し痛いくらいに力を入れます。
足首からひざに向かってゆっくりと押してゆき、
ひざまで行ったら足首のほうへ戻ります。
これを3往復、左右の足で行ってください。

2.

次はふくらはぎの外側が
上を向くように、
外側にひざを曲げて座り、
1と同じ要領でふくらはぎの
外側を押しながら3往復、
左右の足で行います。

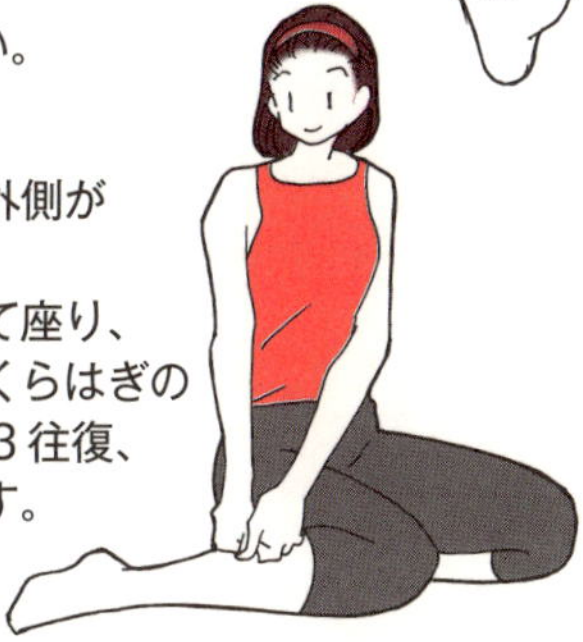

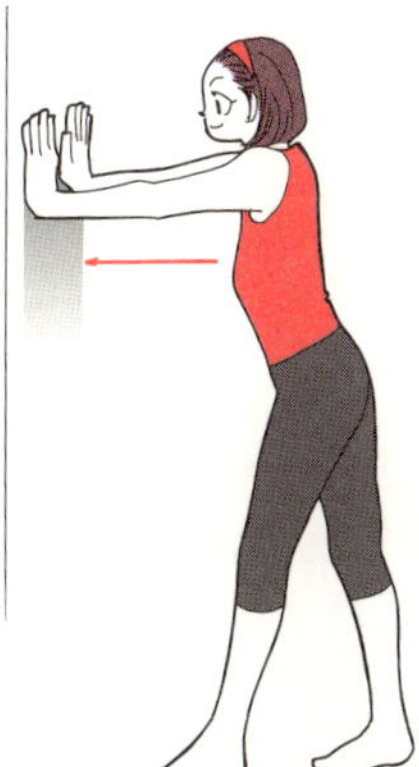

3. 床に座り、片ひざを伸ばし、
もう一方のひざは内側に曲げます。
アキレス腱からふくらはぎの
3分の1くらいまで、
つまむようにもみ上げます。
3回ずつ左右の足で
行ってください。

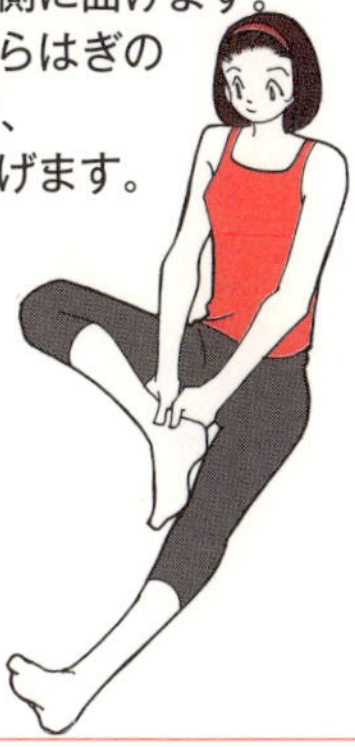

4. アキレス腱とふくらはぎの
ストレッチです。
壁に向かって立ち、片足を踏み出し、
両手を壁につきます。
踏み出した足の裏を床につけたまま、
上体を前に押すと、アキレス腱と
ふくらはぎを同時に伸ばせます。

COLUMN 3

血糖値の記録やカロリー計算がラクラク！スマホ＆PCのアプリを活用しよう

最近では自分の血糖値を手軽に測定できるようになってきました（P.20、P.30参照）。数値を測ったら必ず記録しましょう。日々の推移が分かると、俄然、やる気が湧いてくるのが人間の心理。食後の散歩を習慣にしたら血糖値が下がった！　腹八分目に気をつけたらBMIが減った！　と実感できれば、続けることが楽しくなってきますね。

そこでおすすめしたいのが、スマートフォンやパソコンで使える血糖値管理アプリケーションです。血糖値を測ったら数字を入力。それだけで毎日の記録がカレンダー上で確認できたり、自動的に折れ線グラフで表示されたり、便利な機能が満載です。

また、カロリー計算用のアプリは食事療法にぴったりです。多彩なメニューデータから食べたものを選択すると、摂取カロリーや３大栄養素（炭水化物、たんぱく質、脂質）のそれぞれの摂取量まで記録できるものもあります。

ネット上にはいろいろな無料アプリが提供されているのでぜひ探してみてください。ポイントはグラフ表示できること。視覚的にパッと効果が見えるシンプルなものがおすすめです。

第4章

日常生活改善で血糖値を下げる

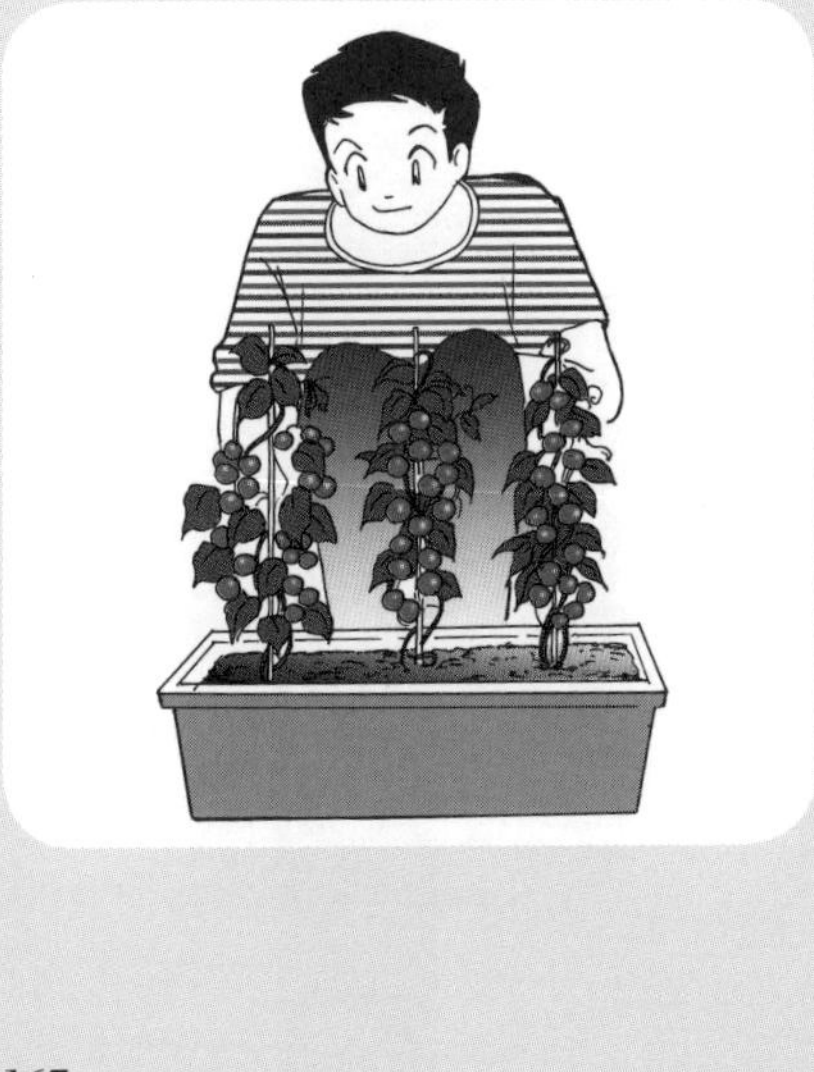

ストレスが溜まると血糖値が上がり肥満も招く

Q ストレスは血糖値を上げる?

A

現代人を取り巻くストレスも、実は高血糖の主要因のひとつです。ストレスが溜まると自律神経や内分泌機能に異常が起こります。すると、糖代謝がスムーズに行われなくなり、血糖値が上がってしまいます。

加えて、ストレスが溜まると過食や偏食、お酒を飲むことで発散しようとして、内臓脂肪型肥満を招きます。内臓脂肪が蓄積されると、インスリン感受性が低下し、高血糖を引き起こすことになります。

こうしてストレスは二重のルートで血糖値の上昇を加速させます。血糖コントロールにストレス解消は欠かせません。

この章では、上手なストレス解消法や、ちょっとした工夫で血糖値を下げる生活習慣の裏ワザをご紹介していきます。

●ストレスチェック表

以下の項目から、最近1カ月間で
当てはまる項目が何個あるかチェックしましょう。

- □ 体がだるく、何もやる気がしない
- □ ちょっとしたことでイライラする
- □ 頭が重い、よく頭痛がする
- □ 食べ物がおいしく感じられない
- □ 息苦しさを感じることがある
- □ 肩こり、腰痛に悩まされる
- □ 目が疲れやすい、めまいがある
- □ 手のひらやわきの下に汗をかきやすい
- □ 便秘と下痢を繰り返す
- □ 寝つきが悪い、すぐに目が覚める
- □ お酒の量が増えた、酔うまで飲む
- □ 風邪をひきやすい、治りが悪い
- □ 無性に不安になることがある
- □ 以前より集中力がなくなった
- □ 仕事のプレッシャーを感じる
- □ 家庭内で問題を抱えている
- □ 性欲がなくなった
- □ 人に会うのが面倒くさくなった
- □ これといった趣味がない
- □ 将来の目標や希望がない

3個以下 ▶ ほぼ正常
4～6個 ▶ 軽度のストレス状態
7～12個 ▶ 中度のストレス状態
13～20個 ▶ 強度のストレス状態

ストレスに負けないメンタルを養おう

Q 性格も関係ありますか？

A

糖尿病の患者さんのタイプ別集計データを見ると、自分の意見や感情を表に出さない、責任感が強い、世話好き、物事を完璧にこなしたい、といった人物像が浮かび上がってきます。長年、無理や我慢を続けることで健康への悪影響が積み重なり、糖代謝にも異常をきたしたケースが多く見受けられるのです。

この本を手にしているあなたはどうでしょうか。完璧主義だったり、自分を責めたり、自分のことを後回しにしたりしていませんか？　もし当てはまるなら一考の価値ありです。

性格を変えるのは簡単ではありませんが、ストレスに強いメンタルを養うことはできます。柔道の受け身のように、悪いストレスをひらりとかわすつもりで、「無理をしない、しっかり休む、人生を楽しむ」が3原則。高血糖改善の一環として、ちょっと自分を解放してあげましょう。

●ストレスに負けないための思考法

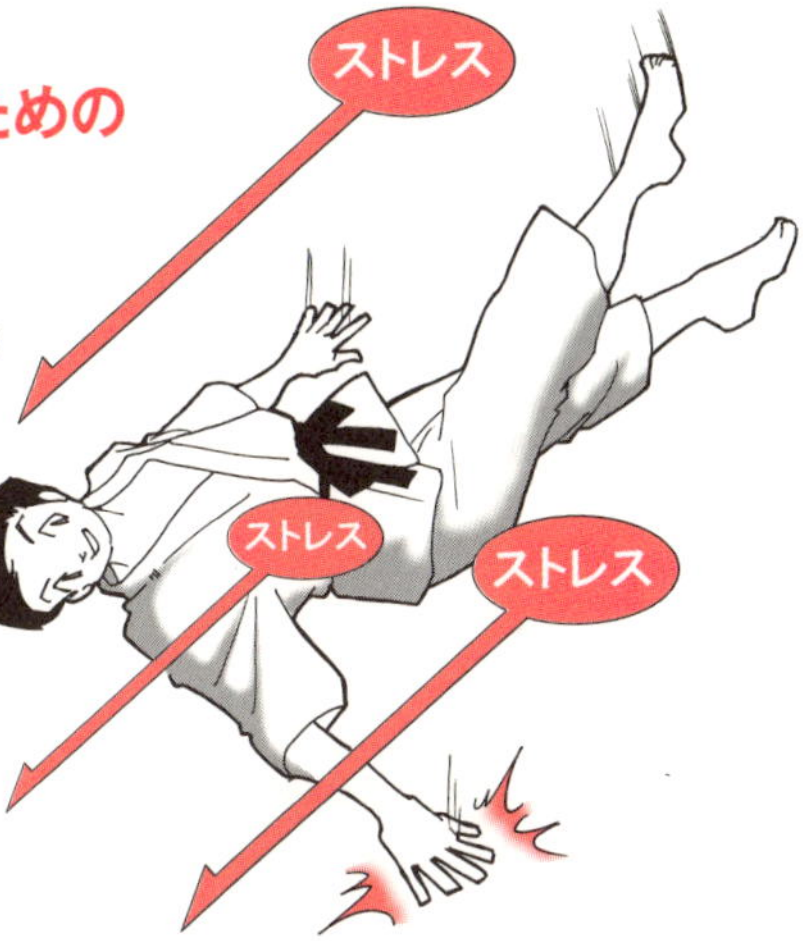

日常の仕事や生活においては、
必ずストレスに襲われ、それが
蓄積していってしまいます。
ストレスに対して気丈に
立ち向かってばかりだと、
かえって疲れはてて
しまいます。
柔道の受け身のように、
ストレスをかわすことを
考えましょう。

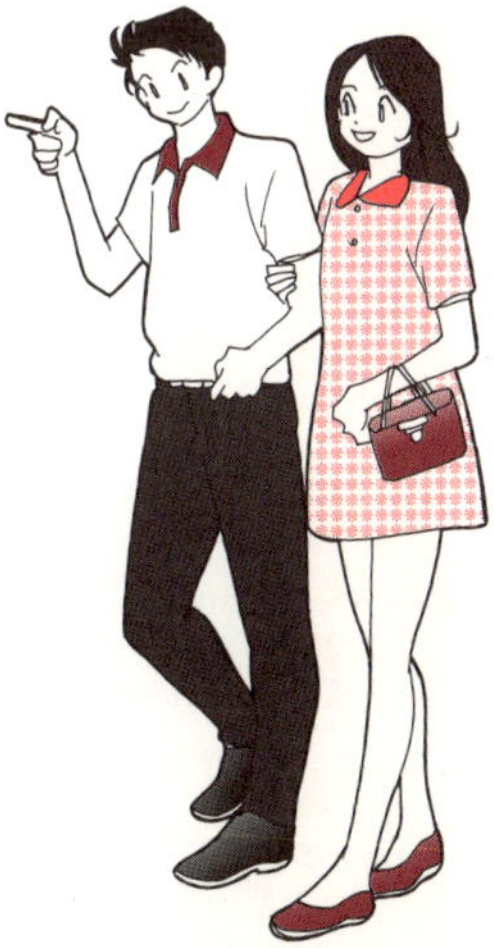

もちろん恋愛や健全な交際も、
あなたを仕事のストレスから
解放してくれるはずです。
ただし、のめり込み過ぎや
不適切な交際は、
かえってストレスの原因に
なりかねませんから要注意！

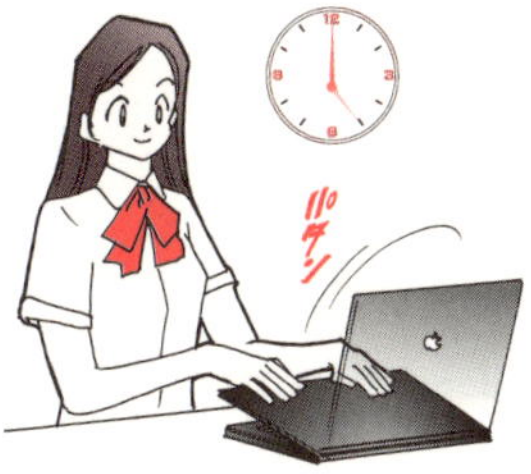

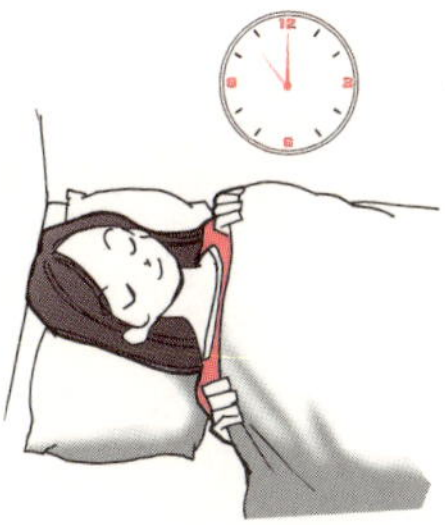

定時に仕事を終えて
アフター５を充実させたり、
しっかり睡眠をとることも、
ストレスの回避には
重要なファクターです。

笑ったり泣いたりすると血糖値が下がる！

Q 笑うと血糖値が下がる？

A

楽しく笑うことがストレス発散になることは誰でも経験していると思います。実はその「笑い」には、ダイレクトに血糖値を下げるパワーもあるのです。

笑うことで血糖値が下がることは、筑波大学の村上和雄博士が糖尿病患者を対象とした実験により証明し、これはアメリカ糖尿病学会でも報告されました。

実験では、1日目は糖尿病に関する講義を行い、2日目は漫才を楽しみました。すると2日間での食後血糖値の上昇値に46㎎／dlもの差が出たというのです。

同じように「泣き」にも血糖値を下げる効果があるといわれています。

日本人はあまり感情を表に出さないため、ストレスを溜め込みやすい傾向があります。落語の寄席へ行ってみる、学生時代の友人と語り合う、「泣ける！」と評判の映画や演劇を鑑賞してみるなど、心置きなく笑い・泣ける場を作ってみてはいかがでしょうか。

●笑って泣いてストレス発散

現代のストレス社会において、
「笑い」は重要な健康法です。
友人やご近所さんとの「バカ話」や、
テレビでお笑い番組を見て
大笑いすることが、ストレス発散・退散に
大いに役立っていることは紛れもない事実です。
また、「泣く」ことも
同様の発散効果があります。

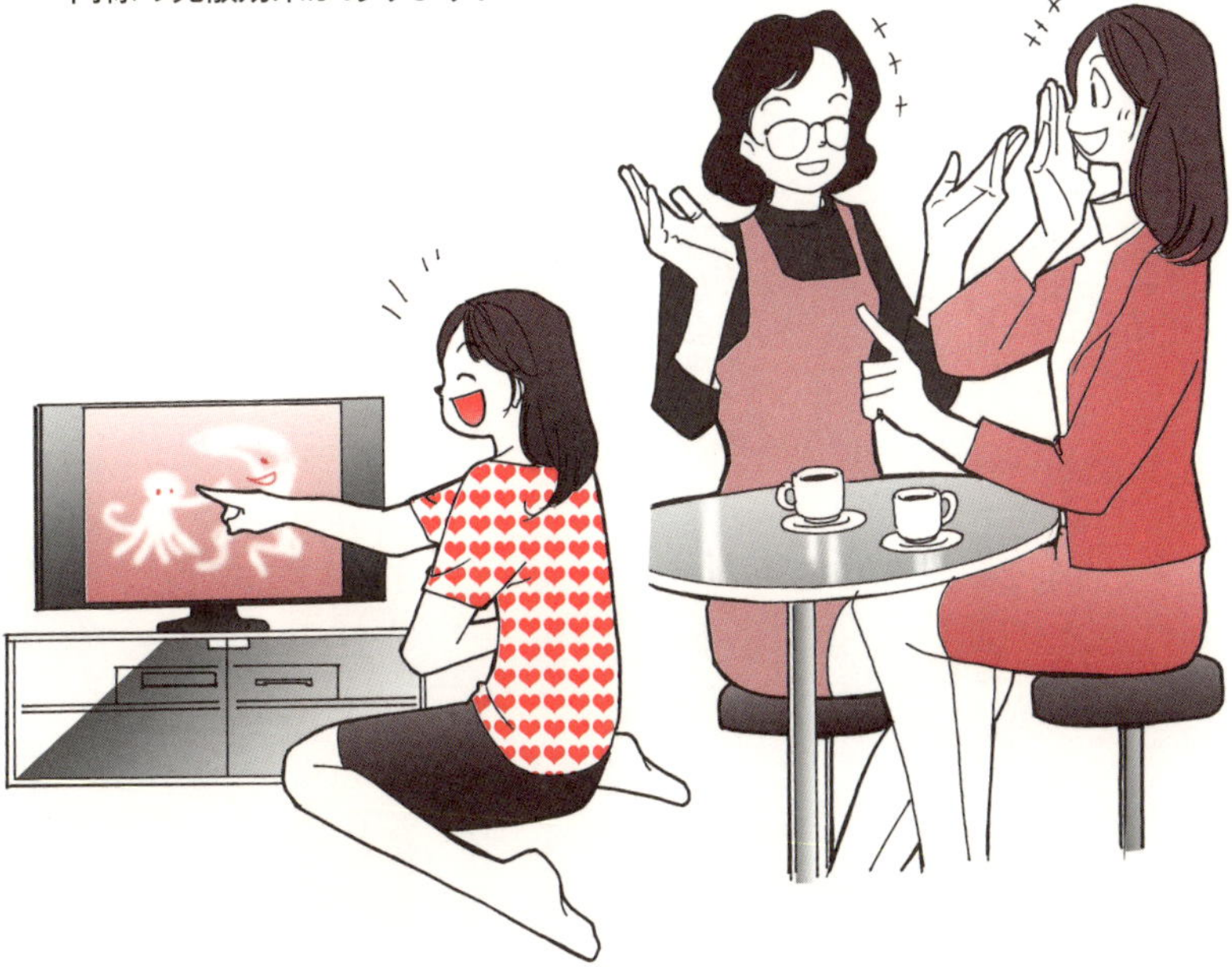

毎日の歯磨きにも血糖値低下の効果がある

Q 歯周病が糖尿病を引き起こす?

A 最近の実験や研究で、歯周病と糖尿病に因果関係があることが分かってきました。

歯周病といえば、歯ぐきに付着した歯垢《しこう》が炎症を起こす病気ですが、この炎症がインスリンの働きを低下させ、血糖コントロールに悪影響を及ぼしているのです。

実際、糖尿病の患者さんが歯周病を治療した後に、血糖値が下がったという報告も数多く見受けられます。

口の中がねばつく、口臭が強い、歯ぐきから血がにじむ、歯ぐきが白っぽい、固いものが噛みにくい、といったことを感じたら要注意です。

歯周病は自覚症状が出にくいので、40歳以上になったら歯周病予防は徹底しなければなりません。毎日の適切な歯磨きに加え、歯医者さんで定期的に歯垢を除去してもらうのもおすすめです。

●歯垢を取り除き、歯周病を予防する

歯周病予防の最も身近で、
効果的な方法は、毎日の歯磨き（ブラッシング）です。
毎食後30分以内のブラッシングが
理想ですが、それが無理なら
朝食後と就寝前に
最低3分間ていねいに
ブラッシングを行いましょう。
歯ブラシを小刻みに動かし、
歯の1本1本を磨くつもりで、
1本当たり3秒間磨けば、
歯垢を取り除くことができます。

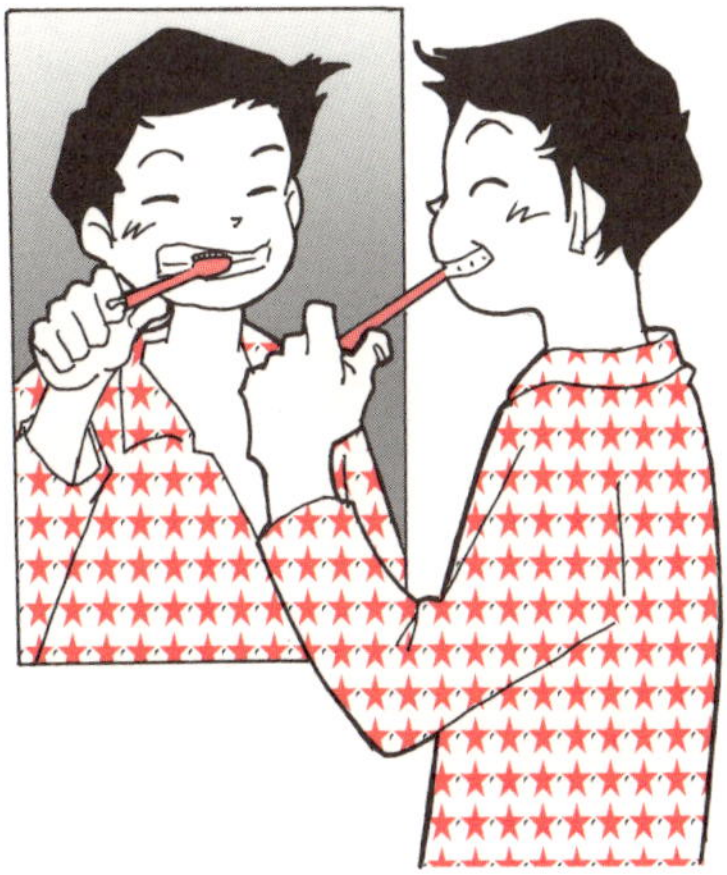

定期検査

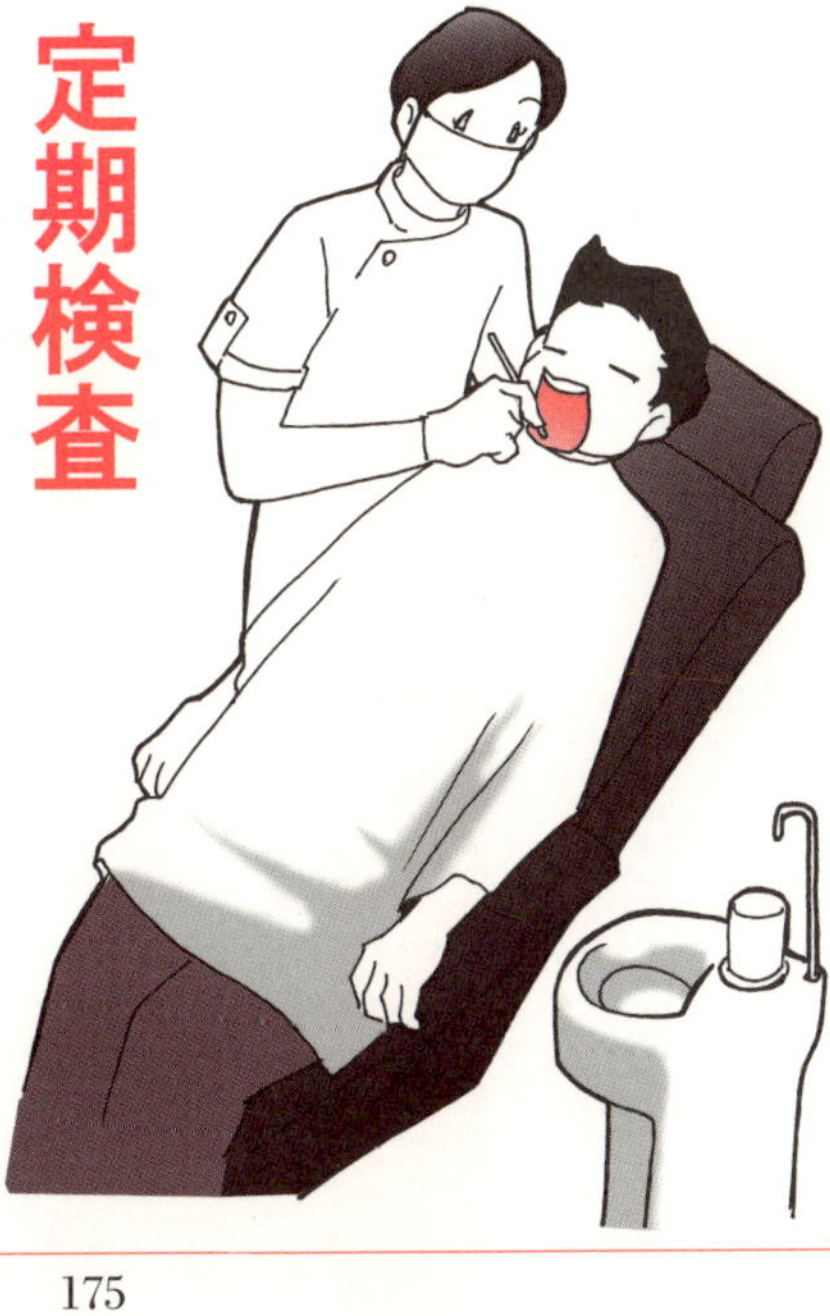

ブラッシングで
取り除ききれなかった歯垢が、
石化し歯石となってしまえば、
もうブラッシングで
取り除くことができません。
年1回、歯医者さんで
歯垢除去を行いましょう。
それが糖尿病の予防にも
つながるのです。

インスリンの作用を促す効果的な入浴法

Q お風呂は糖尿病に効きますか?

A

入浴は、運動するのと同様にエネルギーを消費し、血行を良くしてインスリンの働きを促進する効果があります。リラックスすることでストレス解消にもなります。

入浴のコツとして、お湯の温度を少しぬるく感じるくらいの38~40度にすると、副交感神経が作用してリラックス効果が高まります。

心臓や肺に負担がかからないよう、みぞおちの下までつかる半身浴が最適です。長湯は避け、5~10分くらいにしておきましょう。

また、入浴は体の水分を奪い血液がドロドロになりやすいので、入浴の前後にはコップ1杯の水分補給を行ってください。

なお、42度以上の熱いお湯に長時間つかると血糖値が上がってしまいますので、十分に注意してください。熱過ぎるサウナも控えめにしましょう。

●血糖値を下げる入浴法

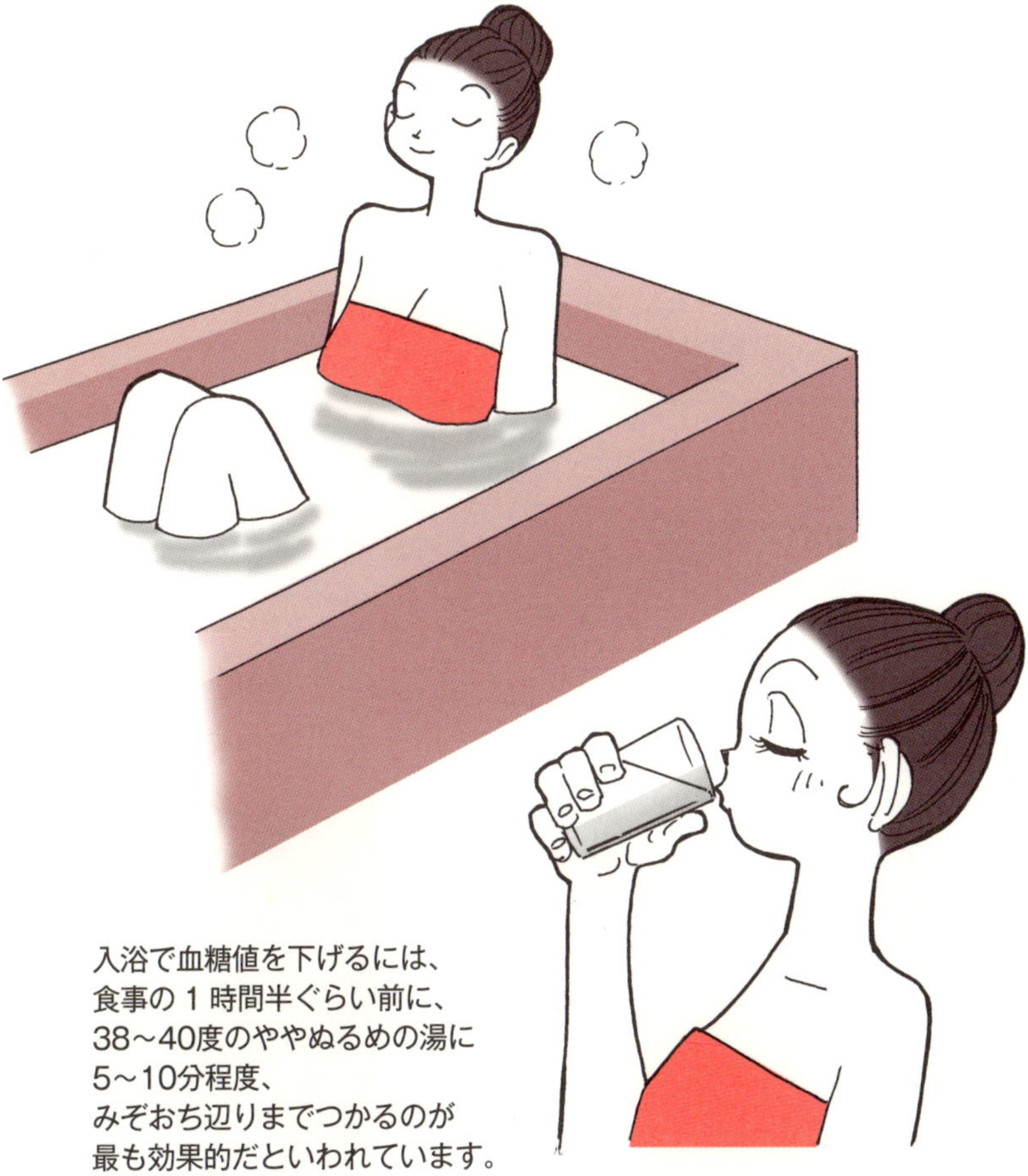

入浴で血糖値を下げるには、
食事の１時間半ぐらい前に、
38～40度のややぬるめの湯に
5～10分程度、
みぞおち辺りまでつかるのが
最も効果的だといわれています。
また、入浴の前後には、
コップ１杯の水を
飲んでください。

血糖コントロールにいいのはご飯とお風呂、どっちが先？

Q 入浴するタイミングはいつがいい？

A

ご飯の前に、お風呂にしましょう。

予防医療に取り組む青野治朗医師の実験では、食事前の入浴によりインスリン分泌が増えるという興味深いデータが出ています。

左のグラフは、入浴の有無と食後のインスリン分泌の関係を表したものです。これを見ると、入浴の有無によってインスリン分泌量に差が生まれ、2時間後にピークに達していることが分かります。この結果から、食事の前に入浴しておけばインスリンが糖を運ぶ準備態勢が整い、食後血糖値の急激な上昇を抑えられる、ということが言えるのです。

この効果は、入浴による温度刺激で、内臓の消化活動が高められたものと考えられます。シャワーだけでも同様の効果が出ているので、たとえば、食事の前は軽くシャワーを浴び、寝る前に半身浴でストレス解消…とすれば、血糖値改善の入浴法として理想的ですね。

●入浴やシャワーとインスリン分泌量の関係

このグラフは、入浴やシャワーの有無によって
インスリン分泌が増えることを示しています。
入浴したときは入浴しないときに比べて
60分後で2倍以上、120分後では3倍以上の差が生まれています。
食後血糖値が高くなるのは食後30分～1時間なので、
食前の入浴やシャワーが有効なことが分かります。

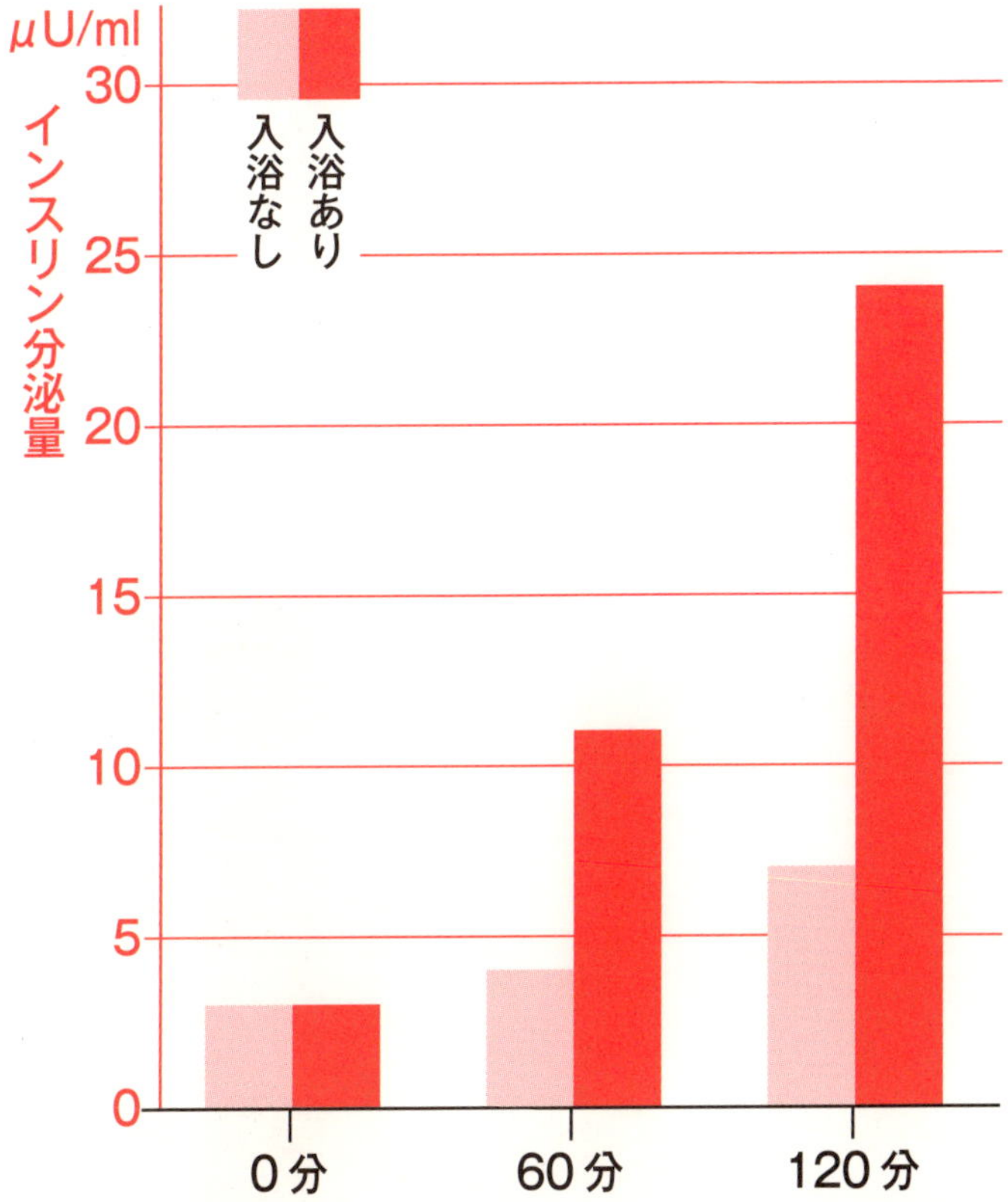

参考資料：青野治朗医師提供

食べたあとにすぐ寝ると やっぱり牛になる?

Q 夕食の時間が遅いのは良くない?

A

昔から、「食べてすぐ寝ると牛になる」という言い伝えがありますね。本来の意味は、食べてすぐ横になるのは行儀が良くないという戒めです。

とはいえ、おなかいっぱい食べて満足すると眠気がやってきて横になりたくなるものです。実は、胃腸の消化を助ける意味では、食後にゴロンと横になるのはいいことです。しかし、血糖コントロールの観点では、もちろんアウトです。

特に、深夜に夕食をとり、食後血糖値が上がった状態のままで就寝してしまうのは絶対にやめてください。肥満にもつながります。

ここはひとつ、「牛になる」と自分を戒め、遅くとも就寝の3時間前までに夕食を済ませることを守ってください。もしくは食後30分~1時間に軽く運動をして、血糖値を下げてから寝るように心がけましょう。

●就寝前３時間以内の食事はＮＧ

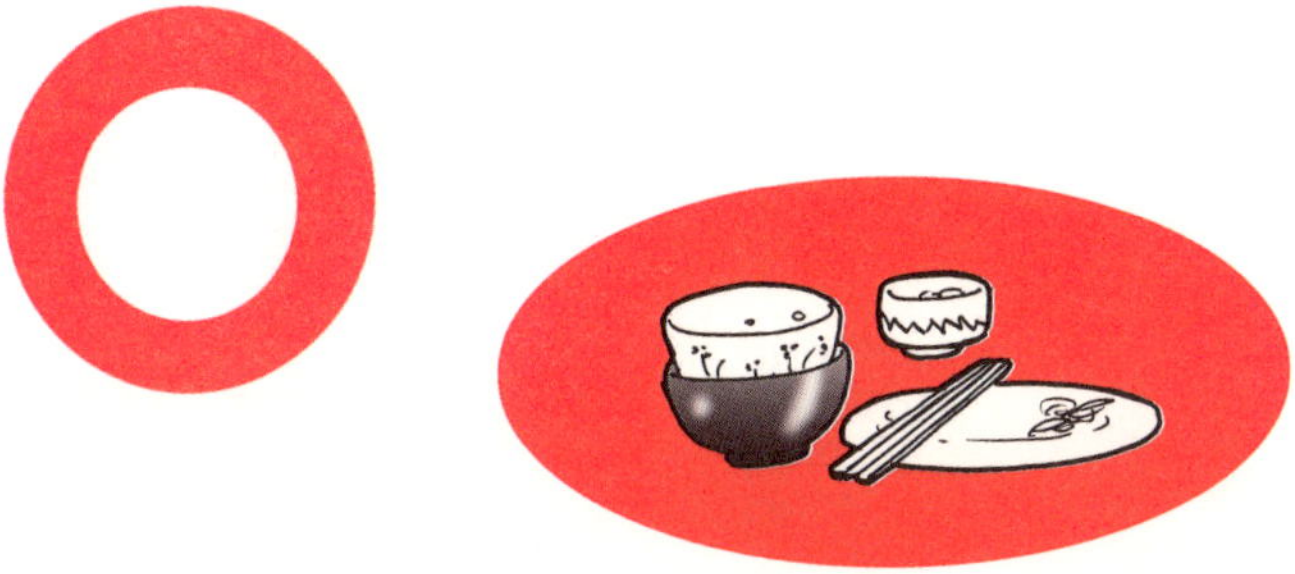

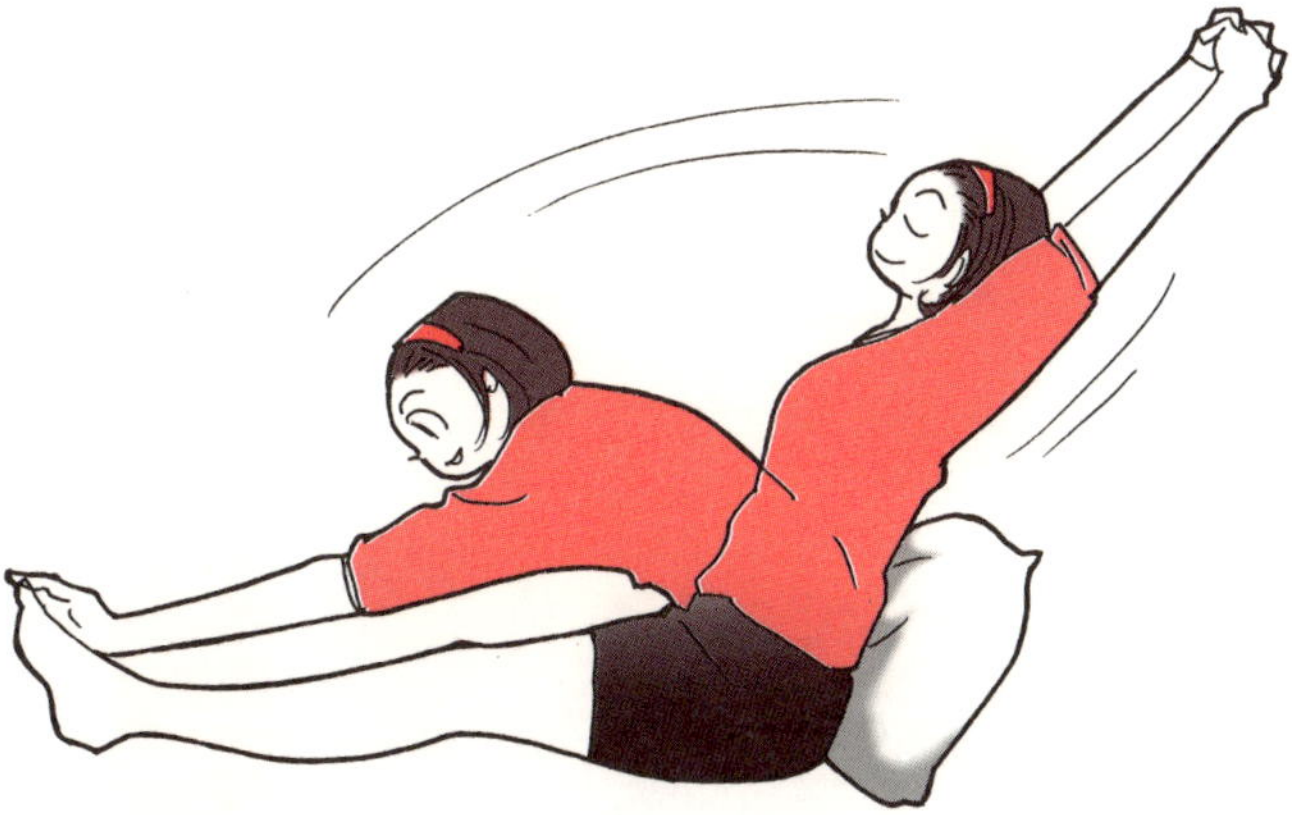

血糖値を上げないためには、
食事は必ず就寝時間の３時間前までに済ませましょう。
それが無理な場合は、
食後30分～１時間に軽い運動をして、
血糖値を落ち着かせてから就寝してください。

十分な睡眠は血糖値改善の必須条件

Q 眠りが浅く、睡眠不足が続いているのだけど？

A

糖尿病の患者さんの中には、寝つきが悪い、眠りが浅いといった悩みを持つ人が多いようです。

一般的に、人は7～8時間の睡眠をとらないと疲れから回復できず、ホルモン分泌にも支障をきたします。よって、慢性的な睡眠不足が続くと血糖値が上がりやすくなりますし、高血圧の症状なども出てきます。

その人の生活リズムによってベストな睡眠時間は異なりますが、ストレス解消の面からも、よく眠ることは血糖値改善の必須条件です。枕やマットなどの安眠グッズを試してみたり、深刻な場合は医療機関の睡眠外来を受診するといいでしょう。

また、肥満の人に多い「睡眠時無呼吸症候群」を治療すると、食後血糖値の急上昇が緩和されたとの報告があります。症状が出ている人は、ぜひ治療に取り組んでください。

●十分な睡眠で血糖値を改善

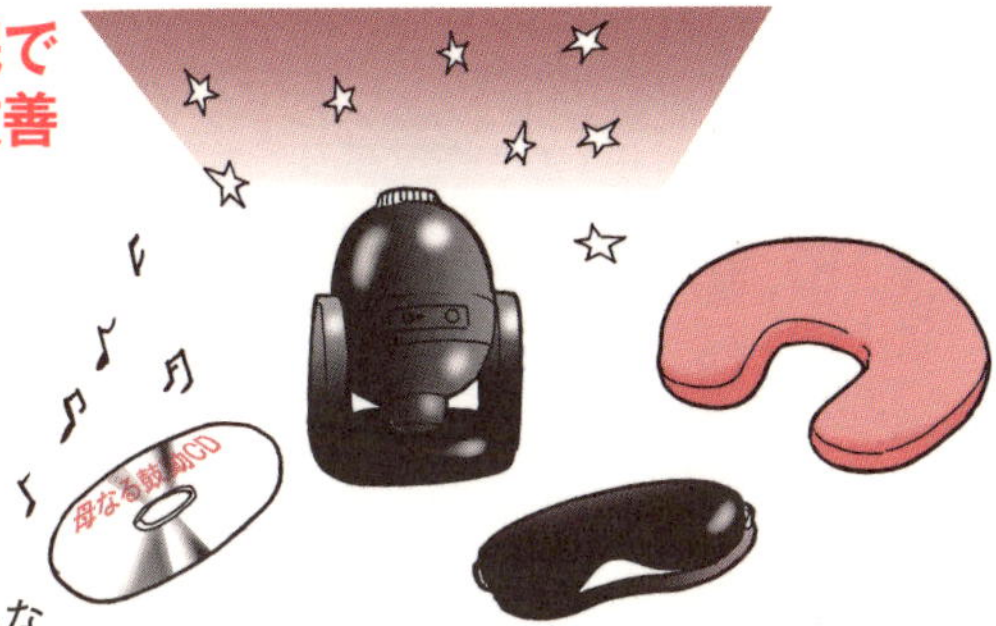

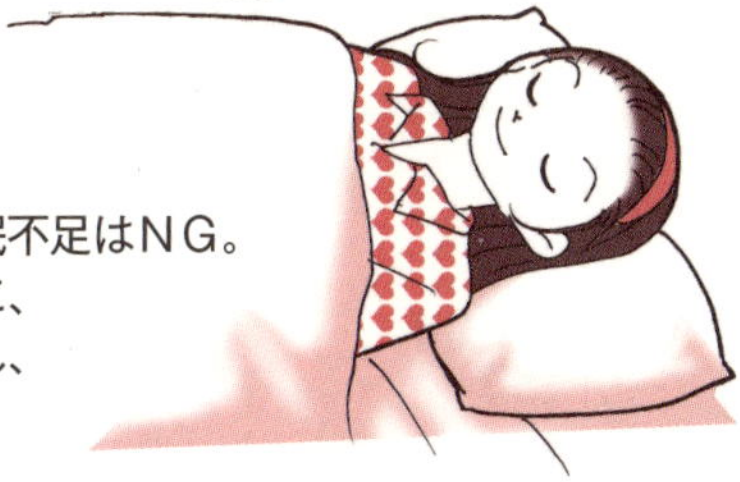

人によってベストな
睡眠時間は異なりますが、
医学的には７～８時間の睡眠が
必要だとされています。
特に血糖値が高い人にとって睡眠不足はＮＧ。
ぐっすりと深い眠りを得るために、
枕やマットなどの寝具はもちろん、
寝室の環境づくりに
気を使うのも“手”です。

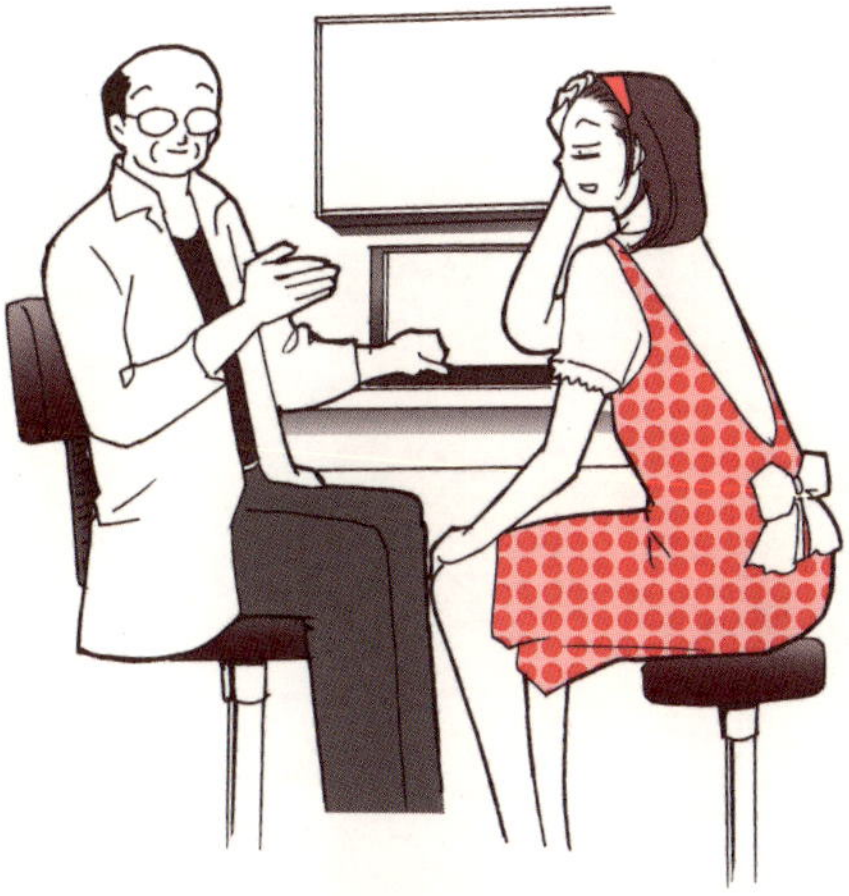

不眠症、あるいは
寝つき、寝起きが極端に悪い。
また、睡眠時間は
十分足りているはずなのに
疲れが取れないという場合は、
睡眠時無呼吸症候群に
代表される疾患の
可能性があります。
睡眠外来などを受診して、
睡眠トラブルを
治すことが必要です。

ブラックコーヒーが糖尿病予防に効く！

Q コーヒーが大好きですが、体に良くない？

A

意外かもしれませんが、コーヒーが糖尿病を予防するという研究が発表されています。
これはフィンランド国立公衆衛生研究所が、1万4600人を対象に行った大々的な調査で判明しました。その結果によれば、1日に3～4杯のコーヒーを飲む人は、飲まない人に比べて約30％も糖尿病になる率が低く、さらに1日10杯以上の場合は男性で55％、女性は79％も低いことが分かったのです。

その後の研究で、コーヒーに含まれるクロロゲン酸というポリフェノールの一種が、糖代謝を活発にして血糖値を安定させるほか、カフェインがインスリン分泌とインスリン感受性の働きを向上させることが分かってきました。

ただし、この効能はブラックでの飲用に限られます。砂糖やミルクはＮＧです。なお、すでに糖尿病に移行している場合は、逆に血糖値を上げやすくなるのでおすすめできません。

●コーヒーは糖尿病予防に効果あり

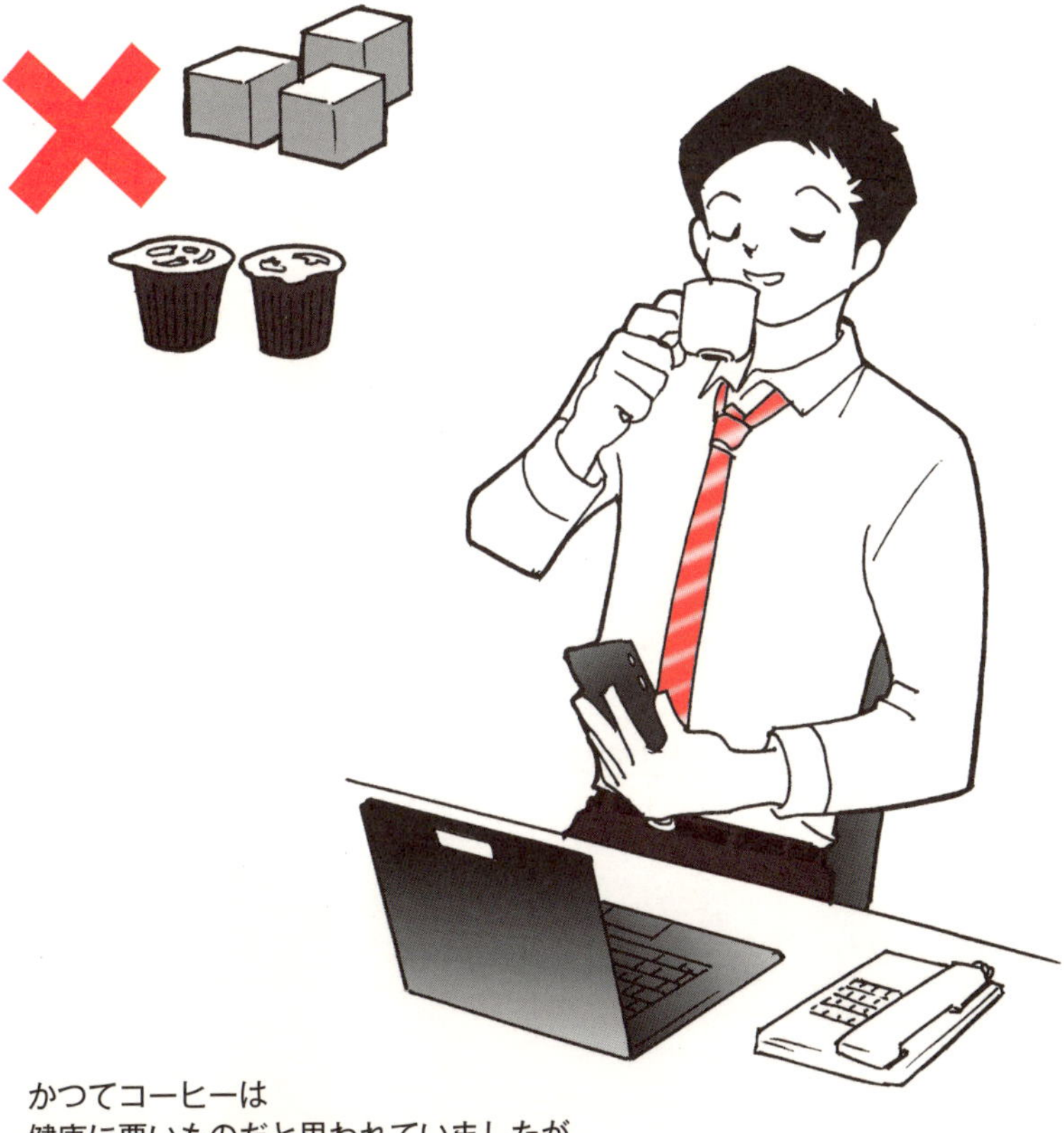

かつてコーヒーは
健康に悪いものだと思われていましたが、
現在はコーヒーのさまざまな健康効果が認められています。
特に糖尿病予防には大きな効果を発揮します。
ただし、砂糖やミルクを入れない
“ブラック”での飲用に限ります。

食後の緑茶・番茶はニッポンの素晴らしい習慣

Q お茶には何か効能がありますか？

A

日本人の生活に深く根づいている、お茶の習慣。

私たちが当たり前のように飲んでいる緑茶や番茶は、実は血糖コントロールの頼もしい味方です。

緑茶の主要成分であるカテキンは、腸での糖の吸収を遅らせ、食後血糖値の上昇を抑えます。つまり、食後の緑茶は素晴らしい習慣といえます。

また、秋口に採れる四番茶には、ポリサッカライドという成分が豊富に含まれ、食事中の糖分を効率よく処理し、血糖値を下げる効果が期待できます。

ただし、ポリサッカライドは熱に弱いので、水出しで作りましょう。効果と風味が落ちない12時間以内に飲み切ることをおすすめします。

食事中も食後も、3時のおやつのときも、ジュースはやめてお茶を飲みましょう。

●水出し四番茶の作り方

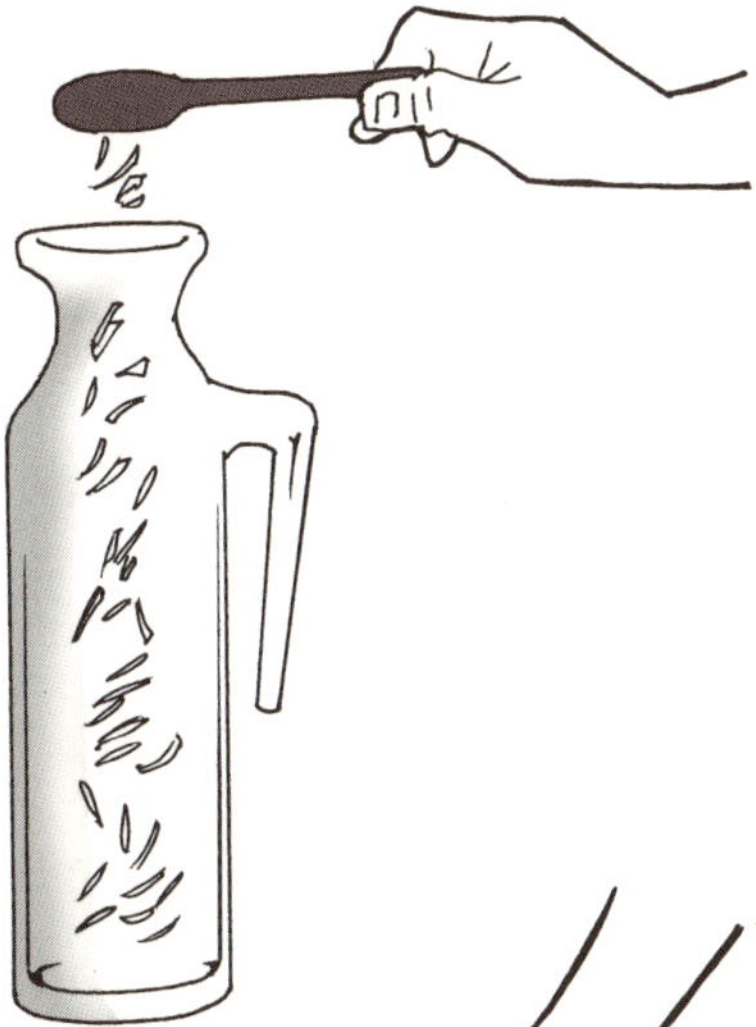

1.
ガラスポットなどに
四番茶 25ｇを入れ、
水 800ml を注ぎ、
軽く振ってから
冷蔵庫へ。

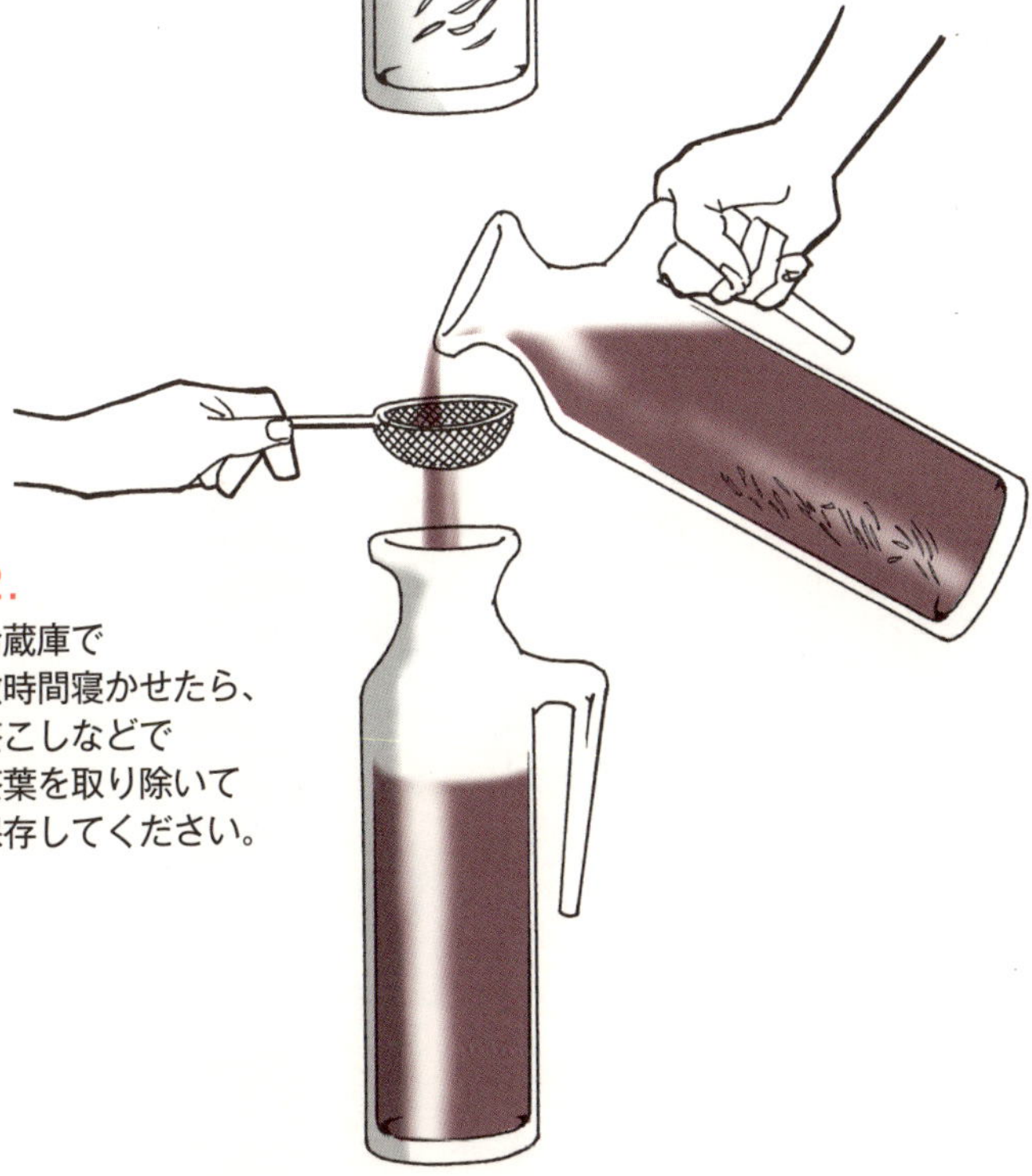

2.
冷蔵庫で
数時間寝かせたら、
茶こしなどで
茶葉を取り除いて
保存してください。

注目の成分を含む健康茶を試そう

Q 沖縄の人には糖尿病が少ない？

A

長寿の人が多い沖縄では、琉球王朝の時代からグァバの葉を煎じたお茶が、糖尿病の予防薬として用いられてきました。

南国のフルーツであるグァバは、タンニンとケルセチンという2種類のポリフェノールを多く含んでいます。これらは腸での糖吸収をコントロールする作用があり、食後血糖値の急激な上昇を防ぎます。左のグラフは、グァバ茶の効能を実証するために琉球大学が行った実験結果ですが、明らかな急性効果が見て取れます。

ほかにも血糖コントロールにおすすめのお茶はたくさんあります。

桑の葉茶は、腸で糖分解が起こる前にこれを阻止するＤＮＪという独自成分を含み、食前に飲むことで効果を発揮します。また、アンデスのヤーコン茶、フィリピンのバナバ茶、インドの伝統医療で使われるギムネマ茶など、海外産のお茶にも注目が集まっています。

●発酵グァバの血糖値上昇抑制効果

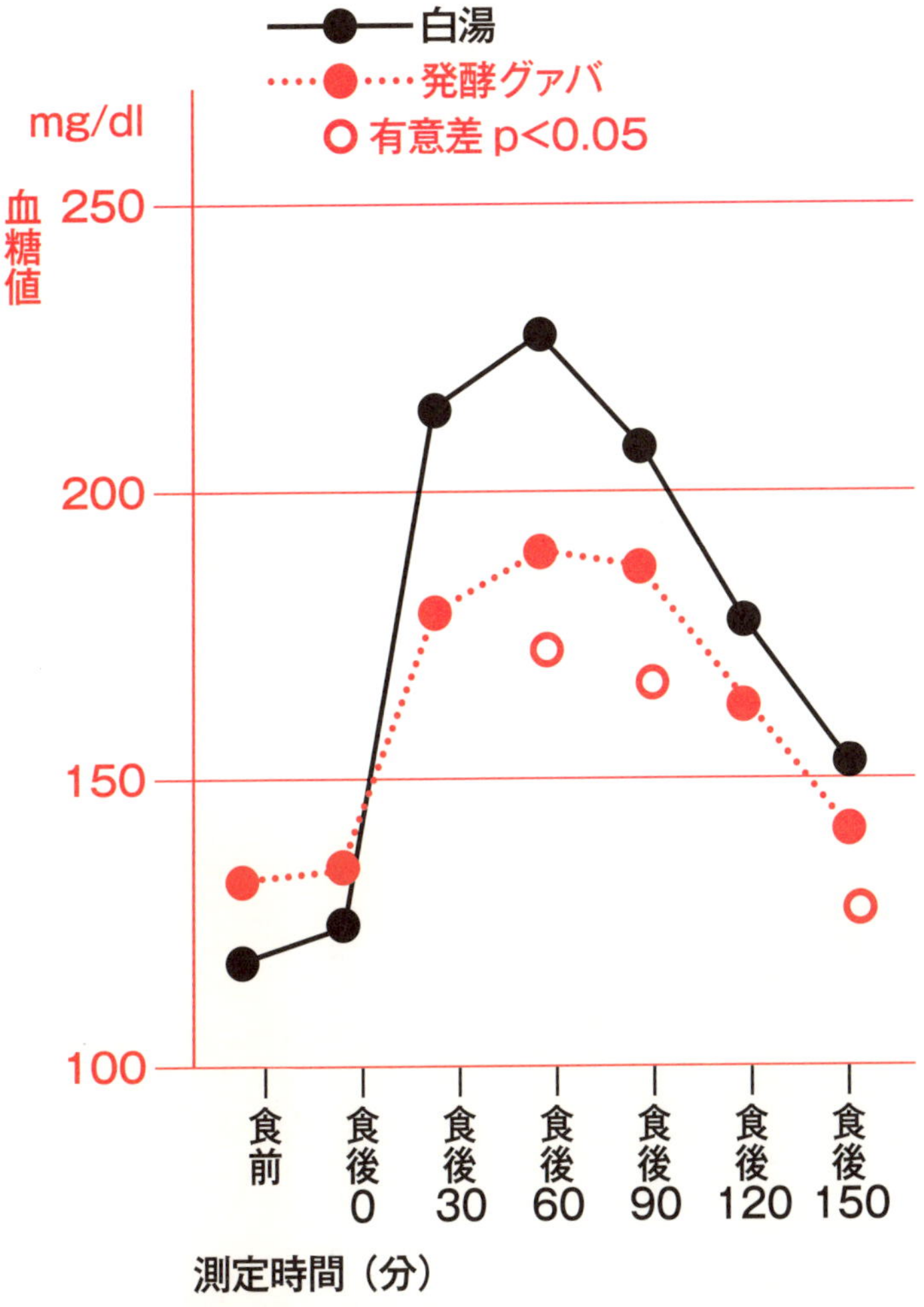

参考資料：琉球大学農学部資料より

水を飲むだけで無理なく肥満解消

Q　お金も時間もかからないダイエット法はないですか？

A

血糖コントロールに肥満解消は必要不可欠。食事療法や運動療法とあわせて、取り入れたいダイエット法があります。

水を飲むだけの「ミネラルウォーター・ダイエット」です。

1日に1・5リットルの水を少しずつ飲んでください。この水分補給により体内の老廃物が汗や尿として排出され、胃腸への刺激を高めて便秘が解消し、新陳代謝を活発化します。その結果、血液をサラサラにして血流が改善され、体内のエネルギー消費が増すことによって体重が減少していきます。

水道水でもいいのですが、体にミネラルを補い、胃腸への刺激を高めるにはミネラルウォーターが適しています。特に、インスリンと似た血糖低下作用があるパナジウムが入った水なら血糖コントロールにも効果的です。

●ミネラルウォーター・ダイエットのポイント

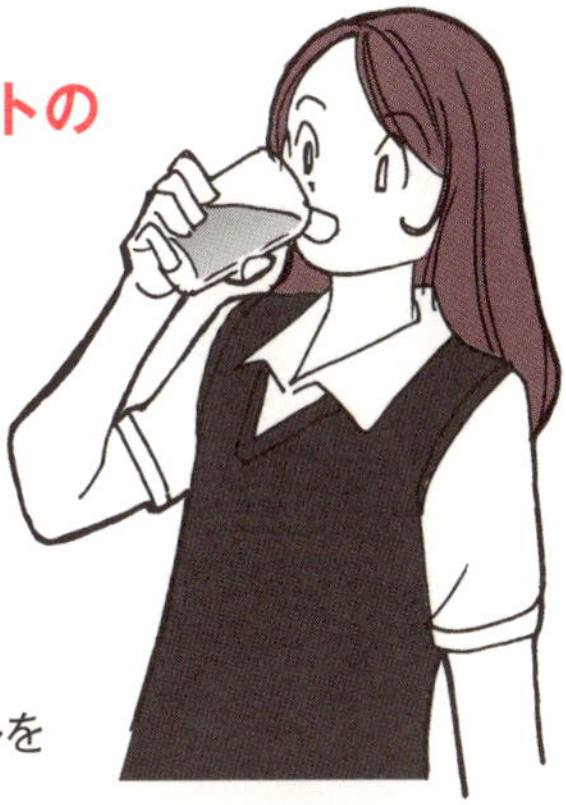

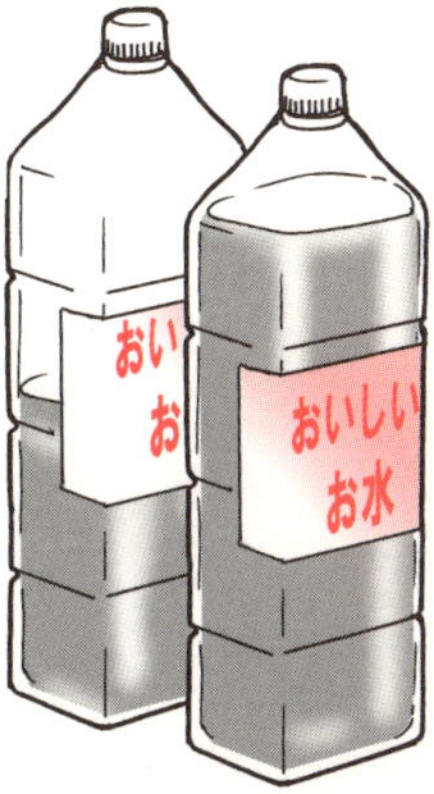

1日1.5リットルを
7～8回に
分けて飲む（1回にコップ1杯程度）。
ミネラルウォーターは
冷蔵庫で冷やさず、常温で。

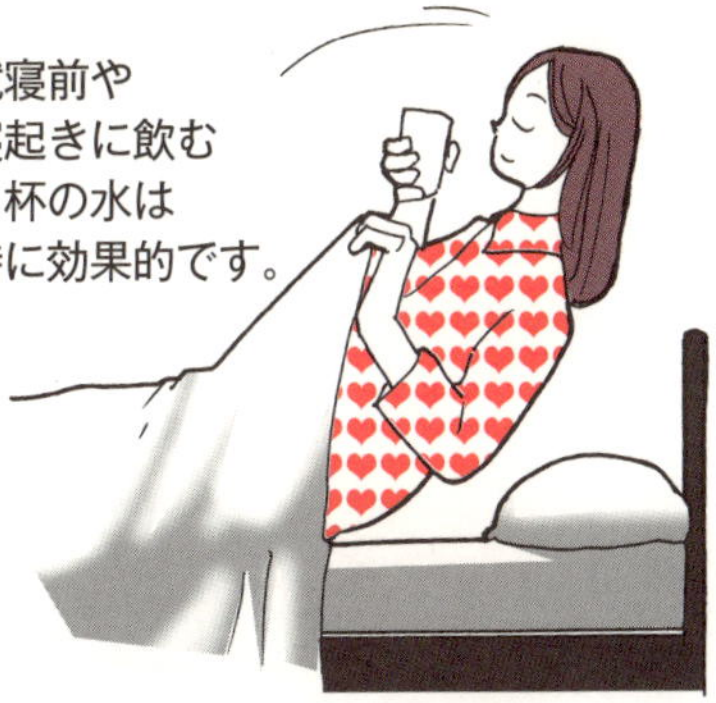

就寝前や
寝起きに飲む
1杯の水は
特に効果的です。

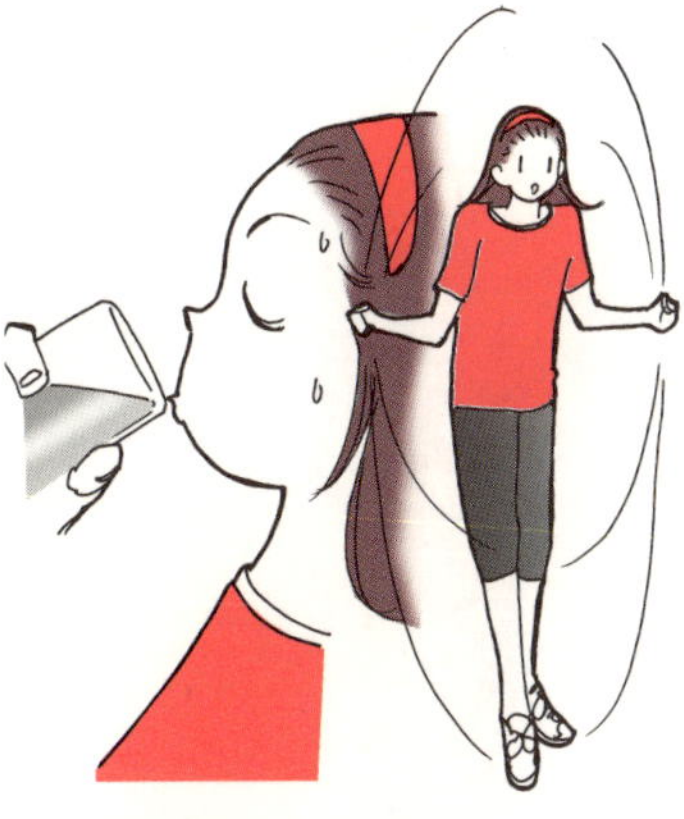

食事療法や運動療法と
併用すると
効果がアップします。

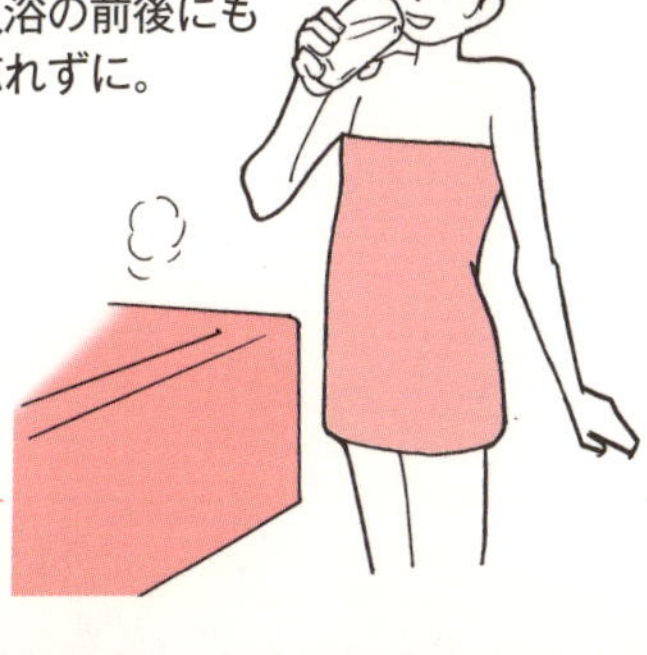

食事の前や、
入浴の前後にも
忘れずに。

肉も酒もOK でもタバコだけはやめよう

Q タバコを吸わないと逆にストレスが溜まるのですが？

A この章では、無理や我慢は良くない。ストレスは発散しましょう、と述べてきました。しかし、タバコだけは我慢してもらう必要があります。健康への代償が大き過ぎます。

本数を減らしてもダメです。節煙や低ニコチンのタバコに切り替えても、体は無意識にニコチン量を補おうとするので、実際にはニコチン量は減りません。

禁煙のイライラは、禁煙後24～48時間で現れます。ここを乗り切れば体内からニコチンがなくなり、4～5日後にはニコチン代謝物質も消え、1週間後には禁断症状が治まって気分もスッキリ落ち着いてきます。

どうです、それくらいなら我慢できそうな気がしませんか？

まずは1週間、きっぱりタバコをやめてみてください。きっといつもより食事がおいしくなりますよ。

● タバコだけは絶対にNG

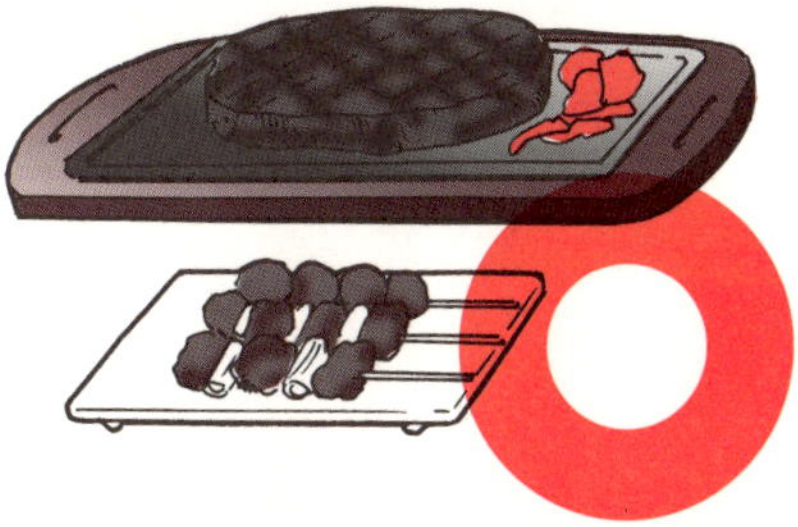

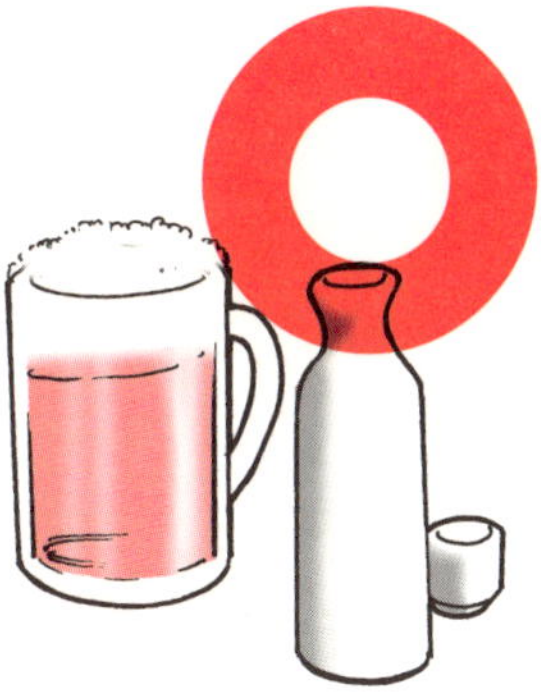

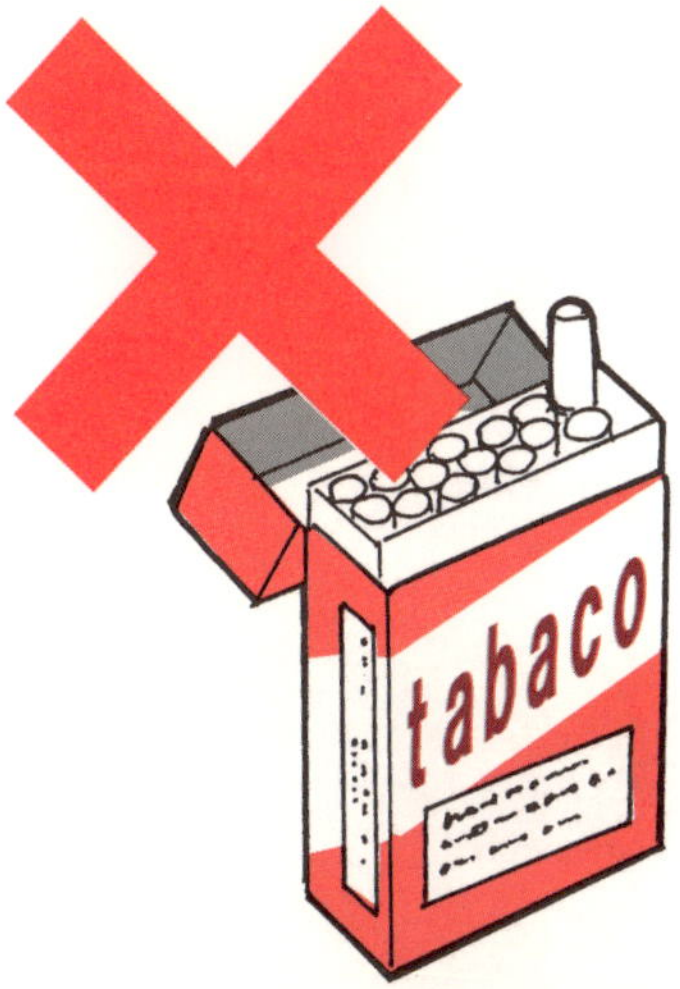

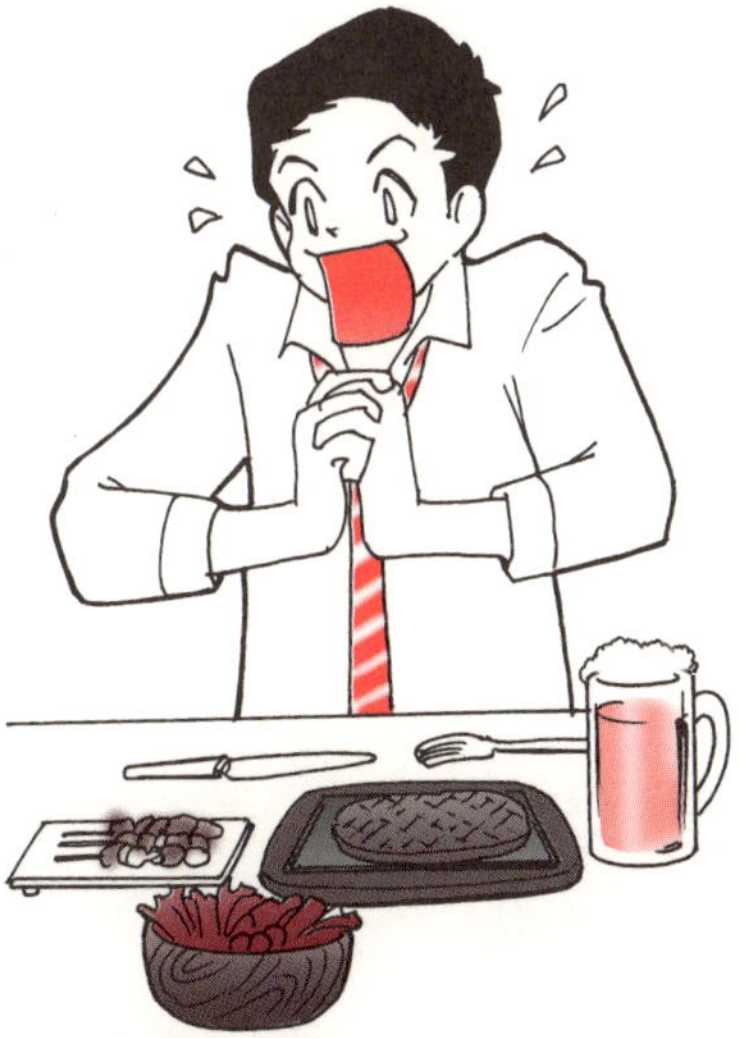

習慣的にタバコを吸っていた人が禁煙した場合には、
数々の健康障害が解消されたり、緩和されたりします。
代表的なものとしては、
①血液がサラサラになり、血行が良くなります。
②高血圧が緩和されます。③脳や心臓への負担が減ります。
④体が軽くなり、息切れしにくくなります。
⑤味覚が鋭くなり、食事がおいしく感じられるようになります。
⑥体臭が改善します。……などがあります。

生活習慣病には硫黄泉が効く

Q 糖尿病に効くのはどんな温泉?

A

日本はいわずと知れた温泉大国。全国各地に「糖尿病に効く」といわれる温泉が多数存在しています。

温泉を選ぶときは、泉質に注目してみましょう。高血糖に効くとされる泉質は、ラドンの含有量が多い「硫黄泉」や「ナトリウム炭酸水素塩泉」などです。

硫黄泉は高血圧や動脈硬化にも効く、まさに生活習慣病の湯です。ナトリウム炭酸水素塩泉は肌をツルツルにする美肌の湯として有名ですが、飲用することで糖尿病の改善に役立つことが知られています。

なお、熱いお湯は逆効果になりかねませんので、お湯の温度にも注意してください。

温泉施設のなかには、糖尿病などの生活習慣病に対応した温泉療養プログラムを提供するところもあります。リフレッシュ旅行も兼ねて訪ねてみてはいかがでしょうか。

●血糖値が高めの人には 硫黄泉やナトリウム炭酸水素塩泉がおすすめ

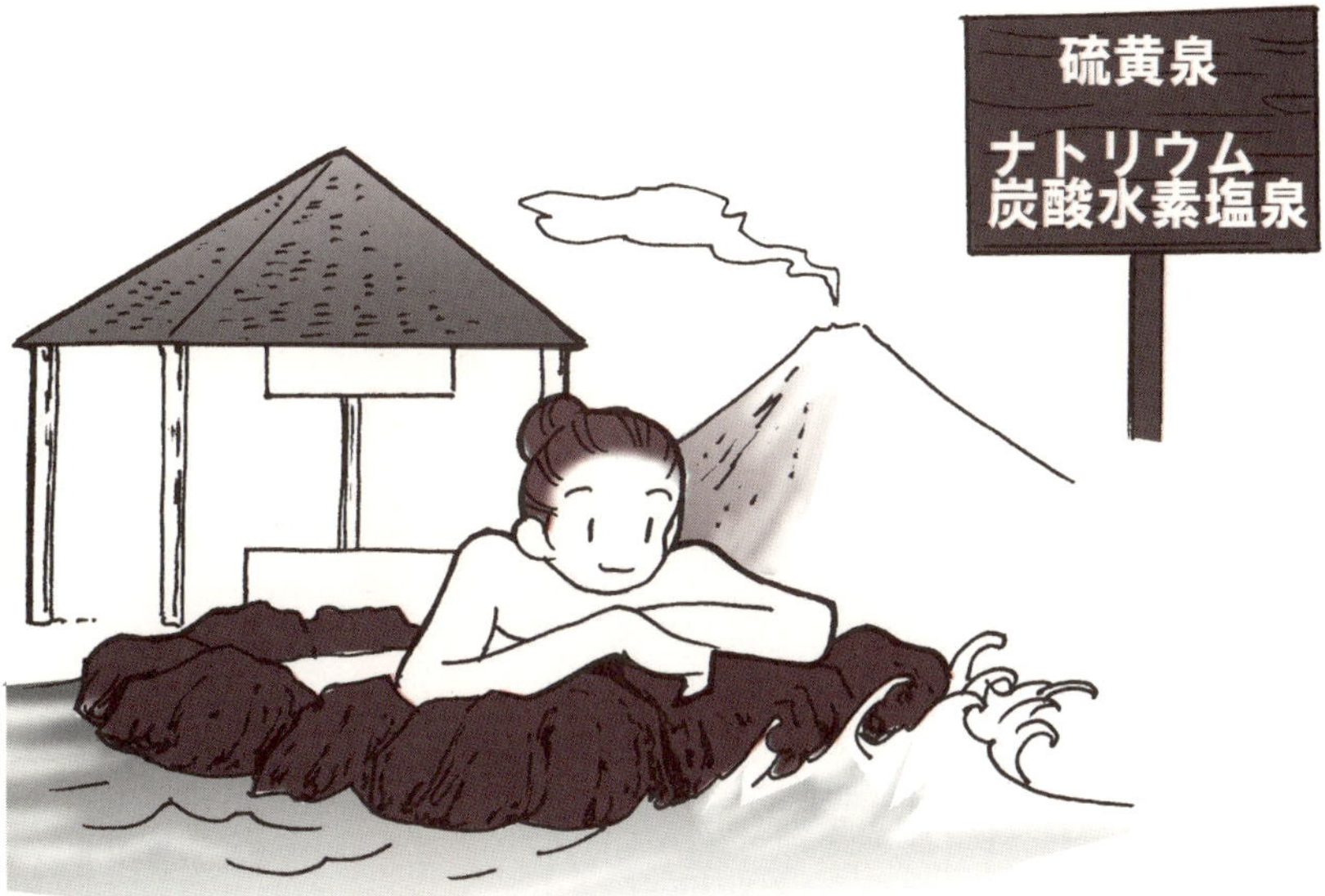

温泉の効能は、
泉質によって異なります。
高血糖にはラドンの含有量が多い硫黄泉や
ナトリウム炭酸水素塩泉が効くとされています。
温泉には入浴のほか、飲用できるものもあり、
飲用によってより高い効果が
得られる場合もあります。

樹木のフィトンチッドに血糖値降下作用あり

Q 森林浴で血糖値が下がるのはなぜ?

A

森の中や緑の多い公園を歩く「森林浴」には心身をリラックスさせる効果があります。その源は木々が発するフィトンチッドという香り成分です。フィトンチッドは、樹木が害虫を寄せつけないように自己殺菌として発散している成分ですが、人の生体機能にも作用し、副交感神経を刺激して心身の緊張をやわらげ、さらに血糖値を下げやすくしてくれる効力も研究によって証明されました。

森林浴のもうひとつの効能は歩くことです。森林浴というと遠方まで出かけなければと思いがちですが、緑の樹木が多い公園でも同様の効果は得られます。また、池や川がある場所なら、水から発するマイナスイオンとフィトンチッドの相乗効果もあります。

運動療法に取り組んでいる人は、近所にそうした場所を見つけて、ぜひウォーキングのコースに組み入れましょう。

●森林浴で血糖値が下がる

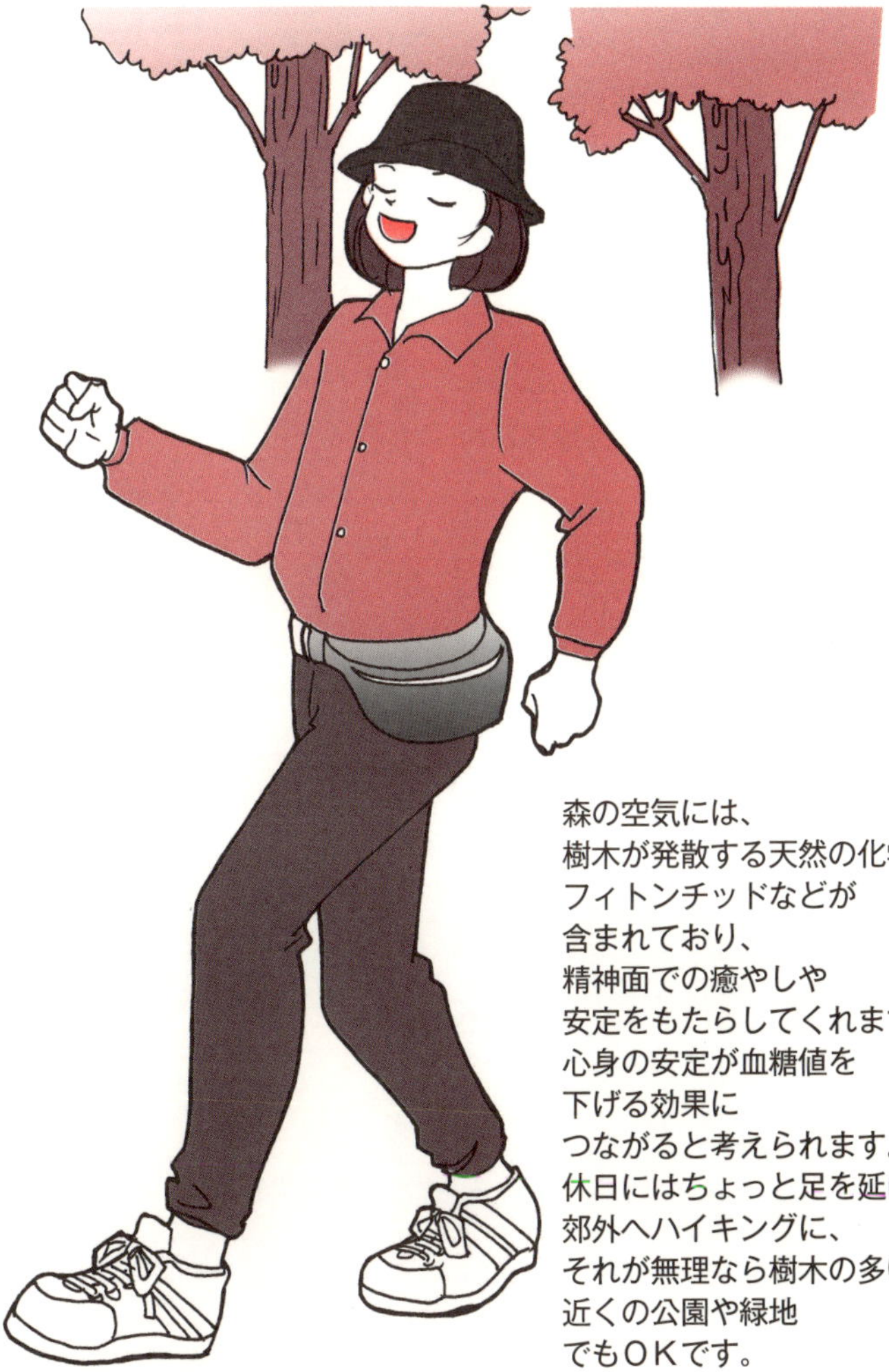

森の空気には、
樹木が発散する天然の化学物質
フィトンチッドなどが
含まれており、
精神面での癒やしや
安定をもたらしてくれます。
心身の安定が血糖値を
下げる効果に
つながると考えられます。
休日にはちょっと足を延ばして
郊外へハイキングに、
それが無理なら樹木の多い
近くの公園や緑地
でもＯＫです。

臨床への導入も進むガーデニングのすすめ

Q おすすめの趣味はありますか？

A 毎日できる身近な趣味として、ガーデニングや家庭菜園を推奨します。ガーデニングがもたらす好影響は心と体の両面にわたり、さらに血糖値を下げるためにも良いとされているのです。

植物の世話では立ったりしゃがんだりという動作が多く、下半身の筋肉が自然と鍛えられて基礎代謝が増えます。植物や土といった自然のものと触れ合うことでリラックス効果が得られます。日々成長する植物や、美しく開く花を見ることで心も癒やされるでしょう。

このような効果から、欧米では園芸を医療へ導入する動きも進んでいます。高血糖に悩む人には、運動療法の慢性効果とストレス解消の効用に加え、食事療法の一環として血糖値を下げる野菜づくりにチャレンジするのもいいですね。

ベランダでの鉢植え栽培でも十分。男性にもおすすめです。

●ガーデニングや家庭菜園の効果

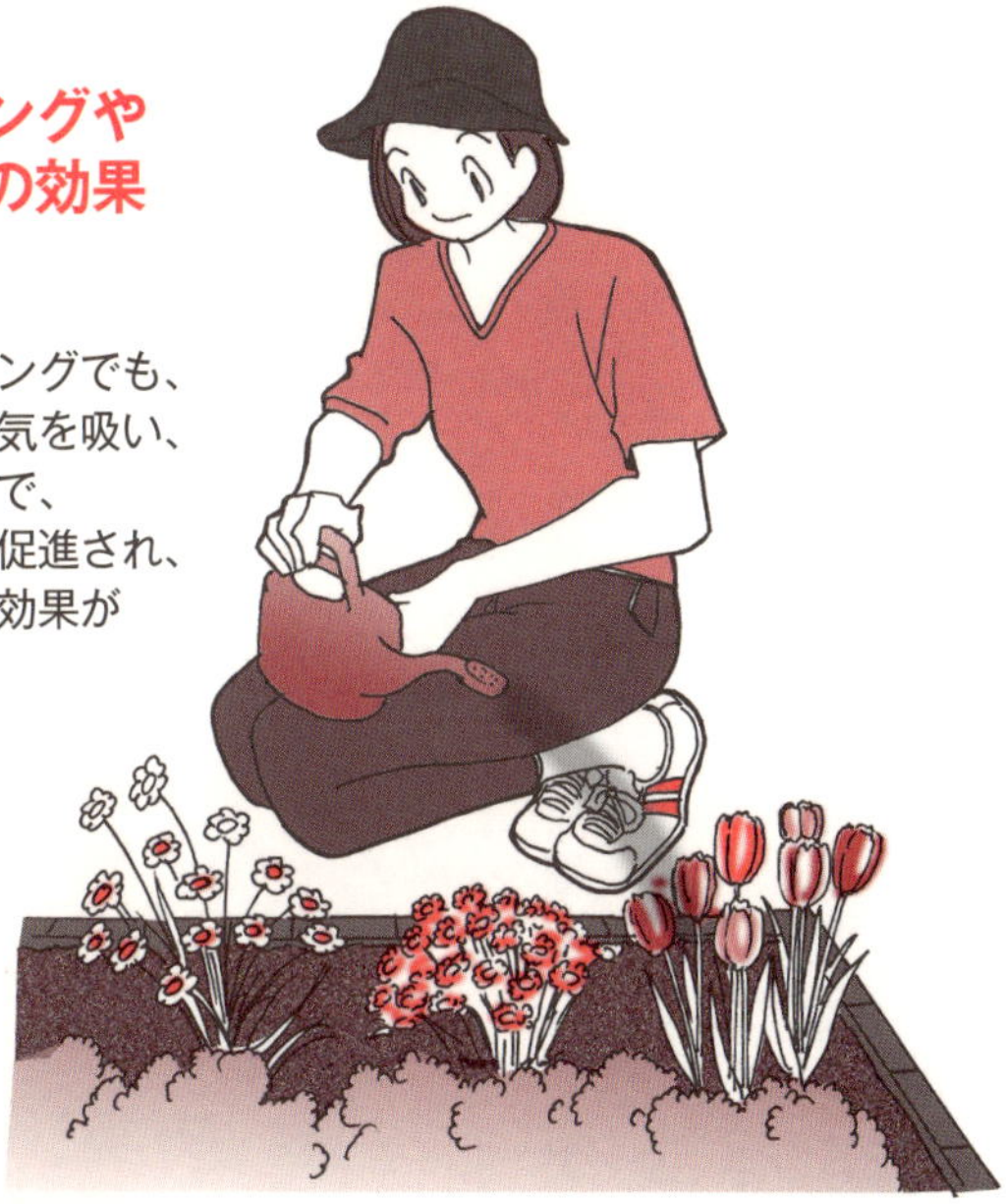

森林浴同様、
趣味のガーデニングでも、
日に当たり、外気を吸い、
土をいじることで、
精神面の安定が促進され、
血糖値を下げる効果が
期待できます。

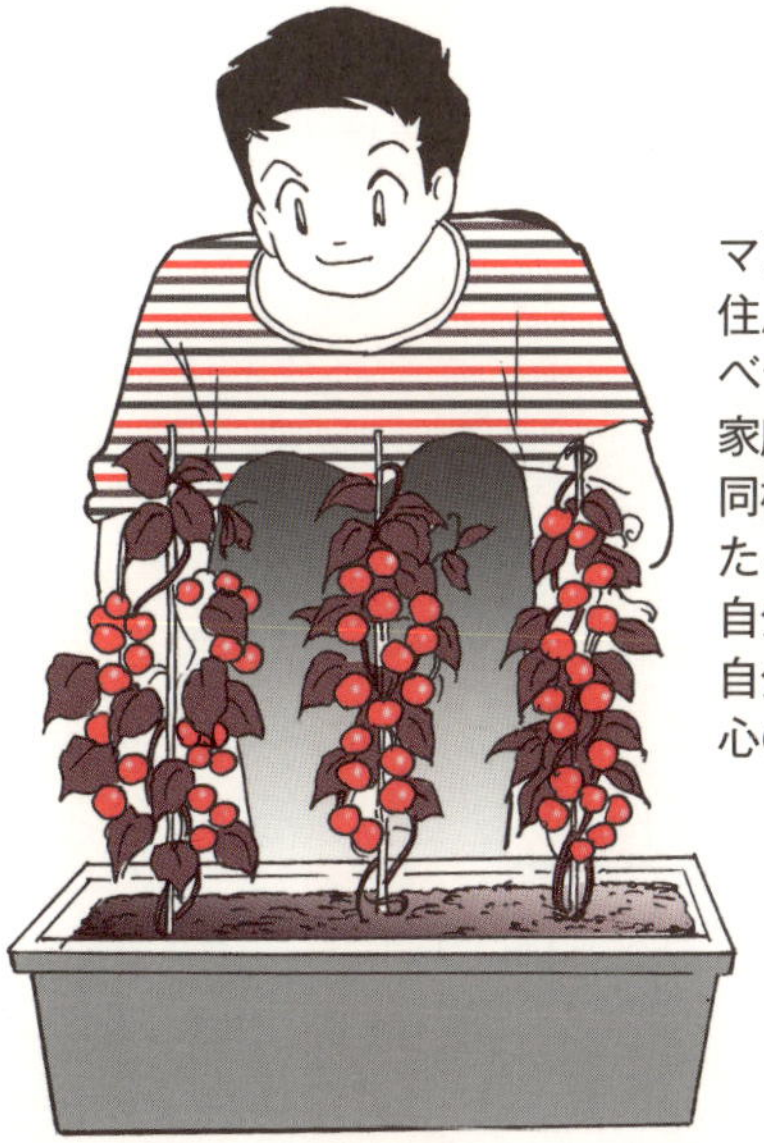

マンションなどに
住んでいる人は、
ベランダでの
家庭菜園づくりでも
同様の効果が期待できます。
たとえわずかでも
自分で食べるものを、
自分でつくることは
心の充実にもつながります。

香りの効果でストレスを解きほぐす

Q アロマセラピーは効果がありますか？

A

ハーブなどの植物から抽出された精油を体内に取り込むアロマセラピー（芳香療法）は、心身の健康やリラクセーションに役立つ自然療法として、欧米では古くから医療としても応用されています。

有効な香りの成分は、呼吸によって肺に入り、肺の毛細血管から血液に溶け込んで全身に運ばれます。また、鼻腔内の細胞から脳にも伝わり、自律神経のバランスを整えてくれます。肌に塗ることでも同じように作用します。

香りによって効能はさまざまですが、特にラベンダーやゼラニウムは、すい臓の働きを刺激するとされ、血糖値の改善作用が期待されています。

日本人にもなじみがある柑橘系ならばレモンやオレンジ、ダイエット効果にはグレープフルーツやローズマリーなど、お店の人に相談しながら自分に合う香りを見つけましょう。

●アロマで血糖値が下がる

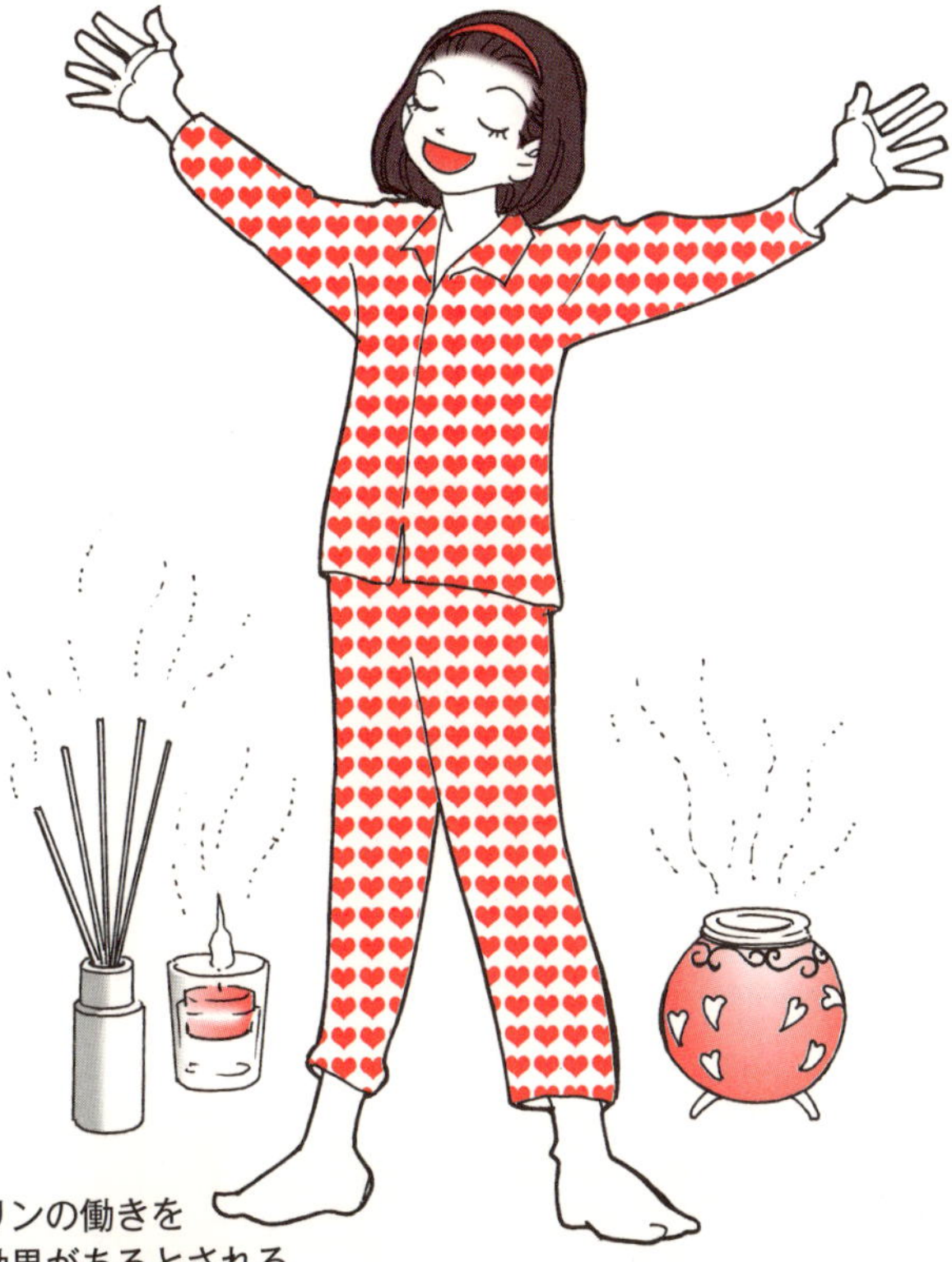

インスリンの働きを
助ける効果があるとされる
ラベンダー、ゼラニウムをはじめ、
リラックス効果のあるカモミール、ベルガモット、マンダリンなどは、
血糖値を下げる効果が期待できます。
それぞれの香りには個性があるため、アロマショップなどで
いろいろなアロマを試してみて、
自分の好みのものを見つけてください。
柑橘系ではレモンのエッセンシャルオイルが人気です。
アロマポットやディフューザーなどの用具がなくても、
ティッシュに数滴たらしておくだけでも、
心身の安らぐ感じが得られます。

とりたい栄養素を手軽に補給できるサプリ

Q 血糖値を下げるサプリはある？

A

市販されているサプリメントにも血糖値低下に役立つものが多数あります。食物繊維、マグネシウム、ビタミンB群、ポリフェノールなど、血糖値を下げる栄養成分は本書でもいろいろ紹介してきました。これらをカプセルひとつで十分な量を補えるのがサプリの利点です。日々の食事から摂取するのが基本ですが、食事療法が難しい人や、薬療法に抵抗がある人はサプリを活用してみるといいでしょう。

たとえば「クロム」は、インスリンの作用を活性化して血糖値を下げ、中性脂肪やコレステロールを減らしてくれる重要な栄養素ですが、食物からとるのはなかなか大変。レバー、エビ、玄米、豆類、きのこ類などに含まれますが、それぞれの量は多くないため、サプリで補うのが適しています。

消費者庁認可の特定保健用食品（トクホ）のものを、表示を良く読んで活用しましょう。

●血糖コントロールに役立つ主なサプリメント

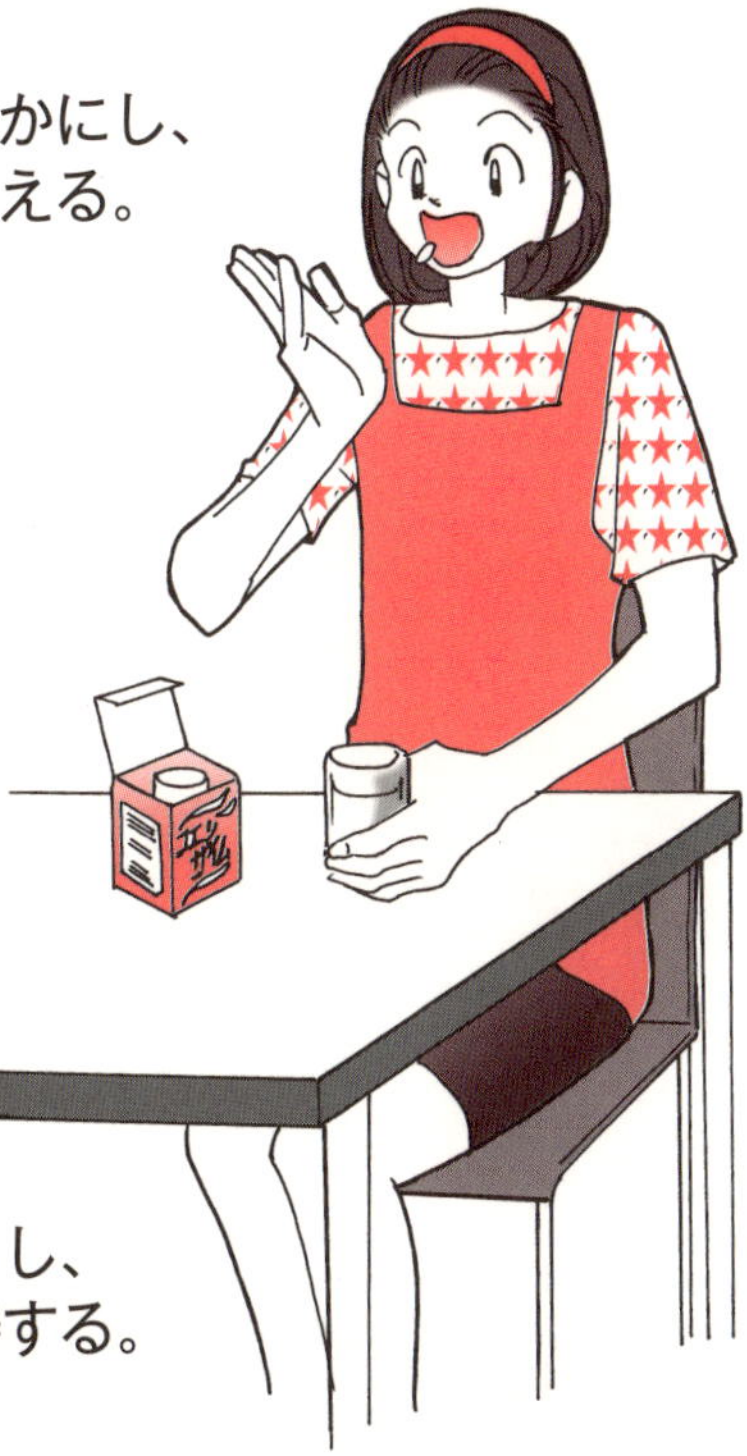

◎食物繊維……
腸での糖質の吸収を緩やかにし、
食後血糖値の急上昇を抑える。

◎ビタミンB_1・B_2……
糖質の代謝をサポート。
不足すると血糖値が
上がりやすくなる。

◎ポリフェノール……
抗酸化作用が強い。
血液をサラサラにして
血糖値を正常に
保つ働きがある。

◎マグネシウム……
糖質や脂質の代謝を良くし、
インスリンの働きを改善する。

◎クロム……
インスリンの働きを活性化して
血糖値を下げる。
不足しないように注意。

◎亜鉛……
インスリンを作る材料となる。
高血糖の人には特に重要。

高血糖や合併症の予防に漢方薬で体質改善

Q 漢方薬は治療薬の代わりになりますか？

A

漢方薬には、高血糖にともなう諸症状を改善する効果があります。ただし、即効性を期待するのではなく、新陳代謝を促して体質改善を目指すのが漢方薬の使われ方です。ダイレクトに血糖値を下げるというよりは、高血糖による症状の進行を緩めたり、合併症の予防と考え、じっくりと取り組みましょう。

糖尿病の症状に処方される漢方薬としては、肥満に用いられる「防風通聖散《ぼうふうつうしょうさん》」、倦怠感や夜間の頻尿に「八味地黄丸《はちみじおうがん》」、合併症の予防・治療として末梢神経障害に働く「疎経活血湯《そけいかっけつとう》」などが挙げられます。

漢方薬は処方が大切なので、漢方医には症状を正しく伝えて調合してもらいましょう。また、漢方薬には西洋医学をサポートする効果もあります。最初は主治医ともよく相談してから始めるといいでしょう。

●漢方薬を効果的に使用する

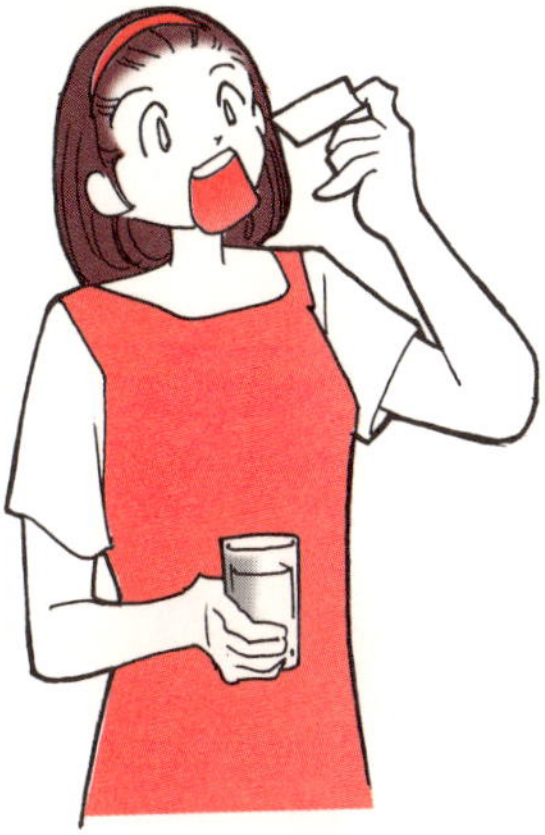

漢方薬は「薬」です。
にわかな知識で間違って服用すると、
重大や副作用が表れたり、
死に至る危険性もあります。
必ず主治医や漢方医に相談して、
処方箋を作ってもらってください。
また、効果が表れ始める時期を過ぎても、
症状の改善が見られない場合は、
いったん服用を中止して、
主治医や漢方医に相談しましょう。

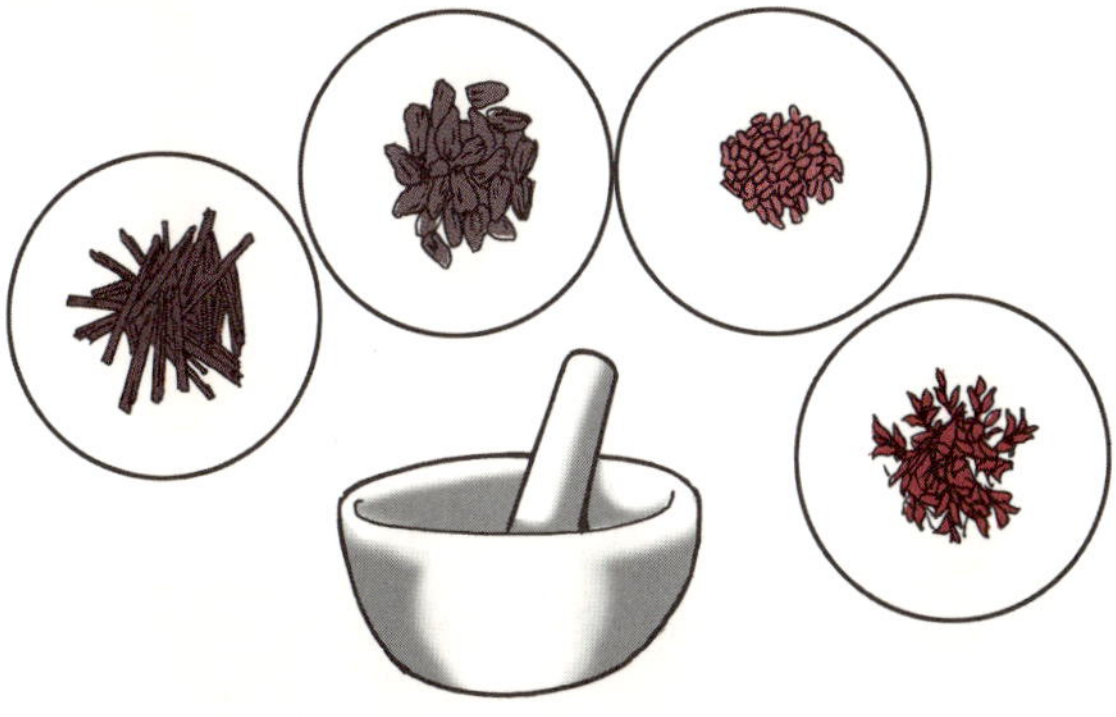

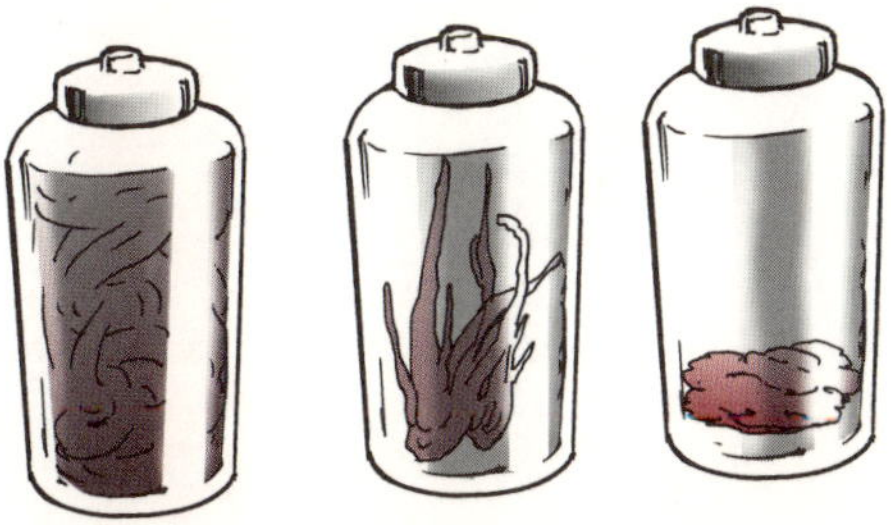

ストレスになるイライラはツボ押しで鎮める

Q イライラを簡単に解消する方法はない？

A

手足のツボ押しで解消できます。腕にある「内関」と、足の「行間」がストレス解消のツボです。

内関は手首の内側にあり、内臓機能のなかでも特に消化器官系と深くかかわっているツボです。胃がチクチク痛むときや、ストレスを感じたときにはこのツボを刺激してみてください。食欲不振や下痢、乗り物酔いにも効果があります。

また、イライラが募って突然キレそうなときは、この内関を強く押すことで怒りを抑える効果があります。覚えておくとよいでしょう。

行間は足の甲にあるツボで、肝臓系に働く作用を持っています。心配事が多かったり、精神的ストレスや肝臓の不調によるイライラなどの症状に効果があります。また、生理痛など婦人科系の症状の緩和にも役立ちます。

●ストレスやイライラを鎮めるツボ押し

●内関（ないかん）

手首の内側、手のひらの
付け根のシワから
ひじに向かって指３本分
（人さし指・中指・薬指）
のところ、さらに
その場所を通る２本の
腱（硬い筋のようなもの）
の間が「内関」です。
一般的に内関は、
食欲不振などを解消する
消化器系のツボとして
知られています。
自分でやる場合は、
親指の頭などでやや強めに
押してください。

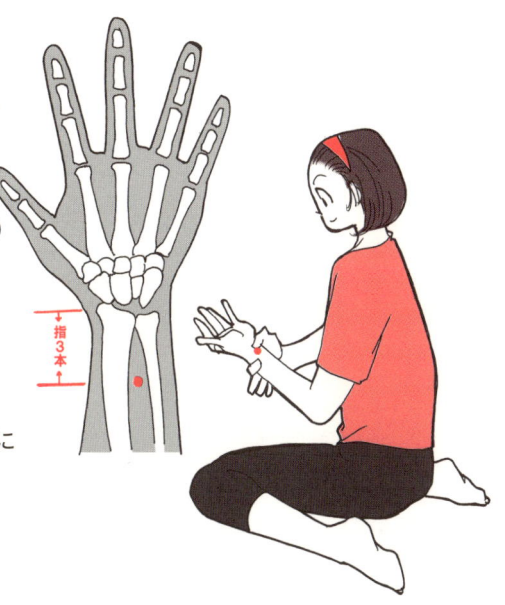

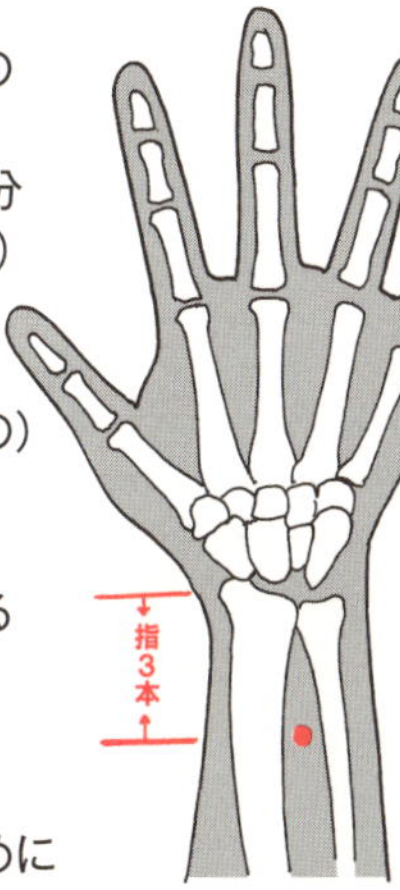

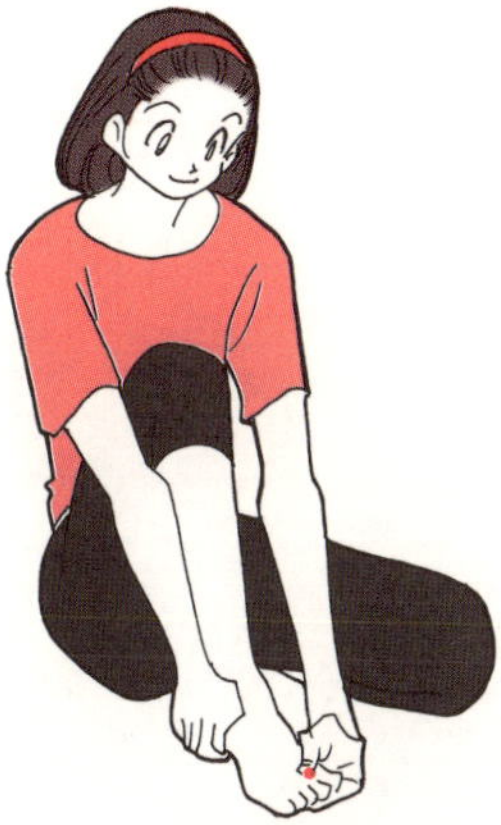

●行間（こうかん）

足の甲、足の親指と
第２指の間の付け根の
部分にあるのが「行間」です。
一般的には女性の生理関係の
トラブルや女性特有の病気、
子どものひきつけなどに対する
ツボとして知られています。
自分でやる場合は、
親指の頭などで
やさしく押してください。

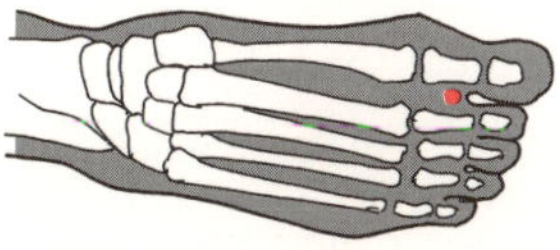

著者紹介

板倉弘重（いたくら・ひろしげ）

国立健康・栄養研究所名誉所員。東京大学医学部卒業、同大学第三内科入局後、カリフォルニア大学サンフランシスコ心臓血管研究所留学。

東京大学第三内科講師を経て茨城キリスト教大学生活科学部食物健康科学科教授。

退職後、エミリオ森口クリニック院長に。

日本ポリフェノール学会理事長、日本健康・栄養システム学会理事長、
日本栄養・食糧学会名誉会員、日本動脈硬化学会名誉会員。

主な著書に『ズボラでも血糖値がみるみる下がる57の方法』（アスコム）、

『習慣になる！ 楽しみながら下げる血糖値コントロール』（SBクリエイティブ）など

参考文献

『糖尿病の血糖値をぐんぐん下げる200％の基本ワザ』板倉弘重監修（日東書院）
『ズボラでも血糖値がみるみる下がる57の方法』板倉弘重著（アスコム）
『血糖値をぐんぐん下げるコツがわかる本』板倉弘重監修（永岡書店）
『習慣になる！ 楽しみながら下げる血糖値コントロール』
板倉弘重著（SBクリエイティブ）

編集協力／コパニカス（中村裕一・杉本弓子）
カバー・デザイン／CYCLE DESIGN　　本文デザイン／菅沼 画
カバー・本文イラスト／摩周子
校閲／校正舎楷の木　　編集プロデュース／横塚利秋

＊本書に関するご感想、ご意見、ご質問がありましたら、
書名記入の上、下記メール・アドレス宛までお願いします。

firstedit@tatsumi-publishing.co.jp

「専門医が教えてくれる！　無理なく血糖値を下げる！ 200％の裏ワザ　実践編」

2014年6月20日　初版第1刷発行
2017年4月20日　初版第3刷発行
著　者　板倉弘重
発行者　穂谷竹俊
発行所　株式会社日東書院本社
〒160-0022　東京都新宿区新宿2丁目15番14号　辰巳ビル
TEL：03-5360-7522（代表）
FAX：03-5360-8951（販売）
URL：http://www.TG-NET.co.jp

印刷所／図書印刷株式会社　製本所／株式会社宮本製本所